Clinical Chiropractic Manual

카이로프랙틱 임상테크닉

전정판

박 찬 후

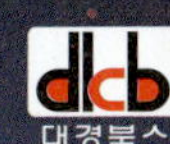

대경북스

머 리 말

카이로프랙틱 의학은 지난 100년의 역사 속에서 인류의 건강을 추구하기 위한 실험과 연구를 계속해 왔다. 이러한 도전정신을 담고 있는 오늘날의 카이로프랙틱 테크닉은 그 종류도 다양하고 각각의 독특한 개성과 아이디어를 지니고 있다.

증상은 있으나, 원인을 알 수 없었던 근골격계 질환에 대하여 카이로프랙틱 방식의 검사법을 적용함으로써 관절기능부전과 동반되는 통증의 원인을 규명하고, 환자의 상태에 적합한 치료기법을 제시할 수 있는 것은 다른 분야의 임상인들이 카이로프랙틱 테크닉에 관심을 갖게 되는 중요한 요인이 될 것이다.

이 책은 카이로프랙틱을 처음 접하는 학생과 현장에서 환자를 돌보고 있는 임상인들이 카이로프랙틱을 학습하는 데 어려움이 없도록 하기 위하여 테크닉에 따라 다르게 적용되는 검사방법, 검사결과의 평가, 치료계획, 어저스트먼트 등을 구분하였으며, 임상과정에서 수행되는 시술장면을 빠짐없이 사진으로 담아 설명하였다. 각각의 카테고리에 필요한 이론적 배경은 그림과 함께 상세하게 기술하여 쉽게 이해가 될 수 있도록 하였다.

첫장에서 소개될 테크닉은 J. C. Thompson 박사가 창안한 톰슨테크닉이다. 이 테크닉은 훌륭한 임상적 효과가 있었음에도 불구하고 정식 교과서가 없었기 때문에 카이로프랙틱을 공부하는 학생과 임상인들이 본래의 내용을 잘못 이해하고 오용하는 사례가 많았다. 그러한 문제를 지양하기 위해 본 서에서는 톰슨테크닉의 실체를 명확하게 설명하였다.

Thompson 박사는 B. J. Palmer가 창안한 드롭기전을 활용하여 다른 테크닉의 치료과정에서 보이는 과도한 체력소모를 방지하고 인체를 부위별(목뼈·등뼈·허리뼈·골반)로 구분하여 치료하는 흥미롭고 편리한 기법을 선보였다. 특히 부위별 subluxation에서 나타난 문제점에 대하여 치료순서를 정하지 못하고 어려워했던 임상인들에게 공식과도 같이 절도 있게 정리된 치료지침을 제시하여 치료계획의 새로운 장을 열 수 있도록 노력한 것은 다른 테크닉과 차별화될 수 있는 Thompson 박사의 임상학적 공로라 할 수 있다. 또한 다른 테크닉에서 찾아볼 수 없는 다리길이와 목뼈의 관련성을 지적한 Thompson 방식의 다리길이 분석법은 임상에서 더 많은 정보를 얻을 수 있고 치료의 효율성을 높여주는 방법이라고 할 수 있다.

부분적으로 Thompson 박사의 설명이 미흡했던 생체역학적 불균형의 원인과 작용에 대해서는 여러 학자들의 임상철학과 필자의 연구를 토대로 하여 정리하였다. 이 테크닉은 Thompson 방식에 따른 이론적인 분석법과 어저스트먼트로 구성되었으며, 그 세부적인 내용은 다음과 같다.

제1장에서는 Thompson 테크닉에 의한 다리길이 분석 순서로서 분석과정의 단계별 설명과 단족의 비대칭성 평가, 하지길이 균차의 생체역학적 영향, 단족의 유형별 분류 등 하지길이 측정에 관한 이해를 도모하였다.

제2장에서는 조서작성에 필요한 다양한 정보의 설명과 임상증례, 다리길이 차이와 관련한 신경계의 반응과 카이로프랙틱 용어 및 약자를 정리하였다.

제3장에서는 Thompson 테크닉의 모든 치료과정을 사진과 함께 설명하여 누구나 쉽게 이해할 수 있도록 하였다. 더불어 테크닉의 모든 장르마다 임상고찰을 기록하여 임상인들이 쉽게 치료계획을 세우고 adjustment를 수행할 수 있도록 하였다.

제4장에서는 TMJ의 장애에 따른 증상별 검사와 교정술을 통하여 그 동안 치료에 쉽게 반응하지 않았던 턱관절의 기능부전을 자연스럽게 치료할 수 있는 기법을 담았다.

제5장~제10장에서는 일반인들은 물론 운동선수의 스포츠상해와 만성적 관절기능부전에 관하여 서술하였다. X-ray상에서 감별할 수 없었던 관절의 subluxation을 근육검사를 통하여 진단하는 독특한 검사방식을 적용하여 subluxation의 방향에 관한 정확한 정보를 제공하였다. 이 방식은 증상의 원인이 국소적인 것인지, 아니면 원위부의 subluxation으로 인한 보상적 문제인지를 분별하는 데 많은 도움이 될 것이다.

제11장에서는 Toggle Recoil Technique을 수록하였다. 이 장에서는 Palmer방식의 X-ray분석법을 적용하여 척수의 중심이 되는 큰뒤통수구멍(foramen magnum)을 기점으로 C1과 C2를 진단하였다. Listing은 Gonstead와 동일하지만, 전혀 다른 형태의 분석법과 adjustment를 공부하면서 B. J. Palmer의 깊은 임상철학을 이해하게 될 것이다.

이 책이 카이로프랙틱의 저변 확대에 일조하고, 수많은 의료인들이 카이로프랙틱 테크닉을 이해하고 활용하는 데 도움이 되기를 기대한다.

모자람이 많았음에도 불구하고 아낌없는 격려와 사랑으로 성원해 주신 이주강 교수님께 깊은 감사를 드린다. 그리고 바쁘신 일정 속에서도 값진 결실을 맺을 수 있도록 도와주신 김일곤 교수님(목원대학교), 이원재 교수님(계명대학교)께 감사의 마음을 전한다.

이 책의 출판이 있기까지 세심한 배려를 해주신 영덕의 강석만한의원 원장님, 대구 임무영 치과원장님, 김천 신경정신병원 정근재 원장님과 차진 교수님, 사진 촬영을 위한 성의를 다해준 모델들에게 고마움을 전한다.

끝으로 도서출판 대경북스의 민유정 사장님과 편집부 직원들에게 진심으로 감사를 드린다.

2011년 10월

저 자 씀

추천의 글

이 주 강 D.C
(한국카이로프랙틱학회 회장)

박찬후 교수의 머리말에서 설명되었듯이 카이로프랙틱이라는 학문은 지난 100여년간 학문적 발전과 함께 사회적 변화를 거쳐 오늘날 대체의학의 기수로서 의학의 시각을 변화시키고 있다. 그리고, 카이로프랙틱의 독립적인 철학과 임상을 통해 그 역할을 인정받고 있다. 미국과 캐나다, 유럽 등의 의료선진국에서는 카이로프랙틱을 오래 전부터 제도권 내로 영입하여 국민건강에 일익을 담당하게 하고 있으며, 동양에서는 1994년 홍콩이 최초로 카이로프랙틱을 법제화하였고, 일반 의료인들과 동일한 의무와 책임을 가지고 활동하도록 하였다. 또한, 싱가폴, 대만, 일본에서도 카이로프랙틱의 법제화를 위한 움직임이 활발하게 일어나고 있으며, 체계적인 교육과 함께 법적 제도 마련에 박차를 가하고 있다.

이렇게 대체의학에 대한 관심이 세계적으로 높아지면서 카이로프랙틱의 학문적 정체성과 임상에서의 효율성에 관한 많은 보고서와 논문이 발표되었다. 특히, 미연방 조직인 AHCPR(America Health Care Policy and Research)에서 발표한 1994년 RAND보고서는 요통에 관한 카이로프랙틱의 임상적 효율성을 매우 높이 평가하였으며, 이 결과를 미국의사협회에 정식으로 보고하였다. 또한, 캐나다에서 발표된 Manga 보고서는 임상적 효율성과 함께 카이로프랙틱 치료의 경제성을 지적하면서 모든 건강보험단체에게 경제적이면서도 효과가 높은 카이로프랙틱 치료법을 촉구하였다.

이러한 국제적 변화 속에서 카이로프랙틱은 비교적 오래 전에 우리나라에 소개되었으나, 전파과정이 적절하지 못하여 여전히 낙후된 모습을 보이고 있는 것이 현실이다. 지난 1988년 서울올림픽이 개최될 때 외국의 선수들이 필드에서 카이로프랙틱 치료를 받는 모습을 본 국내의 의료인들은 카이로프랙틱에 대한 학문적 관심을 가지게 되었으나 체계적 시스템을 구축하지 못한 채 음성적인 형태로만 전해지게 되었다. 결과적으로 많은 국민들이 카이로프랙틱에 대한 의구심을 갖게 되었던 것이다.

이러한 시점에서 김천대학의 박찬후 교수가 카이로프랙틱을 한방재활학과의 정규 교육과목으로 채택한 것은 매우 고무적인 일이며, 이것을 가능하게 한 강성애 총장님과 행정팀의 미래지향적인 통찰력에 감탄을 금할 수 없다. 이러한 미래지향적인 통찰력이 앞으로 김천대학교의 발전과 졸업생들의 미래에 크나큰 역할을 할 것임을 믿어 의심치 않는다.

박찬후 교수가 이번에 출간한 「카이로프랙틱 임상테크닉 전정판」은 여러 카이로프랙틱 치료법 중 가장 중요하게 사용되는 Thompson 테크닉을 중심으로 쓰여졌다. 이 테크닉은 특수하게 고안된 테이블을 사용하여 골반과 같은 강력한 관절을 안전하게 치료할 수 있을 뿐 아니라, 작은 체구를 가진 여성들도 무리 없이 치료할 수 있는 시스템이다. 뿐만 아니라 Thompson 테크닉의 독특한 분석법은 주요 subulxation의 위치를 정확하게 판단하며, 치료방법을 결정할 수 있도록 해 준다.

턱관절에 대한 자세한 기능해부학적 설명과 함께 턱관절 기능장애로 유발될 수 있는 다양한 임상적 문제에 대한 설명과 그 치료법, 그리고 상부경추의 신경해부학적 견해는 이 책을 접하는 독자들에게 카이로프랙틱의 무한한 잠재성과 그 효과에 대한 학문적 호기심을 만족시켜 줄 것이다. 분석과 치료방법에 대한 바른 이해를 위해 자세한 설명과 함께 수록한 수많은 컬러 사진들은 치료사의 정확한 자세와 함께 치료 접촉점들을 보여주고 있어 이해의 수준을 한 차원 높여준다.

앞으로 많은 학생들이 이 책을 통해 카이로프랙틱을 이해하고, 올바른 카이로프랙틱 치료를 수행하여 국민건강에 이바지할 뿐 아니라 카이로프랙틱의 발전에 일익을 담당해 주기를 기대해 본다.

Healing comes from within.

차 례

제1장 톰슨테크닉에 의한 다리길이 차이분석

제2장 조서작성과 어저스트먼트의 결정

제3장 톰슨테크닉

제4장 턱관절의 진단과 어저스트먼트

제5장 어깨관절의 진단과 어저스트먼트

제6장 팔꿉관절의 진단과 어저스트먼트

제7장 손관절의 진단과 어저스트먼트

제8장 엉덩관절의 진단과 어저스트먼트

제9장 무릎관절의 진단과 어저스트먼트

제10장 발관절의 진단과 어저스트먼트

제11장 타글 리코일 테크닉

톰슨테크닉에 의한 다리길이 차이분석

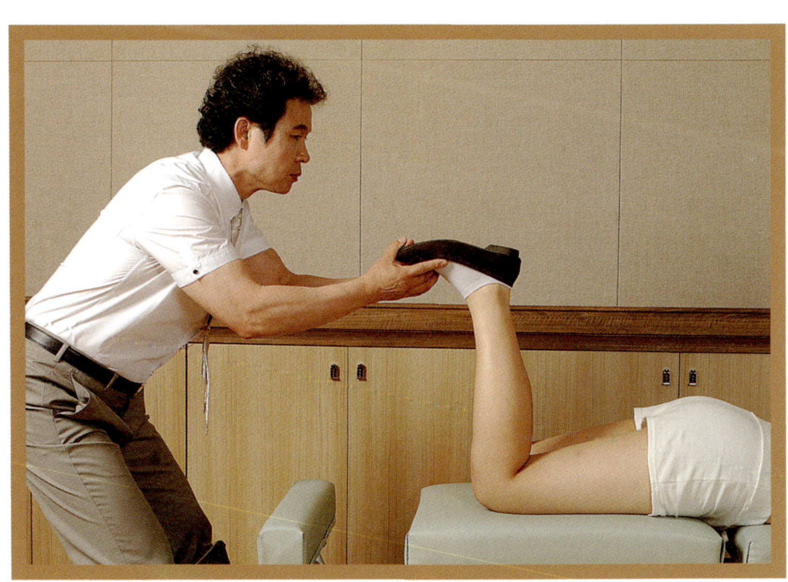

1. 다리길이차이 검사순서

Dr. Romer Derefield는 인체의 근육변화를 감별하는 방법으로 다리길이의 차이를 적용했다. 근육의 변화가 다리길이에 영향을 미치고 있는 점을 고려하여 서블럭세이션을 평가하는 것에 포커스를 맞추고 있다. 이 근육의 변화는 뇌의 그물체(망상체, reticular formation)에 의해 지배되는 신경의 장애에 관계된다.

Derefield는 이러한 이론적 배경을 근거하여 1900년도 초기에 카이로프랙틱 의사로는 처음으로 단족현상을 발표했다. 이른바 Derefield sign으로 설명하고 있는데, 다리길이의 불균형(leg length inequality)은 디스크 질환이나 요통을 유발시킬 수 있는 근본원인이 된다고 설명하였다.

Dr. J. Cleay Thompson은 이 개념을 통하여 보다 더 심도 있는 평가방식을 설정하고 현재 통용되고 있는 기본 5개 항목의 평가순서로 완성시켰다. Derefield-Thompson 다리검사분석은 교정이 필요한 관절과 부위를 지목하는 최종평가의 결정수단으로 채택되어 임상인들의 치료계획에 편의성을 높여주고 있다. 다리길이 분석에서 중요하게 인식되어야 하는 것은 환자가 엎드린 자세(복와위)로 있을 때 엉덩뼈(장골) 내에서 유발되는 생체역학적 기능이다. 지점으로 작용하는 3대 요소는 엉치뼈(천골)과 엉덩뼈(장골)의 중앙부위 및 볼기뼈절구(관골구) 부위이다(그림 1-1).

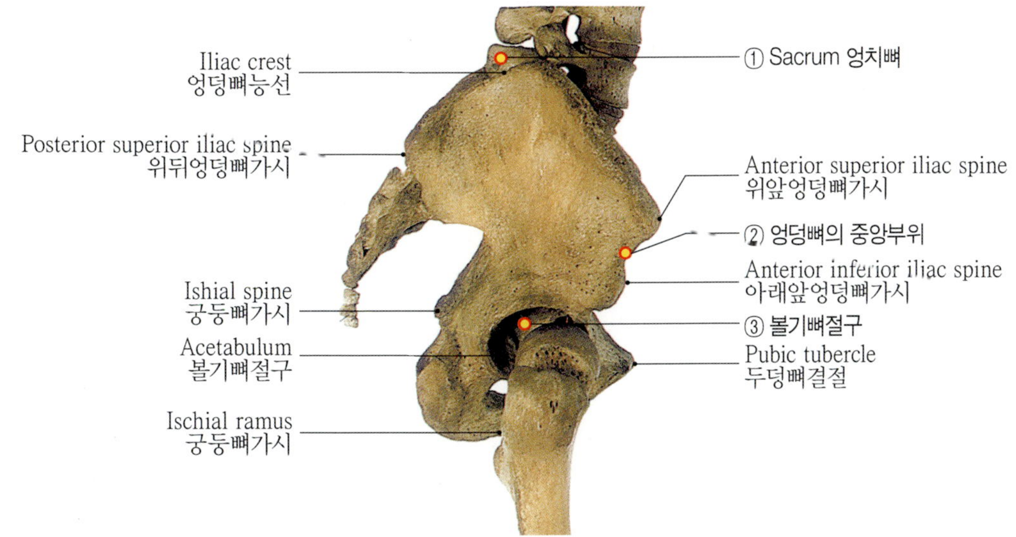

그림 1-1. 지점의 3대 요소

2. 지렛대의 개념

다리길이의 편차는 수족의 물리적 변화에 반응하는 것으로 볼 수 있으나 이 현상은 지점의 주위를 회전하는 엉덩뼈(장골)에 의해 나타난다. 이러한 시소효과는 불균형이 그 물체에 의해 긴장도와 반사작용을 조절할 경우, 다리길이 차이로 출현된다. 이 신경변화가 관련된 내경련에 영향을 미치게 되어 결국 다리근육의 단축이 유발되면서 기능적 단하지로 관찰된다.

1) 1단계

다리길이 검사시 양발의 발뒤축 이음매 부분을 정확하게 관찰할 수 있도록 해야 하며, 신발을 신고 있는 상태에서 검사하는 것이 권장된다(그림 1-2). 다른 방법으로는 정강뼈 먼쪽부위(경골원위부)의 내과에 양쪽 검지와 중지를 벌려서 잡고 어느 쪽이 머리방향(cephalad)으로 올라가 있는지 관찰할 수도 있다(그림 1-3).

다리길이를 검사할 때 많은 임상의들이 실수를 범하는 이유는 환자의 발을 잡을 때 잘못된 접촉을 하기 때문이다. 생체역학에 순응하는 형태로서 권장되는 것은 검지와 중지를 벌려서 양쪽 종아리뼈 가쪽복사(비골 외과)를 잡고, 엄지는 자연스럽게 발꿈치뼈(종골)의 바닥면에 접촉한다. 치료사의 손의 크기와 환자의 발의 크기에 따라 약간의 변화를

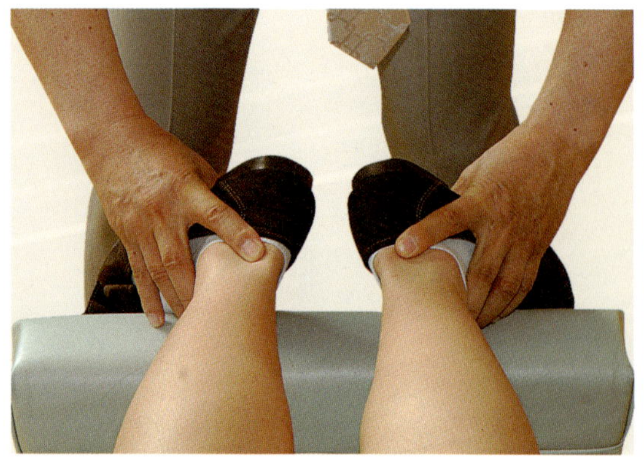

그림 1-2. 신전상태에서 다리길이 차이를 검사하기 위한 치료사의 손 위치

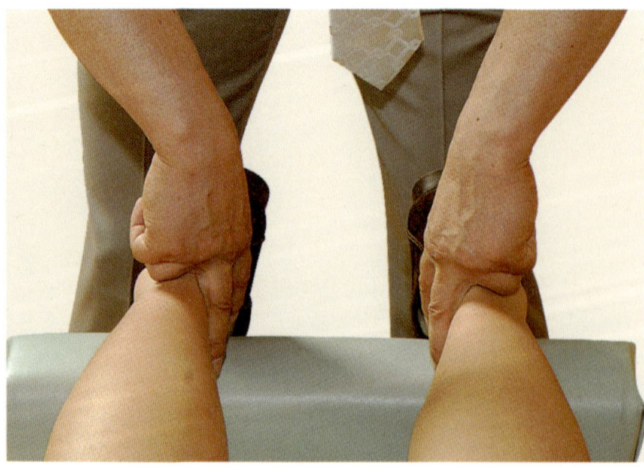

그림 1-3. 다른 방식의 다리길이 차이검사

줄 수도 있다.

　1단계 분석에서 관찰이 요구되는 것은 발꿈치뼈의 내반(inversion) 현상이다. 이것은 소뇌에서의 작용에 의하여 단족을 보상하려는 것으로 수평을 유지하기 위한 인체의 반사기전이다. 이러한 역학은 뒤정강근(후경골근, posterior tibialis)의 단축으로 발꿈치뼈가 내반되나 이는 곳(기시부, insertion)인 발꿈치뼈의 안쪽부위가 보행을 할 때에는 똑바로 펴지면서 더욱 길어지는 현상이 발생하는 것에 기인한다. 그러나 환자의 병력상 내반외상이 있었다면 동측의 앞목말종아리인대(전거비인대, anterior talofibular ligament)의 손상으로 내반이 야기될 수 있으므로 반드시 확인이 필요하다.

　계속 진행되는 분석 과정에서 내반되어 있는 발꿈치뼈를 밖으로 펴면서 가볍게 양쪽의 뒤꿈치를 안쪽으로 모은다. 이 때에 단족이 훨씬 뚜렷한 형태로 나타나게 된다. 장단족을 평가하는 중심선은 가쪽뒤통수융기(외후두융기, EOP)에서 C7→S2→정강뼈 안쪽복사(경골내측과, medial malleolus)의 중앙선으로 이어져야 하며, 이 경우 환자의 몸에는 손을 대지 않는 것이 원칙이다.

2) 2단계

　양쪽 발가락뼈에 손바닥을 접촉하여 발바닥쪽굽힘(족저굴곡, plantar flexion)시키며 무릎관절을 90도 굴곡한다(그림 1-4).

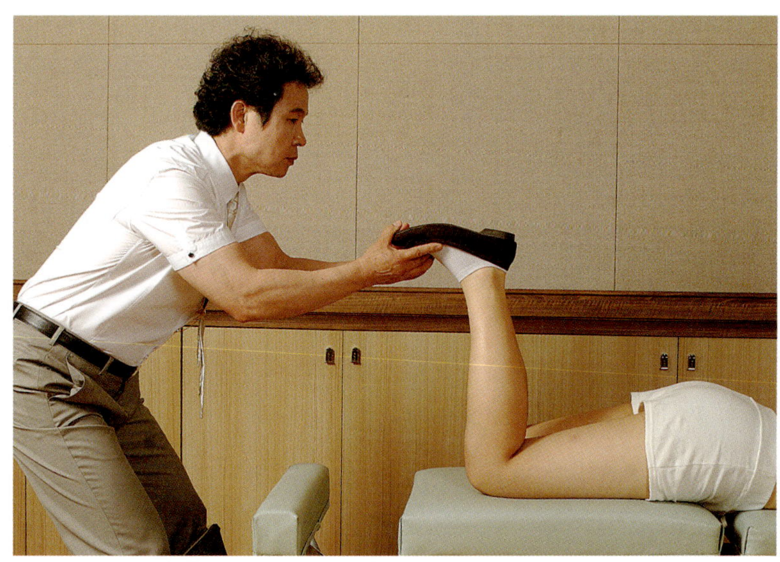

그림 1-4. 양측 발가락뼈의 등쪽면에 접촉하여 무릎 관절을 굴곡시키고 있다.

이러한 절차는 보행주기 중에서 유각기(swing phase) 때에 무릎이 굴곡되면서 족과관절도 자연스럽게 발바닥쪽굽힘(족저굴곡)되는 것과 관련된다. 만일, 발가락뼈(지절골)를 발등쪽굽힘(배측굴곡, dorsi flexion)시켜 무릎관절을 굽힘시킨다면 이것은 생체역학에 역행하는 운동으로서 기계수용체(mechanoreceptor)에 혼란을 초래하게 되어 장단족의 분석에 정확도를 떨어뜨릴 수 있다. 이것은 순수한 굽힘이 아니기 때문이다.

측정을 시행할 때 치료사의 발은 어깨너비 정도로 벌리고 무릎과 등을 약간 구부리도록 한다. 환자의 90도로 굽힘된 무릎관절을 유지하며 인체의 중심선을 기준으로 양쪽 발꿈치뼈의 높낮이를 비교한다(그림 1-5a, b). 다리를 흔들거나 심한 압박감 없이 부드럽게 시행할 수 있도록 훈련하는 것이 중요하다.

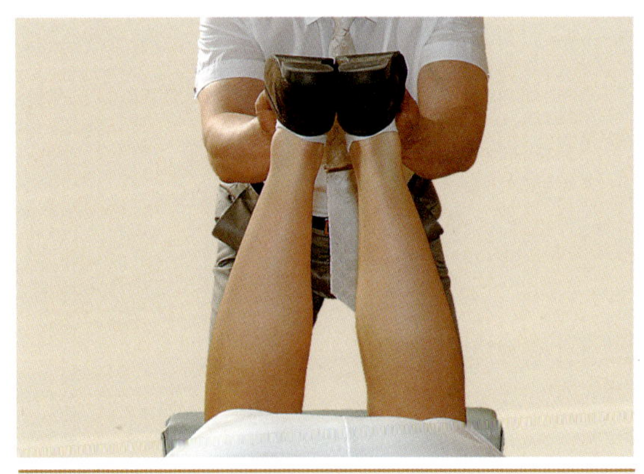

그림 1-5a. 인체의 중심선을 기준으로 발꿈치뼈의 높낮이를 비교한다.

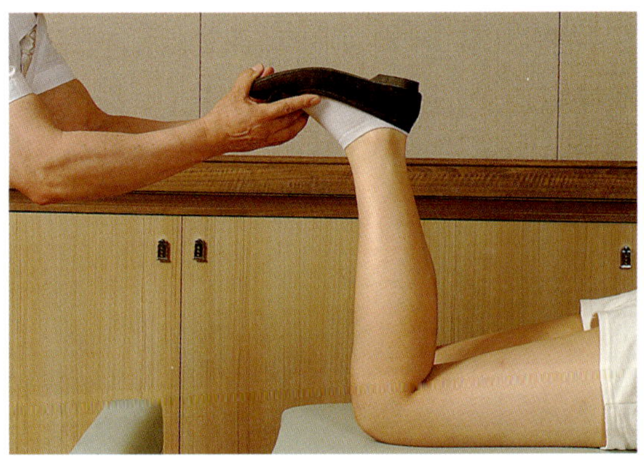

그림 1-5b. 치료사의 측면자세

3. 단족의 비대칭성 평가

카이로프랙틱 의학은 그 진단과 치료의 이론적 근거를 제시하기 위해 다양한 생체역학적 검사를 적용해왔다. 그 중에서 단족검사는 골반, 엉치엉덩관절(천장관절) 그리고 척주상태를 측정하는 한 방법으로 사용된다.

Mannello(1992)는 카이로프랙틱 분야에서, Neumann(1989)은 일반내과, Schuit(1989)는 물리치료, Subotnick(1981)는 족부정형학, Sicuranza(1970)는 산부인과, Armour(1981)는 외과에서, 그리고 다른 전공과를 포함한 많은 의료전문분야에서 단족평가가 사용되고 있다.

카이로프랙틱 의사들은 척추 또는 골반 서블럭세이션의 유무와 서블럭세이션으로 인한 인체의 비대칭적인 하중을 분석하기 위해 단족검사를 사용하였다.

Triano(1992)는 변화된 신경근육기능이 서블럭세이션의 특징 중 하나라는 것을 보고하였고 단족평가는 보행분석, 움직임분석, 체중부하분석 등 자세를 평가하는 데 매우 적합하다는 것을 발견하였다. 따라서 단족분석은 카이로프랙틱 테크닉에서 진단의 척도로 인식될 수 있다는 것을 시사하고 있다. 톰슨 테크닉에서는 카이로프랙틱 어저스트먼트를 위한 정당성을 결정하기 위해서, 그리고 단족을 정상화함으로써 얻을 수 있는 어저스트먼트의 가치를 분별하기 위해, 또한 서블럭세이션의 원인을 분석하기 위해 단족평가를 사용한다.

4. 다리길이 차이의 생체역학적 영향

단족은 골반대의 변위된 생체역학의 지침으로 사용되어 왔다.

Winter와 Pinto(1986)는 골반 사각변위(obliquity)의 원인은 단족이라고 보고하였고, Mccaw(1992)는 단족으로 인한 스트레스와 좌상의 생체역학적 개념에 관련된 척추조직의 변형과의 관계를 설명하였다.

단족과 같은 구조적 불균형은 관절의 협동적 관계에 좋지 못한 영향을 주어 관절 내의 압박과 장력을 증가시키고 궁극적으로 근육의 정지점에 발생하는 장력을 증가시킨다고 하였다. 즉, 이러한 요인들이 생체역학적 불균형을 유발할 수 있다는 것을 강조한 것이다. 단족이 척추에 미치는 영향에 대하여 많은 학자들의 연구결과는 공통성을 지니고 있다. 그 중 Ames(1985)는 단족이 정적자세를 결정하는 데 깊은 연관성이 있다고 하였고, Friberg(1983)와 그 외의 학자들에 의해 논의된 것은 단족은 직립자세에서 가쪽불균형을 일으키고, 이 영향은 골반사각변위를 조성하여 결과적으로 단족측의 허리뼈(요추)가 볼록하게 커브를 형성하면서 측만현상(convexity)이 발생하는 기능적 척주측만(functional scoliosis)으로 보상된다는 것이다. 사실, 이러한 사례는 임상현장에서 환자의 X-ray를 통하여 흔하게 볼 수 있다.

Bolz와 Davies(1982)는 여러 형태의 장비를 사용하여 짧은다리쪽의 근육강도가 긴다리쪽보다 낮다고 보고했다. 이 연구에서 얻어낸 결론은 반응시간, 균형능력, 팔 및 몸통의 근육강도와 같은 매개변수에 대한 다리길이의 불충분성을 검사함으로써 인체에 유익

한 결과를 줄 수 있다고 하였다.

운동선수의 경기력 향상을 위한 재활프로그램에서 골반대의 불균형은 반드시 정상화 시켜야 할 중요한 부분이다. 많은 선행연구자의 발표내용 중 단족의 회복을 통하여 인체에 미치는 긍정적인 변화의 유형은 다양하게 설명된다.

Klein(1968, 1978, 1982)은 고등학교 체육특기자를 대상으로 한 조사에서 다리길이에 차이가 있으면 근육강도가 다르다는 것을 발견했다. 다리길이 차이가 있을 때 보행형태는 어떻게 변경되는가 하는 또 다른 연구에서 Klein은 체육특기자들의 무릎 등에 잠재적인 손상 가능성이 증가하는 기전을 설명했다.

다리길이 차이가 존재했을 때 짧은다리(단하지)쪽으로 발의 보행표면은 편평하기 때문에 발목은 회내면(pronation)으로 이동되고 발은 외측으로 밀려감에 따라 무릎이 외반(valgus)되어 안쪽 무릎인대에 부하가 증가한다고 하였다. 이러한 영향은 엉치엉덩뼈(천장골)에 스트레스가 가중되기 때문에 결과적으로 무릎관절 손상이 빈번하게 발생할 수 있다.

최근에 치료했던 초등학교 씨름선수 중 전국대회에서 줄곧 2위만 했던 학생이 있었다. 신체성장은 고등학교 1학년 정도의 상태를 보였으며, 근력·지구력·순발력·유연성 등 모든 부분에서 뛰어난 운동능력이 있었지만, 그것은 인체의 우측부분에서 뚜렷한 모습이었다. 단족측인 왼쪽에서는 비교될 만큼 약화현상이 있었다. 치료를 진행하고 있는 3주 사이에 환자 자신이 느낄 수 있는 균형감을 찾아주게 되었다. 특히, 이 환자의 경우 단족측의 발꿈치뼈 내방변위와 보상적으로 오는 목말뼈(거골)의 전하방변위, 그리고 무릎안쪽반달판(무릎내측반월판)의 상방변위에 대한 교정은 다리길이 차이를 정복할 수 있는 꼭 필요한 기본실행지침으로 권장된다.

이와 같은 임상을 뒷받침하듯, Friberg(1984)는 다리길이 차이와 다리 및 발의 스트레스 골절관계에 대해 연구했다. 그녀는 운동을 하지 않는 사람들에게는 다리길이 차이가 큰 문제를 야기하지 않지만, 운동을 하는 사람에게는 약 10mm 정도의 다리길이 차이가 있어도 몇 개의 근육군 활동만 과도하게 증가하고, 나머지 근육들은 대부분 이용되지 않기 때문에 심각한 문제를 발생시킨다고 보고했다.

요통이 심한 운동선수에게서 나타나는 다리길이 차이와 근육의 불균형은 이와 같은 연구결과로 알 수 있듯이 대부분 동반되어 나타난다.

5. X선과 Thompson 분석의 상관관계

　X선과 Thompson 분석의 리스트를 비교분석하면 새로운 정보를 얻을 수 있다. Gonstead X선 분석방식으로 비교해 볼 때 모두가 후하방 엉덩뼈변위와 같은 형상으로 Positive Derefield(+D)와 Negative Derefield(−D)는 별다른 차이가 없어 보인다. 그러나, (−D)는 더 많은 추가 증상이 있으며 교정방법도 전혀 다른 방식을 취하고 있다.

　(+D)는 대부분 엉덩뼈에 문제가 있고 (−D)는 주로 엉치뼈의 문제이다. 그러므로 Thompson 교정시스템에서는 서로 다른 치료방법을 적용하게 된다. 따라서, X선상에서 후하방변위된 엉덩뼈가 실제로는 (−D)환자일 경우가 있다. 만일, 이 환자에게 (+D)의 교정방식을 적용한다면 환자의 증상을 악화시키는 결과를 초래하게 된다. 즉, X선 판독에서 PI(후하방 엉덩뼈변위)로 진단된 환자이지만, 더 정밀하게는 (−D)로 분류되는 사례가 있다.

　이렇게 최종적인 진단 결과는 Derefield−Thompson 분석법을 적용했을 때 정확하게 밝혀질 수 있다. 이 분석법은 임상인들이 함정에 빠지지 않게 하는 진단의 척도를 제시하고 있다

6. 영향을 받는 축

　Derefield−Thompson 분석시스템에서는 "단족"이 영향을 받고 있는 축으로 본다. 예를 들어, 다리를 편 상태에서는 짧았던 오른다리가 무릎관절을 90도 굴곡했을 때는 길어지게 되는 것이 Positive Derefield이다.

　이것은 우측이 영향을 받고 있는 축으로서 Positive Derefield로 구분된다.

7. 부적응 증상

　Derefield−Thompson 다리분석의 시행전 과정에서 부적응증상의 여부를 관찰할 필요가 있다. 예를 들어, 골절상을 당한 후 수술을 하지 않아 뼈가 어긋난 상태로 접합된

경력, 성장판이 깨져서 발생한 미성장상태, 선천적 단족(소아마비 등), 볼기뼈절구의 변형 등은 진성 단하지인데, 이러한 부적응증상은 환자의 최초검사에서 감별할 수 있다

8. Thompson Table

중력을 받고 있는 직립자세에서 환자의 어느 근육도 작용하지 않은 상태를 유지하여 테이블에 의해 엎드릴 때(그림 1-6), 진정한 다리길이차이를 얻어낼 수 있다. 이것은 인체의 관절내에 있는 기계수용체(Mechanoreceptor)를 자극하지 않고 정확하게 측정할 수 있는 기전이 있어 높게 평가되고 있다.

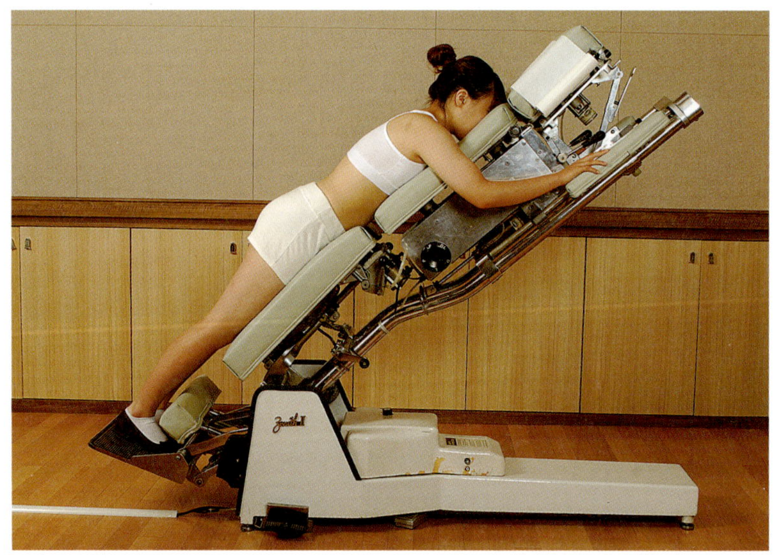

그림 1-6. 다리길이 차이를 검사하기 위한 첫단계로 환자를 직립자세에서 테이블에 엎드리도록 한다. 작동 페달을 밟으면 테이블은 천천히 눕혀진다.

AMCT(activator methods chiropractic technique)에서도 장단족의 평가에 큰 비중을 두기 때문에 이와 비슷한 테이블을 사용하고 있다.

9. 분석시스템

Derefield-Thompson 분석시스템으로 적용하는 것은 다음의 5개 항목이다.

① Negative Derefield

② Positive Derefield

③ Cervical Syndrome(목뼈증후군)

④ Bilateral C/S(양측성 목뼈증후군)

⑤ X-Derefield

1) Negative Derefield(-D)

엎드린 자세(복와위)에서 환자의 다리를 편 상태로 하여 어느 쪽에서 단족이 나타나는지 관찰해본다.

① Remaind Short(여전히 짧다)

② Shorter(더욱 짧아졌다)

한쪽 다리가 짧고, 무릎관절을 90도 굴곡했을 때, ①이나 ②와 같은 모습이라면 Negative Derefield로 평가한다(그림 1-7a, b).

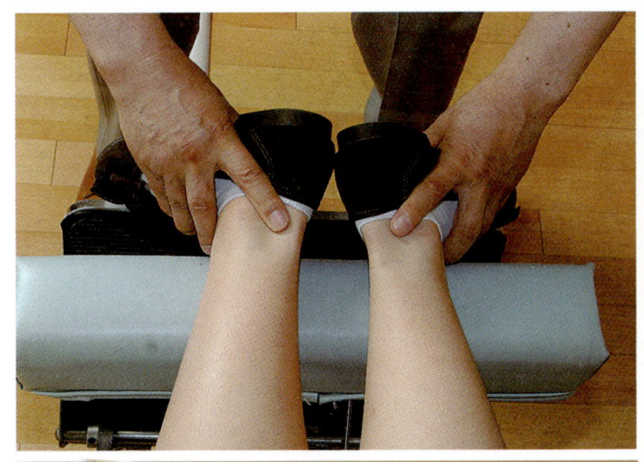

그림 1-7a. 폄상태에서 왼쪽의 단족

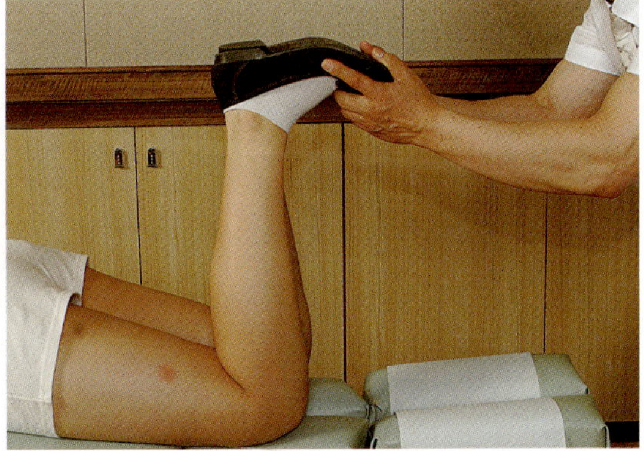

그림 1-7b. 굽힘상태에서 왼쪽의 단족

◎ 목뼈검사

환자의 발이 테이블에서 1인치 떨어진 상태로 위치하게 하고, 치료사는 환자의 발을 가볍게 잡고 환자의 얼굴을 옆으로 향하게 한다. 처음에 한쪽으로 향하게 하여 다리 길이가 변화하는지의 여부를 비교하고, 다음에는 반대방향으로 머리를 돌려 양다리의 길이가 같게 되는가, 단족이 길어지는가, 또는 더욱 길어지는가의 여부를 관찰한다. 만일,

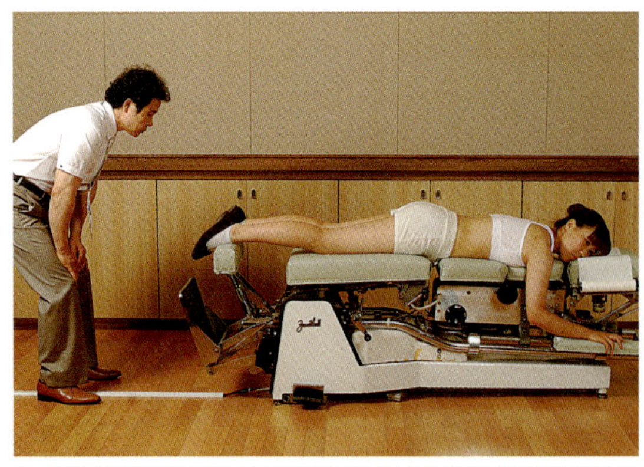 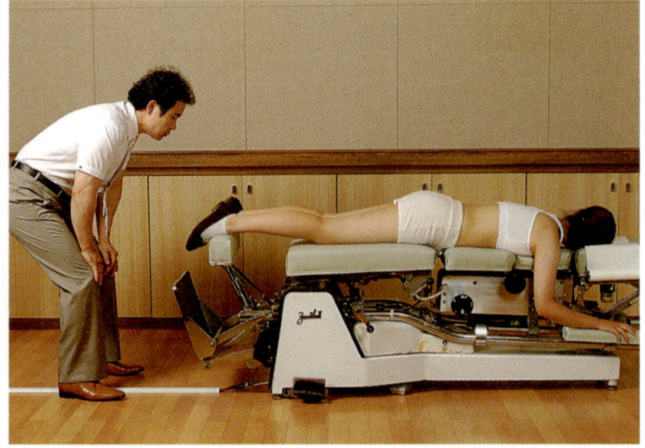

그림 1-8a. 목뼈증후군 분석(펌상태에서 우회전)　　그림 1-8b. 목뼈증후군 분석(펌상태에서 좌회전)

이러한 증상이 나타난다면 목뼈증후군의 관련을 시사한다.

환자의 머리방향을 왼쪽에서 오른쪽으로 회전할 때에는 환자의 머리를 테이블의 헤드피스 부분에 항상 얹어놓고 하는 것이 원칙이다. 목뼈증후군이 있는 경우, 얼굴을 돌린 방향의 반대측 척추뼈고리(추궁)부위에 압통을 동반하는 경직된 근 매스를 촉진시에 확인할 수 있다. 머리를 회전할 때 가끔 단족이 움직이는 경우가 있지만, 이것은 목뼈증후군으로 간주되지 않는다. 양성소견으로 단정할 수 있는 것은 단족이 동일한 길이로 되든가, 또는 장족으로 전환되는 것을 말한다.

목뼈증후군이 있는 경우, 둔부근육과 허리뒤쪽의 근육수축을 확인할 수 있다. 이러한 증상이 있으면 치료사는 목뼈증후군의 교정을 선행해야 하고, 그 후 단하지 분석을 다시 해본다. 만약, Negative Derefield가 아직도 남아 있다면 Negative Derefield에 동반하는 4개의 촉발점(trigger point)을 검사한다.

① 위뒤엉덩뼈가시(후상장골극)의 내측면(medial PSIS)

② 궁둥뼈(좌골) 뒤쪽(posterior ischium)

③ 넙다리뼈(대퇴골) 안쪽복사(내측과, medial condyle of the femur)

④ 두덩뼈결절(치골결절, pubic tubercle)

지적한 4포인트는 영향을 받고 있는 측이다(그림 1-9). 항상 동일한 힘으로 양측을 눌렀을 때 나타나는 예민성을 체크한다. 결코 통증을 식별하려는 것이 아니다. 만약 위의 트리거포인트에 문제가 없으면 제5허리뼈의 회전(body rotation)을 검사한다. 이것은 제5허리뼈의 후방변위 여부를 찾기 위함이다.

또 다른 요인은 영향을 받고 있는 측의 큰허리근(대요근, psoas)의 구축이 허리뼈에 결

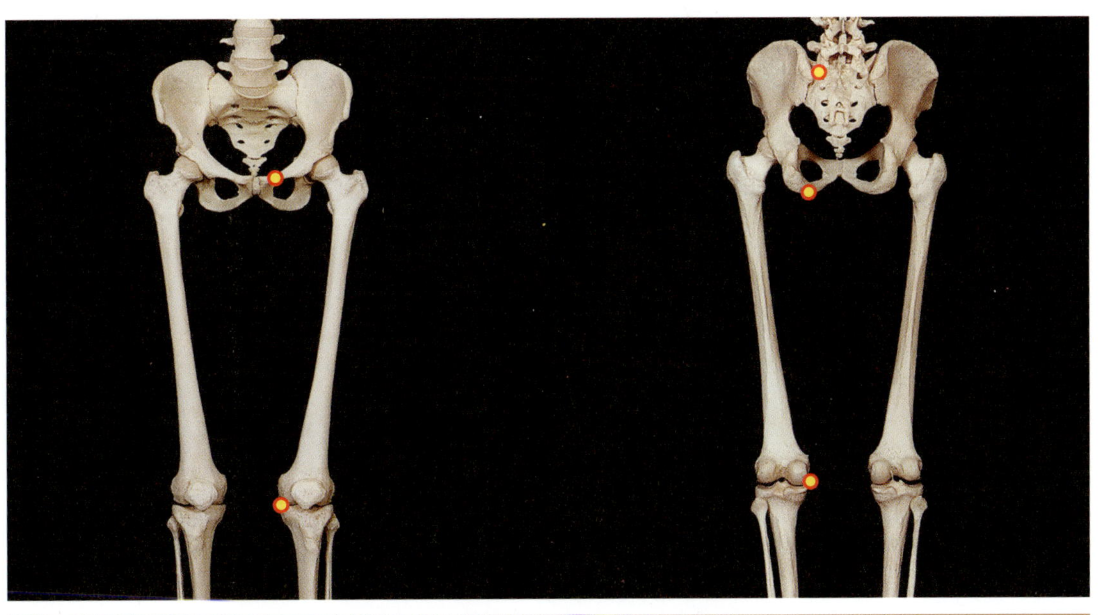

그림 1-9. 트리거포인트-앞면부(왼쪽)와 뒷면부(오른쪽)

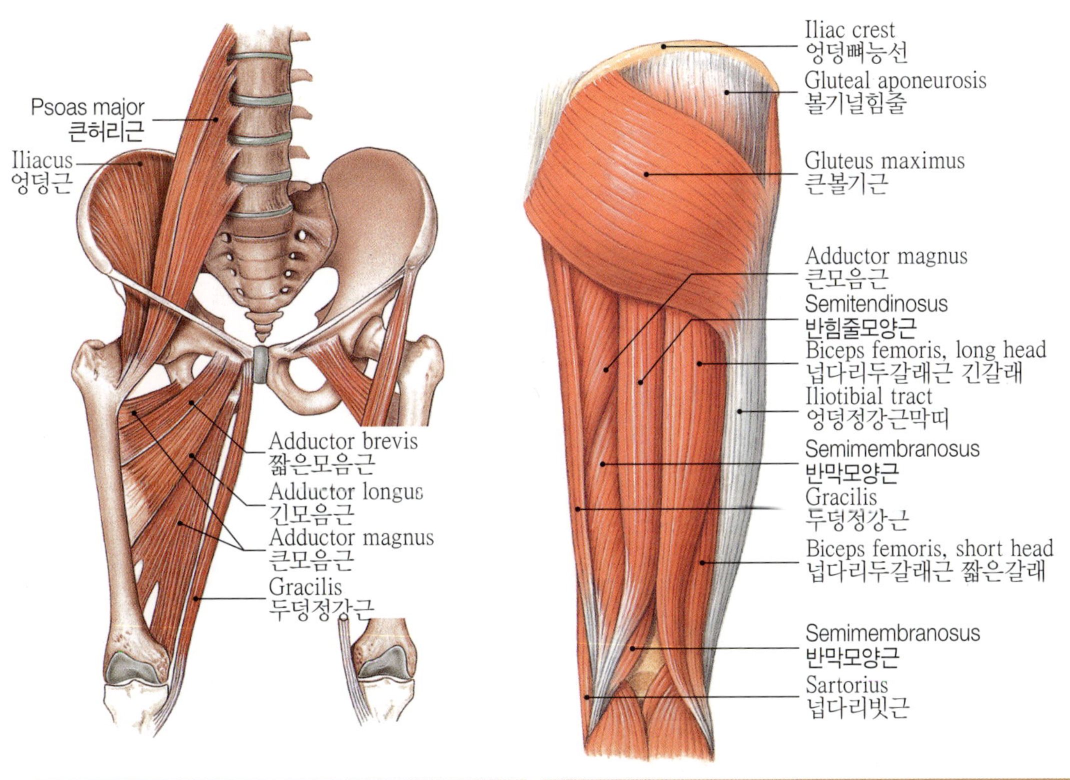

그림 1-10a. 큰허리근   그림 1-10b. 반힘줄모양근과 반막모양근

정적인 영향을 줄 수 있다는 점이다. 그림 1-10a에서 큰허리근의 형태를 살펴보면, 이 근육이 요통에 얼마나 많은 영향을 미칠 것인지를 이해할 수 있다. 큰허리근의 진단과 치료는 교정편에서 설명할 것이다.

Negative 분석의 메카니즘에 관해서는 몇 가지 설명이 필요하다. 반막모양근 및 반힘줄모양근의 단축현상이 있다면 관련측의 궁둥뼈(좌골)가 하방 및 전방으로 이동하고, 여기에 동반하여 내회전엉덩뼈(IN) 변위가 보상적으로 발생한다. 이것은 PSIS를 기준점으로 적용하여 여러 종의 항목 속에서 분류되고 있다(그림 1-10b).

이러한 긴장이 높아지면 두덩활(치골궁)이 올라가 두덩뼈결절(치골결절)의 인대에 긴장이 유발된다. 동시에 엉치뼈 바닥부위(천골 기저부, sacral base)가 하방 및 전방으로 전위된다. 그리고 제5허리뼈는 제5허리뼈와 엉치뼈의 분리에 의해 조성된 공간으로 어긋난다. 이러한 조합은 서블럭세이션의 반대측 큰허리근 및 척주세움근(척주기립근, erector spinae)에도 분명히 영향을 미치게 된다.

2) Positive Derefield(+D)

환자를 테이블에 엎드리게 하고 다리를 신전한 상태에서 치료사는 발뒤축 아래에 엄지를 접촉하고 환자의 발을 잡는다. 손가락을 돌려 신발의 발등부분을 잡고 테이블에서 1인치 정도 떨어뜨린다. 이것은 검사 중에 발생할 수 있는 약간의 마찰이라도 무릎관절의 운동에 영향이 미치는 것을 예방하기 위한 조치이다(그림 1-11). 앞에서도 설명한 바와 같이 가쪽복사관절(족과관절)을 발등쪽굽힘(배측굴곡, dorsi flexion)시키지 않고 검사할 수

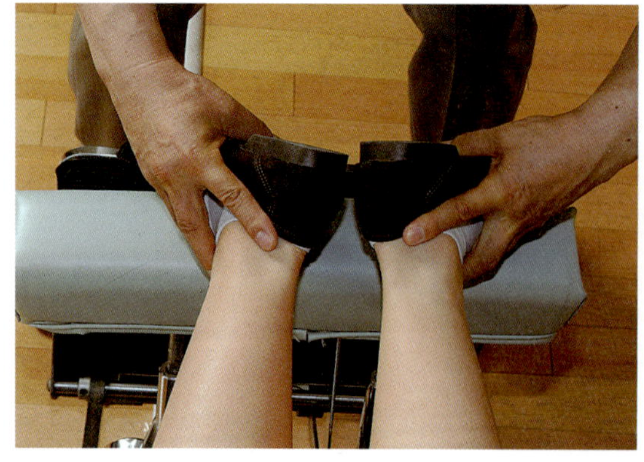

그림 1-11. 폄상태에서 오른쪽의 단족

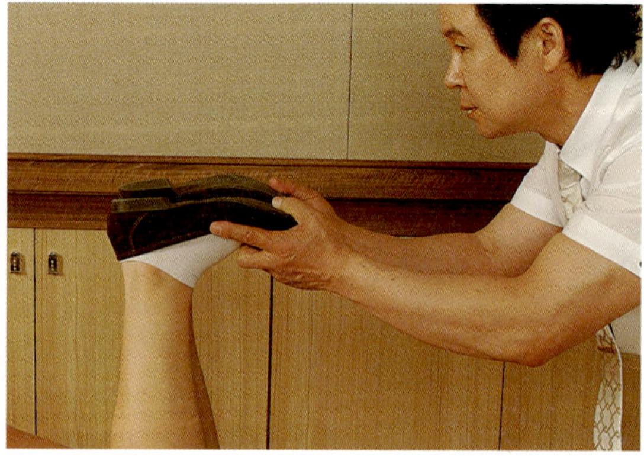

그림 1-12. 굽힘상태에서 오른쪽의 장족

있도록 주의한다(그림 1-12).

　Positive Derefield에서의 단족은 무릎관절을 90도 이내로 굴곡했을 때 똑같은 길이로 되거나 또는 장·단족이 교차된다.

　① Cross over　　　　　　단족이 장족으로 전환

　② Even　　　　　　　　단족이 장족과 똑같이 된다

　③ Lengthen　　　　　　약간 짧지만 길어진 변화를 보인다

　그림 1-11에서 보듯이 신전한 상태로 다리길이를 확인한 후, 그림 1-12에서처럼 무릎관절을 90도 굴곡하여 비교해 보기로 한다.

　①~③까지의 변화된 상태를 Positive Derefield 라고 평가한다. (+D)가 존재하는 쪽에 Ely's test(발뒤축이 엉덩이에 닿을 만큼 무릎관절을 굴곡시킨다)를 해보면 이 동작은 원활하게 진행되지 않는다. 왜냐하면 엉덩뼈는 PI(후하방)로 변위되어 고착되어 있는 상태인데, 여기에 압박을 가하여 전상방으로 움직이려고 하기 때문이다(그림 1-13).

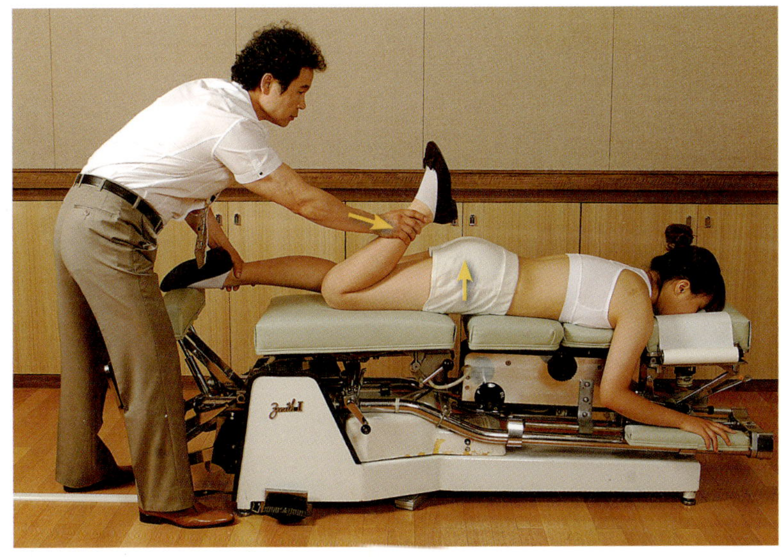

그림 1-13. Ely's test

　이 검사에서 환자의 보상적인 움직임은 통증을 피하기 위해 테이블에서 엉덩이를 들어 올리려는 모습을 보인다.

　엉덩뼈의 불균형에 관련하여 큰허리근(대요근, psoas major)은 서블럭세이션을 유발시킬 수 있는 주 요인인 것을 항상 기억해야 한다. 반막모양근 및 반힘줄모양근의 단축은 관련 측 엉덩뼈를 경사지게 할 수 있고, 안쪽반달의 외상방 변위를 야기시킨다.

운동선수 중에서 반복적인 무릎부상을 일으키는 원인은 엉덩뼈의 변위로 인하여 파생될 수 있다는 것을 고려해야 한다. 또한 궁둥구멍근(이상근, piriformis)의 단축은 관련측 엉치뼈의 전하방 경사와 넙다리뼈의 외회전 변위를 동반하여 무릎관절에 많은 스트레스를 줄 수 있다. 엘리트 운동선수 중에서 나이에 비해 일찍 은퇴를 하는 선수의 무릎인대나 반달을 눈여겨보라. 입각기때에 체중의 3배를 감당해야 하는 무릎관절의 해부학적 위치도 그렇지만, 무릎관절의 문제는 엉덩관절(고관절)과 허리뼈부위로의 심각한 불균형을 전가시킬 수 있기 때문에 결과적으로 신체 전반에 걸쳐 균형의 부조화를 야기시킨다. 이것은 근력과 지구력·순발력· 유연성 등 모든 기능저하를 부추긴다.

엉덩뼈의 PI(후하방)변위된 측의 두덩뼈(치골)는 상방으로 올라온다. 그것은 촉진시에 치골 상부면의 예민함(tenderness)으로 나타난다. 이 상태가 큰허리근과 척주세움근의 적응반응을 나타내고 있는 제 5허리뼈와 엉치뼈에 영향을 미쳐 반대측의 엉덩뼈 PSIS(위뒤엉덩뼈가시)상에 또는 PSIS 가쪽에 압통을 유발시킨다. 특히, 두덩뼈의 상방이동에 영향을 받을 수 있는 샅인대(서혜인대, ingunial ligament)에는 골반대에서 가장 많은 기계수용체가 분포되어 있기 때문에 골반 서블럭세이션을 민첩하게 대변해주는 안테나로 인식할 수 있다.

Dr. M. B. Dejarnette에 의해 연구·개발된 SOT(sacro occipital technique)에서는 샅인대(서혜인대)를 이용하여 천장관절의 서블럭세이션을 구분할 수 있는 구체적인 검사법을 제시하고 있어 톰슨 방식의 분석과는 또 다른 특색을 담고 있다.

서블럭세이션이 먼저인가, 근육이 우선인가의 명제를 놓고 학자들간의 논쟁은 계속되어 왔다. 이 논쟁의 쟁점은 근육이 서블럭세이션을 만드는가, 그렇지 않으면 서블럭세이션이 근육의 수축을 조성하는가 하는 것이다. 앞에서도 설명하고 있지만 골반대와 관련된 근육의 문제는 임상적으로 큰 의미를 갖는다. 즉, 뼈와 뼈를 연결해 주는 것은 인대이지만, 두 뼈 사이의 위치관계는 근육에 의해서 조절된다. 아래팔(전완)을 굴곡하기 위하여 위팔두갈래근(상완이두근)을 수축시켜야 하는 것처럼 근육은 뼈의 안정성과 운동성을 위하여 매우 중요한 기능을 발휘하고 있다.

골반대의 서블럭세이션을 교정한 후에 골반의 전방회전근과 후방회전근의 문제점을 평가하여 거기에 적합한 근육의 치료(강화 혹은 이완)를 병행하지 않았을 때 서블럭세이션이 재발되는 것은 흔히 경험할 수 있는 일이다. 길항성인 이 두 근육이 서로 대칭적인 균형을 이룰 때에 골반은 중립에 위치할 수 있다.

3) 목뼈증후군

목뼈증후군(cervical syndrome)은 (−D), (+D) 및 X−D 등으로 감별될 수 있다. 톰슨의 컨셉은 경추로부터 시작하여 아래로 내려오는 치료지침을 두고 있다. 목뼈증후군은 잠재되어 있는 다른 문제점을 은폐할 수 있다. 경추의 서블럭세이션이 주요 원인으로 작용하여 골반대의 보상적 변위를 유발시키는 것인데, 이러한 증후군이 있으면 골반대의 문제점을 은폐할 수 있기 때문에 항상 C/S의 치료를 선행한 후에 다리길이 차이를 재분석해야 한다.

특히 (−D)로 평가되었을 때의 특성 중에서 만일, C/S가 존재한다면 검사의 과정에서 회전된 경부의 영향으로 다리길이가 길어지거나 똑같이 되었을 때는 (−D)로 감별되는 4개의 트리거포인트는 존재하지 않는다. 그렇기 때문에 C/S의 유무를 항상 먼저 검진하여 치료를 선행하고, 다리길이 차이를 재분석하라는 것이다.

그러나, C/S가 없으면서 4개의 트리거포인트 역시 존재하지 않는다면 제5허리뼈의 회전(body rotation), 또는 척추사이관절(추간관절)증후군의 가능성을 고려해야 한다.

뒤에 자세히 설명하겠지만, 후방궁둥뼈(좌골)도 C/S에 의해 영향을 받는다. 많은 임상 증례를 보면, C/S의 교정 후에는 후방궁둥뼈가 존재하지 않았다. 따라서 허리 및 골반대의 많은 증상은 목뼈 서블럭세이션에 의해 발생하고 있는데, 이는 치료를 진행하기 이전에 반드시 제거해야 한다.

목뼈증후군 검사를 수행할 때에는 먼저 환자를 테이블에 엎드리게 한다. 테이블에서 약 1인치 떨어진 위치에서 족과관절을 잡는다. 환자의 얼굴을 한쪽 방향으로 돌리게 하여 다리 길이가 같은가, 교차하는가를 검사한다(그림 1−14).

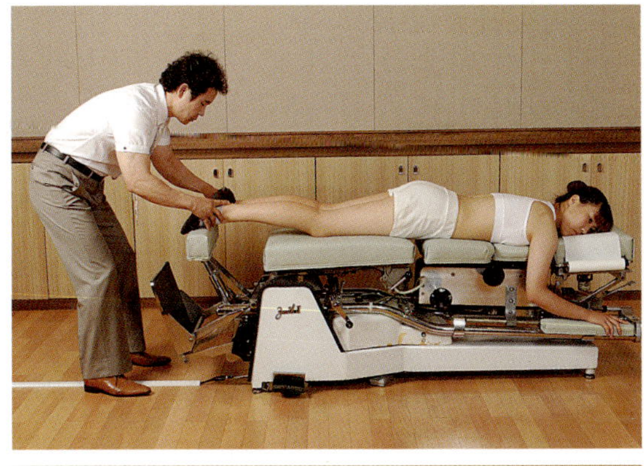

그림 1−14. 신전상태에서 양쪽 발을 가볍게 잡고 환자에게 우회전을 지시

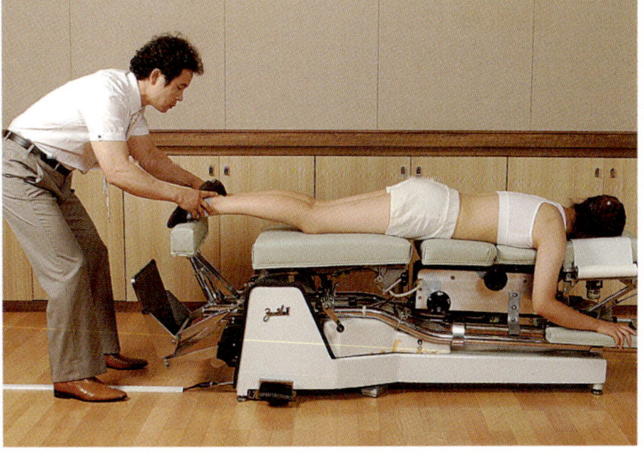

그림 1−15. 신전상태에서 양쪽 발을 가볍게 잡고 환자에게 좌회전을 지시

만일 다리길이에 변화가 없다면 반대쪽으로 얼굴을 돌리게 하여 관찰해 본다(그림 1-15). 예를 들어, 우회전 상태에서 단족이 길어지거나 같아지면 즉, (+D)의 모습을 보이게 될 때에는 '우목뼈증후군(right C/S)'이라 하며, 만일 다리길이에 변화가 없다면 좌회전을 지시해 본다. 이 때 (+D)의 모습을 보인다면 '좌목뼈증후군(left C/S)'이라 평가하고 치료는 반대쪽(우측)의 상부경추(C1~C3)의 서블럭세이션을 찾아 치료한다(그림 1-16). 흥미롭게도 C/S가 있으면 얼굴을 돌린 반대쪽의 경추에 압통을 동반하는 경결이 촉진된다. 바로 이 곳에 위치하는 경추를 교정하는데, 리스팅의 개념은 간과하며 임상경험을 토대로 후방변위를 찾아 치료한다.

해부학적 구조를 보면 위쪽목뼈(상부경추)의 경질막(경막, dura mater)는 척추뼈에 강하게 부착되어 있다(특히, C1~C3). 만일 이 부위에 서블럭세이션이 존재한다면 목뼈증후군의 검사시에 목을 회전시켰을 때 엉치뼈에 직접적으로 영향을 주게 되어 단족현상을 조성할 수도 있고, 변화시킬 수도 있다.

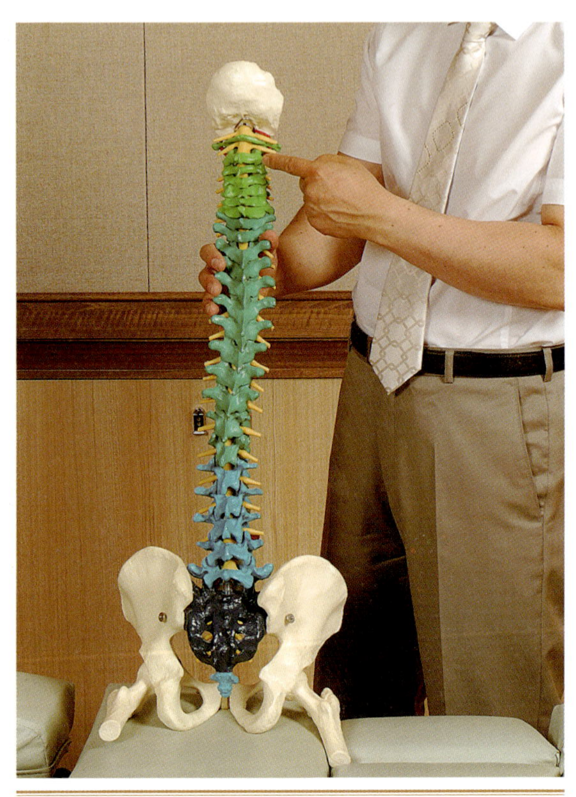

그림 1-16. 왼쪽목뼈증후군이 있을 때의 SCP

Dr. Upledger가 창안한 CST(cranio sacral therapy)에서도 엉치뼈의 AI(전하방) 서블럭세이션은 뒤통수뼈(뒤통수뼈)까지 똑같은 모습(AI)으로 비틀어지게 한다고 설명한다. 이것은 호흡과정의 굴곡과 신전 움직임에서 엉치뼈와 뒤통수뼈은 서로 연결되어 있어 같은 방향으로 염전(torsion)되기 때문이다. 즉 머리뼈의 문제를 떠난 머리뼈 외적인 요인으로도(예를 들면, 엉치엉덩관절의 변위, 허리·엉치뼈의 변위, 큰허리근·궁둥구멍근·큰볼기근의 경직, 가로막·가슴문(흉곽출구) 등의 변위) 경질막을 당기게 되어 긴장감을 조성하고 궁극적으로 척추는 그 긴장감을 극복하지 못하여 비틀어져버리는 보상작용을 초래한다. 이것을 Dr. Upledger는 측만증이 발생하는 근본적인 원인으로 보고있다.

다시 말해 옆굽음증(측만증)은 경질막의 뒤틀림으로 진행된 2차적인 보상작용의 전형

물로 간주하고 있다. 따라서, 위족목뼈의 서블럭세이션은 척추와 엉치뼈까지 영향을 미치게 되어 장단족의 변화된 모습으로 인체 내의 비상사태를 표현하고 있다.

목뼈증후군을 치료한 후에 (+D) 또는 (−D)의 모습이 존재하지 않는다면 치료는 종료되지만, 만일 그 모습이 여전히 있다면 (+D) 또는 (−D)의 관련된 치료를 실시하도록 한다. 왜냐하면, 단족의 출현이 목뼈의 독단적인 영향에 의해 형성될 수도 있으나, CST에서 지적하듯이 복합적인 문제로 인하여 나타날 수도 있기 때문이다.

4) 양측성 목뼈증후군(bilateral C/S)

(1) 1단계

환자가 엎드린 상태에서 다리를 테이블에서 약간 떼게 한 다음 검사한다. 양측성 목뼈증후군에서는 다리를 편 상태에서의 길이는 모두 같다. 무릎관절을 구부렸을 때도 다리길이는 변하지 않는다(그림 1−17).

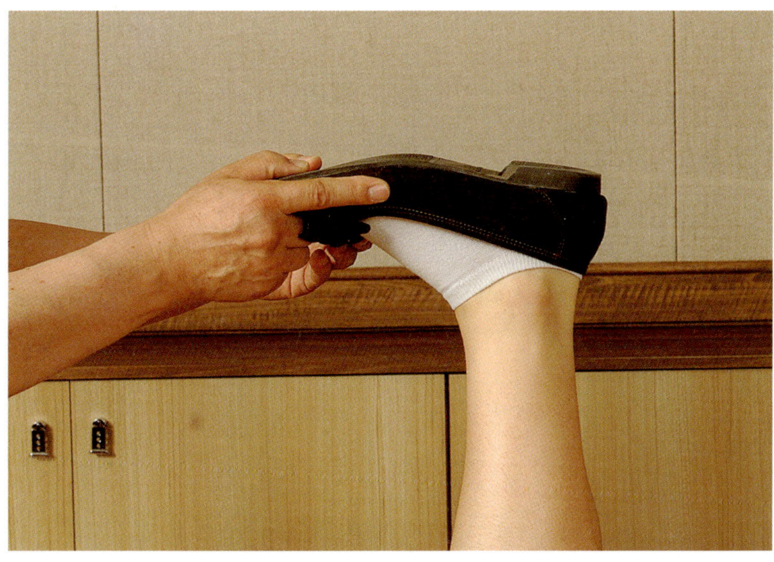

그림 1−17. 무릎관절의 폄과 굽힘 상태에서 다리길이의 차이가 없다.

(2) 2단계

환자가 다리를 편 상태에서 머리를 왼쪽으로 돌리면 왼쪽 다리가 짧아진다(그림 1−18a). 같은 방식으로 머리를 오른쪽으로 돌리면 오른쪽 다리가 짧아진다(그림 1−18b). 이러한 반응이 나타나면 BCS(양측성 목뼈증후군)를 고려해야 한다.

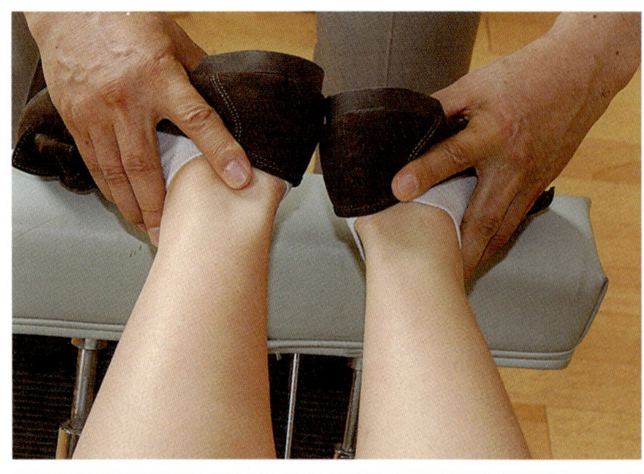 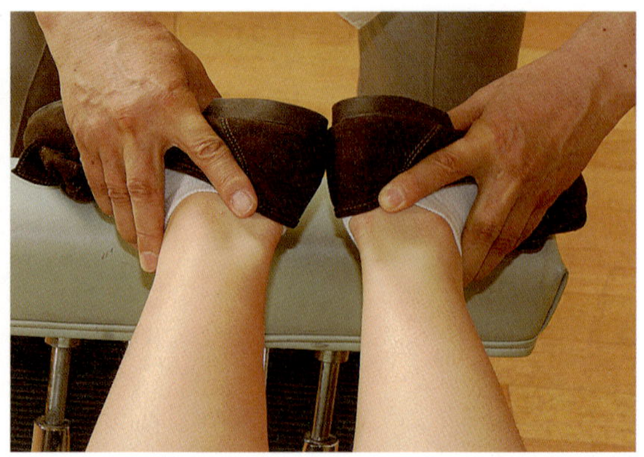

그림 1-18a. 환자의 머리를 좌회전시켰을 때 좌단족 출혈

그림 1-18b. 환자의 머리를 우회전시켰을 때 우단족 출현

BCS는 목뼈 서블럭세이션이 관련되지 않은 뒤통수뼈 하단부 바닥쪽 돌기(기저돌기, basilar process)의 전상방(AS)서블럭세이션이라는 것을 알아야 한다. 일반적으로 나타나는 증세는 C2(제2목뼈)의 가시돌기(극돌기)를 촉진할 때 매우 예민함을 보이며, CT스캔이나 MRI에서 확인할 수 없는 이해하기 어려운 문제(예를 들면, 학습장애, 시각장애, 주의산만, 자폐증 등)를 보이기도 한다.

이주강(1998)은 이러한 문제점을 출산과정의 손상으로 해석하고, 다음과 같이 서술하고 있다. 출산과정 중에 의사는 신생아의 머리를 잡고 산도 밖으로 당기게 되는데, 목 위에서 머리가 과신전되면서 뒤통수뼈의 관절융기부위에 전방으로 향하는 힘이 가해진다면 이것은 아직 미성숙 상태의 위쪽척추뼈에 심한 자극을 주게 되어 머리뼈의 가장 밑바닥을 이루고 있는 뒤통수뼈관절융기(occipital condyle)는 고리뼈(환추)의 관절면에 의해 만들어진 좁은 공간에 박혀 고정된다. 만약, 머리뼈엉치계통(두개천골계)의 뇌척수액의 압력을 바탕으로 이 상태를 스스로 치유하지 못하게 된다면 관절융기의 압박(condylar compression)은 계속 존재하게 된다.

이러한 현상은 뒤통수뼈의 비정상적 성장을 조성하여 머리뼈의 비대칭성 혹은 비정상적 경질막을 형성한다. 궁극적으로 큰구멍(대후두공, foramen magnum), 뒤통수뼈관절융기(후두과, occipital condyle), 혀밑신경관(설하신경관, hypoglossal canal), 파열구멍(파열공, foramen lacerum), 목정맥구멍(경정맥공, jugalar foramen)의 기형현상이 나타날 수 있는데, 이는 임상적으로 심각한 문제를 유발시킬 수 있다고 설명한다.

이 문제는 어린이들에게 주로 나타나며 주의산만한 행동(hyperkinetic behavior)과 성인에게는 심한 두통이 연관될 수 있다고 Miller(1972)는 설명하고 있다. 그리고, 유아와 신생아들에게 다양한 호흡곤란증후군(respiratory distress syndrome)이 관련되어 나타난다는 Fryman(1966)의 보고서가 주목받고 있다.

　뒤통수뼈의 서블럭세이션이 인체에 미치는 영향은 이처럼 다양하다. 또한 뒤통수뼈 손상의 형태가 여러 가지로 나타나지만, 자동차 사고와 관련된 뒤통수뼈 손상은 흔히 볼 수 있는 것들이다. 예를 들어, 자동차의 뒷부분을 받쳤을 때, 편타성 손상(whiplash injuries)으로 인하여 일차적으로 목이 굴곡되지만, 결과적으로는 심하게 신전되며 외상을 입게 된다. 이때 턱은 들려지고 뒤통수뼈의 전상방 서블럭세이션이 유발된다. 이러한 상태의 뒤통수뼈을 치료할 때 디버시파이드 테크닉(diversified technique)으로 뒤통수뼈 치료를 하면 너무나 많은 위험이 따르기 때문에 실제로는 권장되지 않는다.

　따라서 더욱 안전한 방법의 테크닉이 필요하다. 톰슨에서는 drop 기전을 이용한 치료로서 위험요소를 대부분 해소하면서 간편하게 치료하고 있다.

5) X-Derefield

　다리를 편 상태에서는 다리의 길이가 같다(그림 1-19). 무릎관절을 구부리면 한쪽 다리가 짧아진다(그림 1-20). 이러한 증상은 X-Derefield의 전형적인 모습으로 다리를 편 상태에서는 이 현상이 나타나지 않는다.

　무릎관절을 구부린 상태에서 목뼈검사를 실시한다. 만약, 이러한 목뼈검사에서 단족이 똑같게 되든가 길어졌을 경우에는 우측 또는 좌측에 목뼈증후군이 있는 X-Derefield이다.

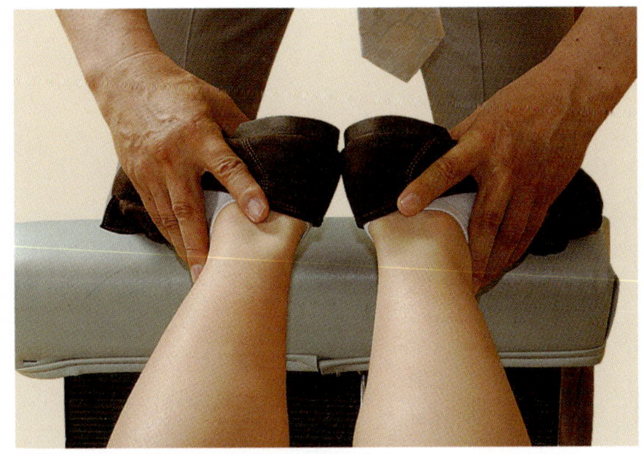

그림 1-9. 폄상태에서 다리길이가 일치

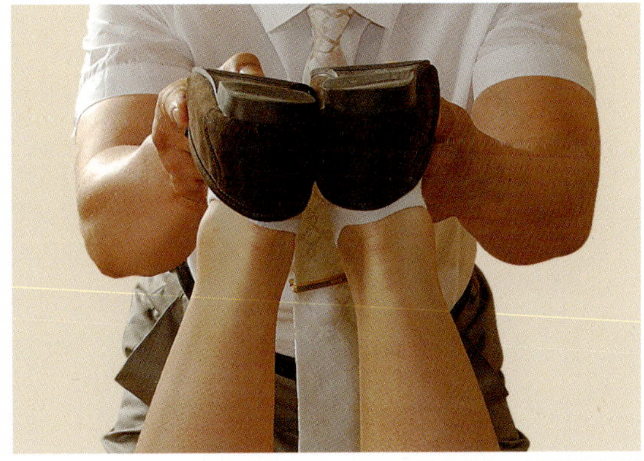

그림 1-20. 굽힘상태에서 한쪽의 단족 출현

X-Derefield에서는 2개의 형태를 보인다. 얼굴을 좌측이나 우측으로 회전했을 때 다리길이가 정상화된다면 C/S이다. 그러나, 다리길이에 변화가 없이 여전히 짧다면 (–D)로 평가한다. 이 경우에 4개의 트리거포인트에 예민성이 나타나지 않는다면 진성단하지인가를 고려해야 한다. 다리골절상이 있은 후 수술을 하지 않아 뼈가 어긋난 상태로 접합되었나, 성장판이 깨어져 미성장 상태인가, 소아마비의 병력이 있는가 등을 알아보아야 한다.

그러나 진성단하지가 아닌 것으로 확인되었다면 제5허리뼈의 후방변위를 찾아 치료했을 때 단족이 정상화된다. 목뼈에서의 치료와 동일하게 후방변위만을 치료한다. 즉, L5의 PRS, PRI 등과 같은 리스팅에는 관여하지 않고 있다.

이러한 치료법은 어디에 근거를 두고 왜 이러한 방식으로 해야 하는지 논리적으로 밝히지 못하고 Dr. Thompson은 세상을 떠났다. 단지 "임상적 결과가 좋게 나타났으니 이렇게 하면 된다"라는 주장을 하고 있다. 결국 이 미스테리한 치료방식이 우리 모두의 아쉬움이자 풀어야 할 과제인 것이다.

6) 과보상된 목뼈증후군

과보상된 목뼈증후군(over compensated C/S)은 C2~C7까지 일률적으로 rotation(PR, PL)된 상태를 의미하며, C2에서 가장 축회전이 많고 하부 분절로 갈수록 서서히 적어지는 형태로서 장단족에는 영향을 주지 않는다. 그렇기 때문에 과보상된 목뼈증후군은 장단족의 모습을 가지고 평가하는 것이 아니라, X-ray 분석이나 촉진법을 통하여 평가할 수 있다.

치료방식은 축회전된 모든 목뼈분절을 포함하는 것이 아니고, C7의 가시돌기가 축회전된 반대쪽의 제1등뼈의 갈비뼈(T1-rib)를 치료한다는 다소 복잡한 지침을 제시하고 있다. Dr. Thompson은 무슨 이유로 갈비뼈의 변위가 나타나는지 또한 어느 방향으로 변위된 것인지에 대해 개인적인 임상경험을 근거로 설명하고 있다.

그러나 이러한 문제들은 보상작용에 기인하여 민첩하게 대응하는 인체의 구조적 변화로 풀이할 수 있다. 인체는 중력에 대항하기 위하여 대부분 수직형태의 근육구조를 가지고 있다. 그러나, 각기 다른 기능을 순조롭게 발휘하는 데 용이하도록 골반가로막, 가로막, 가슴문(흉곽출구), 후두나비관절(후두접형관절) 그리고 부분적으로 관자근(측두근) 부위에는 수평으로 형성된 근육구조를 이룬다. 만일 인체에 어떠한 이유에서든지 문제가 발생한다면 바로 이 수직형태와 수평형태의 접경지대에 위치한 근육과 근막에서 경직현상이 발현하게 된다.

따라서 이곳은 인체의 자유로운 운동성을 제한하게 되는 부위로 전환되며 근막의 불균형은 궁극적으로 서블럭세이션을 유발하기에 이른다. 특히 인체의 중심부인 몸통의 하부부위에 서블럭세이션이 발생하면 몸통의 상부에서는 반드시 이러한 문제를 스스로 적응하고, 극복할 수 있는 보상적 변화가 나타나게 되는데, 그것이 바로 제1등뼈–갈비뼈(T1–rib)의 상방 서블럭세이션이다.

인체 내의 이러한 구조적 변화를 근거로 하여 SOT에서는 category 2(근골격계의 환자)로 분류하고 있으며, 중력으로부터 몸무게의 중심을 잡아 줄 수 있는 엉치엉덩관절(천장관절, SIJ)의 후면상부 부위가 균형을 잃게되어 벌어지게 될 때(그림 1–21a), 넓은등근(광배근, latissimus dorsi)은 이 구조적 변형을 막기 위하여 세포변화를 일으켜 인대화된다고 설명하고 있다.

수축과 신장 그리고 탄력성을 보유한 근육의 기능이 오직 관절의 안정성을 추구하기 위하여 인대의 기능으로 전환되면서 극심한 광배근의 단축은 닿는곳(정지부, insertion)인 위팔뼈의 내측순을 잡아당겨 위팔뼈의 내회전 서블럭세이션을 조성하고 결국은 오십견(frozen shoulder)으로 진행되게 한다. 또한, 넓은등근은 어깨뼈(견갑골)의 아래각(하각)에도 일부가 부착되어 있기 때문에 어깨뼈의 하내방 서블럭세이션을 일으켜 정상적인 어깨뼈

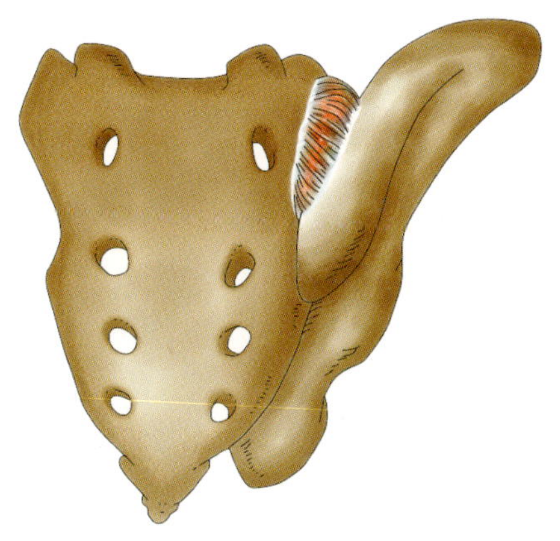

그림 1–21a. 엉치엉덩관절에서 압통부위와 촉진되는 부종을 나타내는 PI엉덩뼈

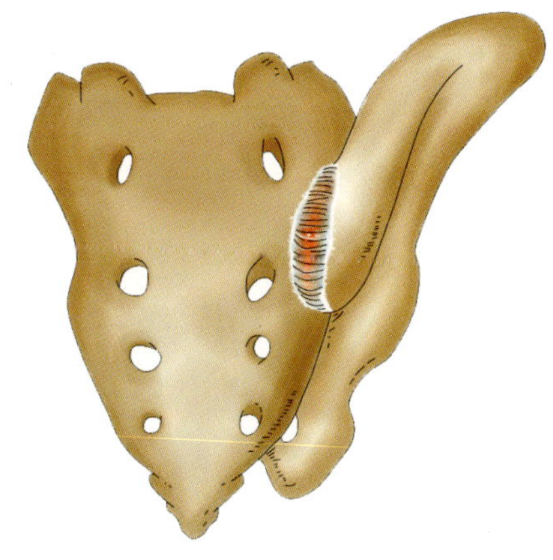

그림 1–21b. 엉치엉덩관절에서 압통과 촉진되는 부종이 보이는 AS엉덩뼈

의 운동성을 제한한다.

　더욱 중요한 것은 넓은등근이 등세모근(승모근, trapezius)과도 연결되어 있어 목뼈의 일률적인 rotation을 야기케 하고 고질적이고 만성적인 어깨통증, 목의 통증, TMJ질환을 잉태하고 진행시키는 요인이 될 수 있는 것이다.

　따라서 SIJ의 서블럭세이션은 몸통 전체의 균형을 깨지게 하며, 이러한 결과에 따라 관련된 근육과 근막의 긴장상태는 다양한 질환과 함께 같은 쪽의 T1-rib의 보상적 과운동성(hypermobility)을 조성하게 한다. 만일 SIJ의 하부에 이와 같은 서블럭세이션이 발생하면 하부관절의 벌어짐(그림 1-21b)을 융합시키려는 생체반응의 결과는 넙다리빗근(봉공근, sartorius)을 인대화하여 닿는곳인 내측 정강뼈몸쪽끝(경골근위단)을 끌어당겨 안쪽반달(내측반월판, medial meniscus)을 긴장시키고, 넙다리근막긴장근(대퇴근막장근, tensor fascia lata)의 인대화는 가쪽반달(외측반월판, lateral meniscus)의 손상을 초래할 것이다.

　앞에서도 설명했지만, 대부분의 운동선수들은 SIJ에 서블럭세이션이 있기 때문에 이러한 상태로 경기를 계속하게 된다면 반달의 손상은 예견될 수 있다.

　우리는 습관처럼 갈비뼈(rib)에서 발생하는 문제점은 목뼈의 문제로 전이된다는 것과 무릎관절의 문제는 엉덩관절(고관절)과 허리뼈부위(요추부)까지 연결된다는 점을 인식하여 가장 원발적 장소(primary area)인 SIJ와 rib의 치료를 병행함으로써 고질적인 목뼈질환을 치료할 수 있는 해법을 지니고 있어야 한다.

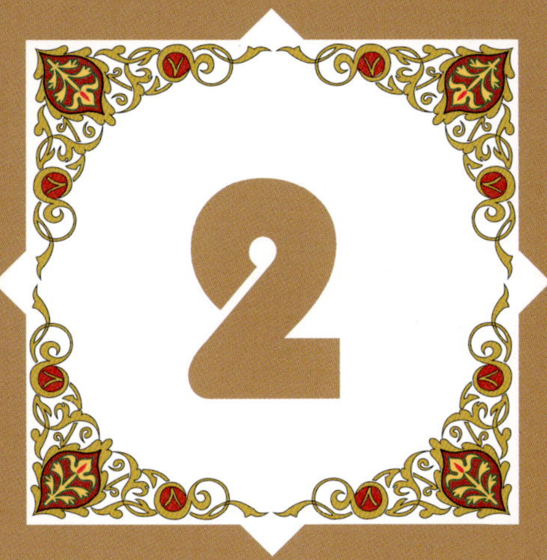

2

조서작성과 어저스트먼트의 결정

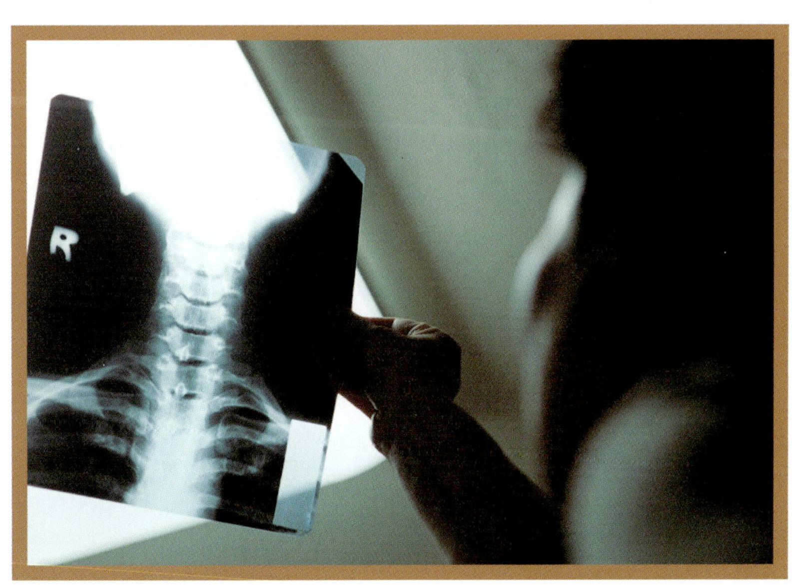

1. 조서작성

분석 시스템의 근본은 치료계획을 결정하는 과정에서 도움이 되는 각종 정보를 인출해내는 데에 있다(표 2-1). 김웅선(1999)이 서술한 Derefield-Thompson 분석법과 같이 다음의 예를 드는 정보를 이용하여 환자 개인별 관리의 체계화를 확립할 수 있다.

표 2-1. 치료계획 결정에 도움이 되는 각종 정보

1. 과거와 현재의 병력	7. 임상검사 및 X선 분석
2. 과거의 카이로프랙틱 의료경험	8. 병상경과 리스트
3. 환자의 프로필	9. 병상평가 리스트(처치의 준비 plan)
4. 가족의 병력	10. 재평가 및 관계부위의 지정(증상 리스트의 혼합)
5. 계통검사 및 신체검사	11. 처치방법결정
6. 하지검사분석	

1) 처치방법의 결정

① 카이로프랙틱 교정방법

② 기타 전문의에 의뢰

③ ①과 ②의 병행

환자에 따라 처방을 내릴 수 있는 환자의 우선순위방식(Triage method)는 환자에게 어떤 방식의 처치를 할 것인가에 대하여 결론을 내릴 수 있도록 해준다.

2) 임상증례

환자의 평가와 처치에 대하여 좀 더 쉽게 이해를 구하기 위해 다음과 같은 임상증례를 예로 들어 설명하기로 한다.

환자는 허리 전반에 걸쳐 통증이 있다고 호소한다. 병력을 청취한 결과 환자는 아이의 장난감을 줍기 위하여 몸을 구부렸다가 일어나는 순간 허리부위로부터 예리한 통증을 느낀 뒤에 쓰러져 이틀을 누워있었다고 한다. X-ray 분석과 정적 촉진(static palpation), 그리고 가동성 촉진(motion palpation)에서 왼쪽 엉덩뼈의 운동성 제한(PI-IN)과 넙다리뒤쪽(대퇴후부)의 통증, 허리뼈의 좌측 만곡을 형성하는 curve, L4의 가시돌기 우회전(PR)을 확인할 수 있었다. 또한 Thomas test에서는 우측의 큰허리근(대요근, psoas major)이 단축된 반응을 보인다.

지금까지의 검사에서 분석할 수 있는 것은 다음과 같다.

① 환자는 요통으로 인하여 움직임이 어렵다.

② X-ray 판독에서 좌측장골에 PI-IN(후하방, 내회전변위)이 존재한다.

③ 가동성 촉진에서 양성이다.

④ 정형외과적 검사에서 양성이다.

마지막으로 톰슨방식 다리길이 분석법을 적용한 결과 좌측의 단족이 무릎관절을 굴곡한 상태에서도 단족으로 나타나 (−D)를 감지할 수 있다. 목뼈증후군은 존재하지 않았고, 트리거 포인트 4점은 뚜렷하게 반응한다.

최종적인 분석에서 이것은 PI엉덩뼈가 아닌 (−D)로 평가할 수 있다. 치료계획은 톰슨방식(−D)교정법과 큰허리근의 교정을 설정할 수 있다.

허리뼈부위의 보상적인 좌측만곡은 계획에 따른 어저스트먼트와 함께 정상 위치로 되돌아 올 수 있다. 만일 이러한 치료에도 L4의 고착(fixation)이 계속 남아 있다면 L4의 국소적 치료가 필요하다. 어저스트먼트는 교정편에서 설명한다.

2. 결정과정의 개념

중추신경계의 촉진과 억제의 메커니즘을 비교해 볼 때, 촉진메커니즘은 척추 strech 반사를 증대시키며 억제메커니즘은 그 반사를 감소시킨다.

이러한 시스템은 항상 중력으로부터 자세의 균형을 유지하기 위한 대뇌겉질(대뇌피질, cerebral cortex), 소뇌(cerebellum) 및 뇌줄기(뇌간, brain stem)에서의 자가수용성 input에 작용하고 있다.

겉질은 신경계의 행정부로서 우리의 의식적인 활동을 주관하며, 인체기능의 표준치를 축적하는 반면, 인체의 실제상태는 소뇌 및 시상하부(hypothalamus)에 의해 감지되고 겉질성의 데이터와 비교되어 체내의 항상성을 유지하고 있다. 조직적인 불균형(subluxation)

은 상행로 소뇌 구심성 섬유로부터의 정보전달에 반응하여 대뇌겉질과 직접 연결되지 않은 구조로서 무의식 수준에서 처리되는 시스템으로 분류된다.

　억제의 영향은 신경지배의 과부하, 과도한 척추 stretch반사 및 단축된 단하지를 조성한다.

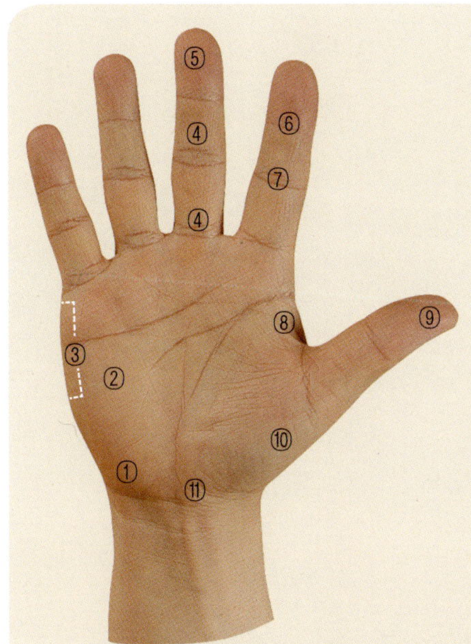

1. Pisiform(콩알뼈/두상골)
2. Hypothenar(새끼두덩/소지구)
3. Metacarpal(손허리뼈/중수골)
4. Metacapal phalanges(손가락손허리관절/지골중수관절)
5. Digital(손가락끝/지두)
6. Digital interphalangeal(먼쪽손가락사이관절/원위지절관절)
7. Proximal interphalahgeal(몸쪽손가락사이관절/근위지절관절)
8. Index(집게손가락/시지)
9. Thumb(무지)
10. Thenar(무지구)
11. Calcaneal(수근)

그림 2-1. 팔머방식의 컨택포인트

카이로프랙틱 용어와 약자

−D	Negative Derefield
+D	Positive Derefield
CS	Cervical Syndrome(목뼈증후군/경추증후군)
BCS	Bilateral Cevical Syndrome(양측성 목뼈증후군/경추증후군)
ADJ	Adjustment(교정치료)
SAC	Sacrum(엉치뼈/천골)
SAR/SAL	Sacral Apex Right or Left(엉치뼈끝/천골첨부의 우회전 또는 좌회전)
PSIS	Posterior Superior iliac Spine(위뒤엉덩뼈가시/상후장골극)
ASIS	Anterior Superior iliac Spine(위앞엉덩뼈가시/상전장골극)
P.P	Patient Placement(환자의 자세)
D.P	Doctor's Position(치료사의 위치)

C.H	Contact Hand(주동수)
C.P	Contact Point(치료를 위한 주동수의 컨택부위)
S.H	Stablizing Hand(보조수)
S.C.P	Segmental Contact Point(주동수가 환자의 교정부위에 닿는 부분)
S.S.P	Segmental Stablizing Point(환자에의 보조수의 컨택포인트)
L.O.C	Line of Correction(바른 교정의 방향)
T.P	Tissue Pull(피부연부조직을 끌어당기는 행위)
P–A	후방에서 전방으로 향함
A–P	전방에서 후방으로 향함
CW	Clock Wise(시계방향)
CCW	Counter Clock Wise(반시계방향)

A (Anterior)	앞쪽/전방	Standing Position	직립위(서있는 자세)
P (Posterior)	뒤쪽/후방	Supine Position	앙와위(등을 대고 누운 자세)
S (Superior)	위쪽/상방	Prone Position	복와위(엎드린 자세)
I (Inferior)	아래쪽/하방	Side Posture Position	측와위(옆으로 누운 자세)
D (Dorsal)	등쪽/배면	Sitting Position	좌위(앉은 자세)

C (Cervical)	목뼈/경추	SP	Spinous Process(가시돌기/극돌기)
T (Thoracic)	등뼈/흉추	TP	Transverse Process(가로돌기/횡돌기)
L (Lumbar)	허리뼈/요추	MP	Mamillary Process(꼭지돌기/유두돌기)
P (Pelvic)	골반		

건측……치료사의 접촉부위 중 건강한 상태로 있는 쪽

환측……치료사의 접촉부위 중 치료를 받아야 할 질환이 있는 쪽

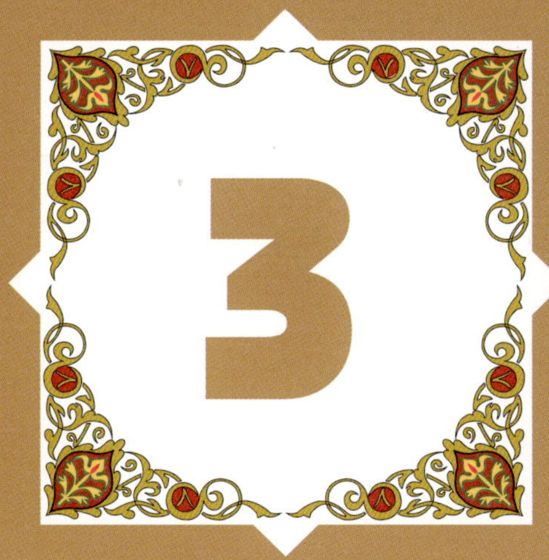

3

톰슨테크닉

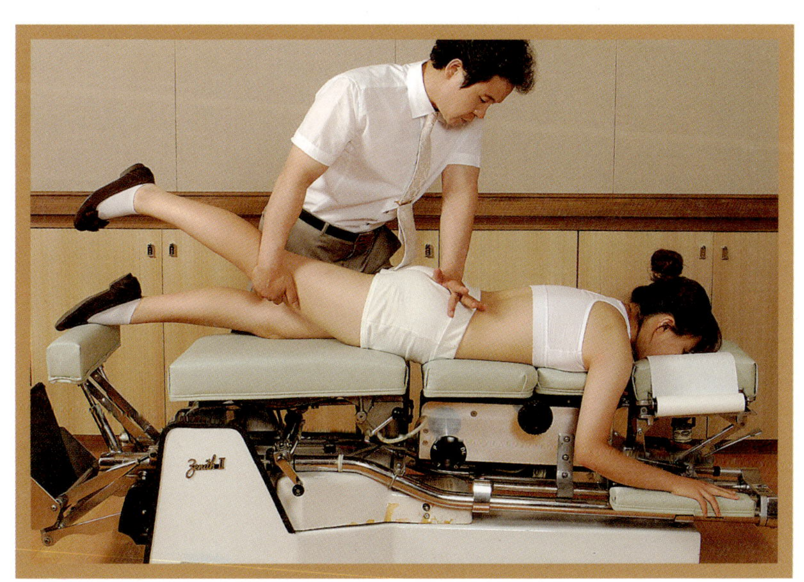

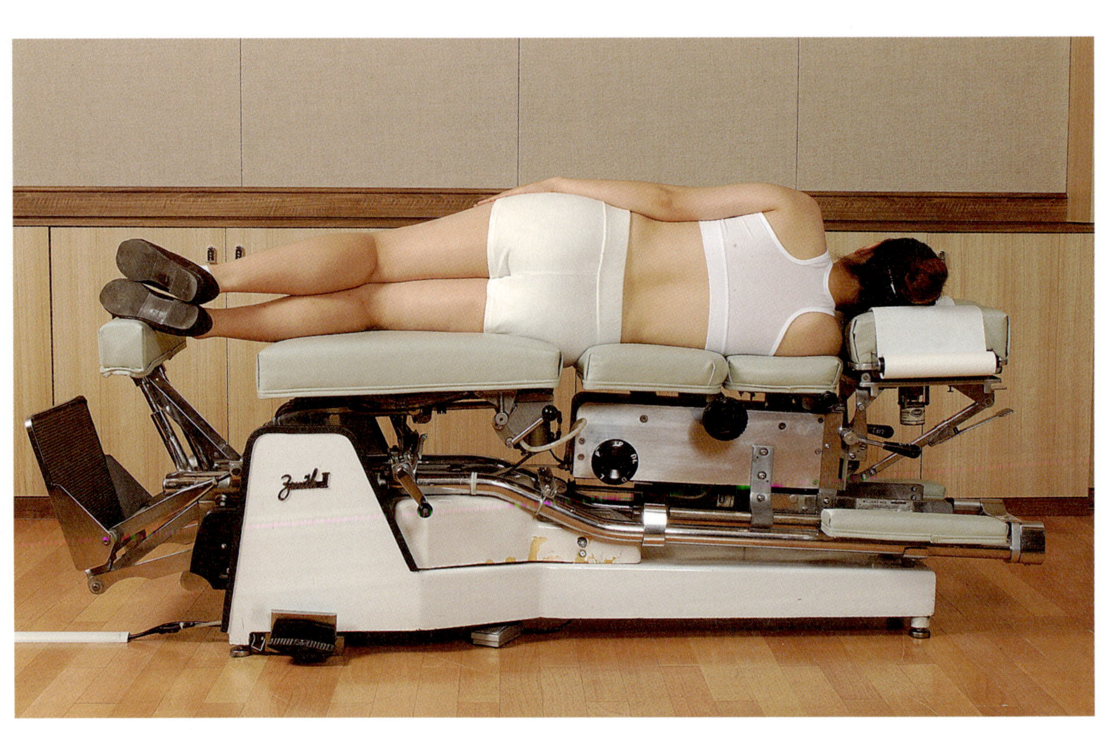

1. Negative Derefield의 어저스트먼트

1) Negative Derefield의 분석

① 다리를 편 상태에서는 한쪽 다리가 짧다.

② 무릎관절(슬관절)을 굽힌(굴곡) 상태에서 단족은 여전히 짧거나 더욱 짧아진다.

③ 목뼈(경추)의 영향이 없다.

④ 근육과 인대의 구축으로 영향을 받고 있는 측에 압통이 발생한다.

통증발생점(그림 3-1)의 영향을 받고 있는 측은 다음과 같다.

① PSIS 내측면

② 궁둥뼈 뒤쪽(좌골후부)

③ 정강뼈안쪽(관절융기)(경골내측(과))

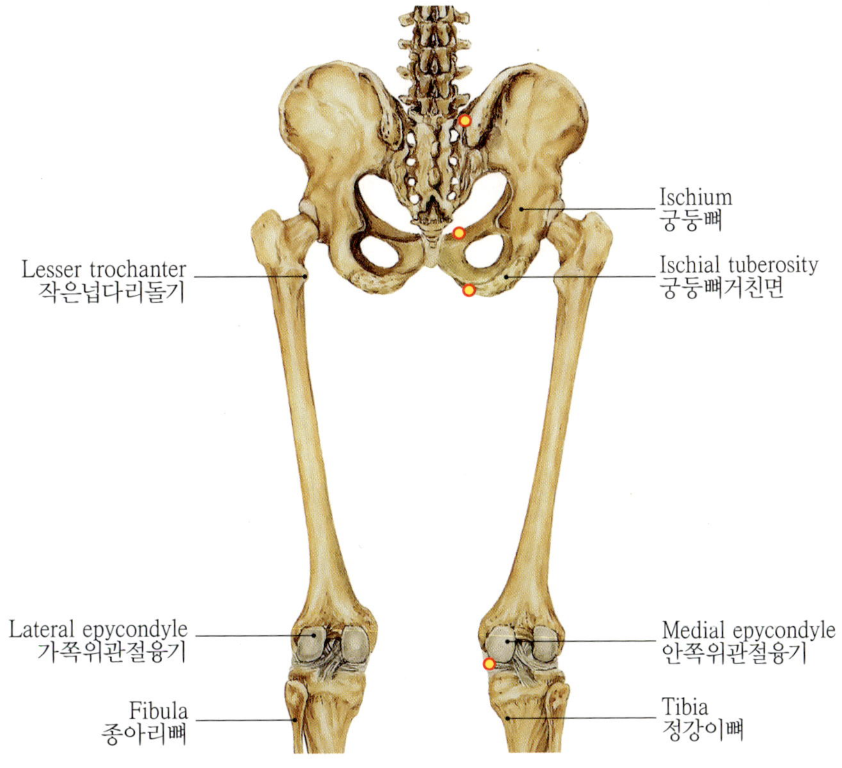

그림 3-1. 트리거포인트(뒷면)

④ 두덩뼈결절(치골결절)

위의 압통점에서 통증이 보이지 않는 경우 아래의 부위에서 압통이 나타날 수 있다.

① 반대측 가슴 위에 압통이 있다.

② 영향을 받고 있는 측의 아킬레스힘줄이 두껍게 경직되어 압통이 있다.

③ 반대측의 큰허리근(대요근) 및 척주기립근(척주세움근)에 심한 긴장을 보인다.

위에서 지적한 압통점이 분명하지 않다면 L5의 후방변위를 찾아서 치료하도록 한다. 엉치뼈(천골)의 경사 및 회전도 L5의 서블럭세이션과 (−D)의 원인이 될 수 있으므로 반드시 확인하여 치료하도록 한다. (−D)는 Part 1, Part 2로 나누어 치료한다.

2) Negative Derefield의 본래 어저스트먼트

(1) Part 1 어저스트먼트 준비

Table	L and P 드롭
P.P	앙와위(등을 대고 눕는 것)
	관련된 쪽의 다리를 구부린다(그림 3-2, 3).
D.P	영향을 받고 있는 쪽
C.H	아래쪽 손
C.P	C.H의 No.8
S.C.P	궁둥뼈결절(좌골결절)
S.H	위쪽 손
S.P	No.11(손목부위)
S.S.P	영향을 받고 있는 쪽의 ASIS
L.O.C	하방에서 상방으로, 약간 전방에서 후방으로

환자를 편안하게 눕히고 그림 3-3과 같이 환측 다리를 굴곡시킨 후 치료사의 상체에 기대도록 하여 다리의 긴장을 풀도록 한다. 주동수인 아래쪽 손으로 궁둥뼈결절(좌골결절)을 향하여 부드러운 티슈 풀(tissue pull)을 통해 확실하게 고정시킨다. 보조수 역시 티슈

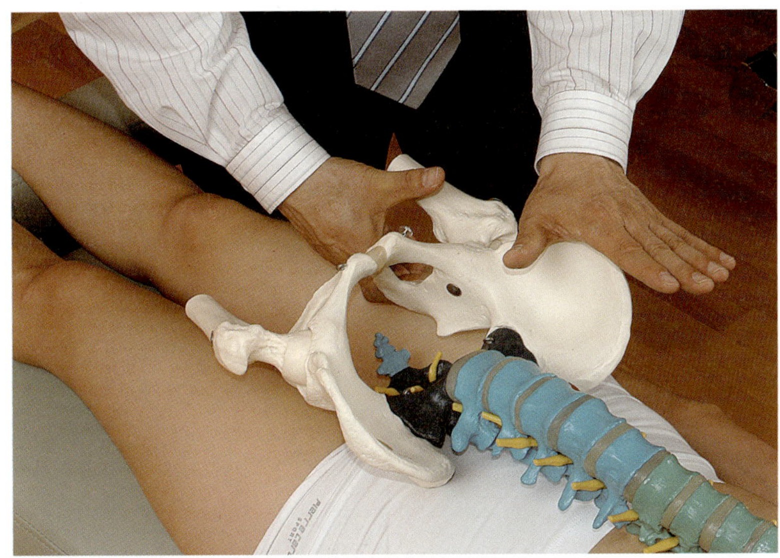

그림 3-2. 모형골에 컨택한
손의 위치

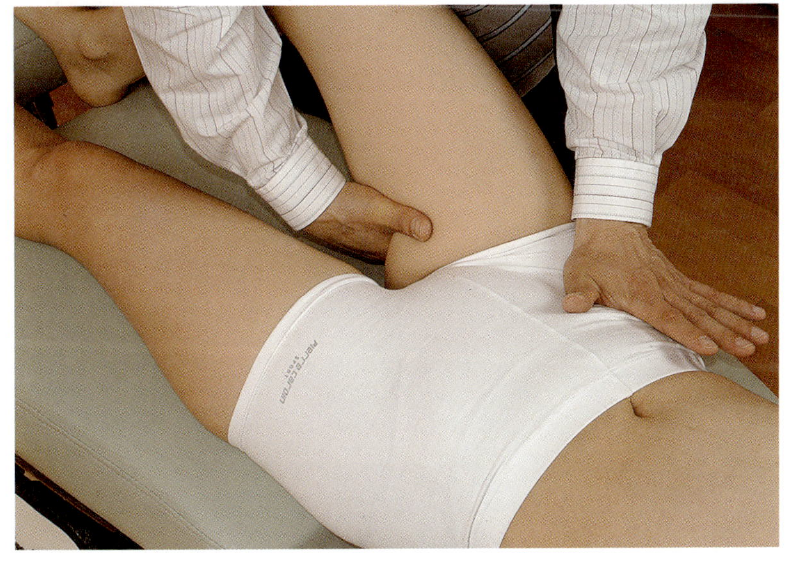

그림 3-3. 환자에 직접 컨택
한 손의 위치

풀을 적용한 록(lock)이 필요하다.

　치료사의 위치는 항상 접촉점 쪽으로 이동하여 point of tension을 조성한 뒤 가볍지만 빠르게 상방으로 추력한다. Part 1에서의 이 기법은 하방으로 내려와서 고착된 환측의 좌골을 상방으로 들어올리는 형태의 스러스트이다.

　여기에서 한 가지 중요한 것은 치료사의 위치이동이다. 치료사는 습관처럼 접촉점에 근접한 테이블 쪽으로 이동하여 치료의 효율성을 높이고, 치료과정 중에 발생할 수 있는 자신의 허리부상을 예방하도록 해야 한다.

온 종일 많은 환자를 치료하며 일주일에 하루 정도가 휴무인 임상인의 경우 특히 허리와 어깨, 그리고 손목관절 등이 부상에 빈번하게 노출되기 때문에 세심한 주의가 필요하다. 자신의 동료들에 비해 일찍 은퇴하는 임상인들은 이러한 것을 간과했기 때문이다. 환자를 치료하는 것 만큼이나 남을 위해 베풀 수 있는 것이 얼마나 있겠는가? 하지만 이것은 임상인 스스로 자신의 건강을 유지할 때 가능하다.

(2) Part 2 어저스트먼트 준비

Table	L and P 드롭
P.P	앙와위. 영향을 받고 있지 않은 다리를 구부린다.
D.P	영향을 받고 있는 측
C.H	위쪽 손
C.P	No.10(엄지두덩(무지구))
S.C.P	샅인대(서혜인대). 영향을 받고 있는 측(그림 3-4, 5)
S.H	아래쪽 손
S.P	보조수의 전체부위를 접촉한다.
S.S.P	영향을 받고 있지 않은 다리의 무릎뼈 상방전면부(그림 3-6)
L.O.C	전방에서 후방으로, 약간의 C.C.W Torque를 허용한다.

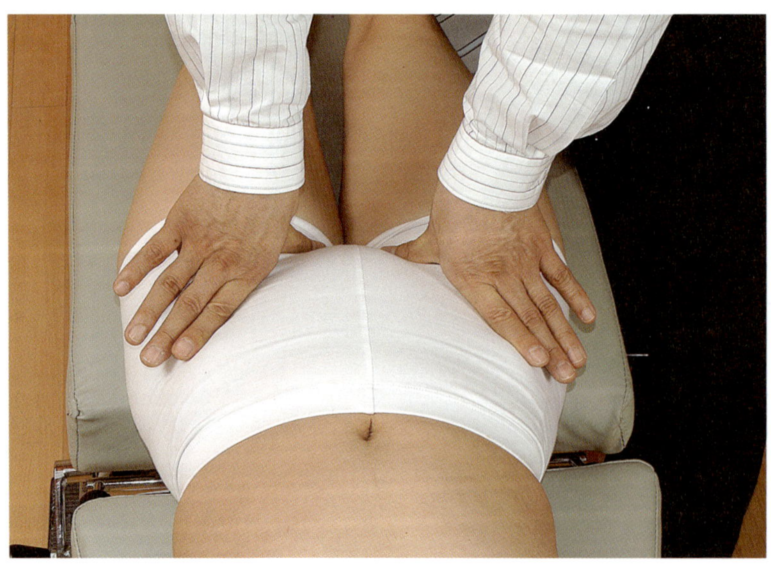

그림 3-4. 양손을 벌려 ASIS에서 두덩결합(치골결합)까지 샅인대(서혜인대)의 표식점을 인식하고 있다.

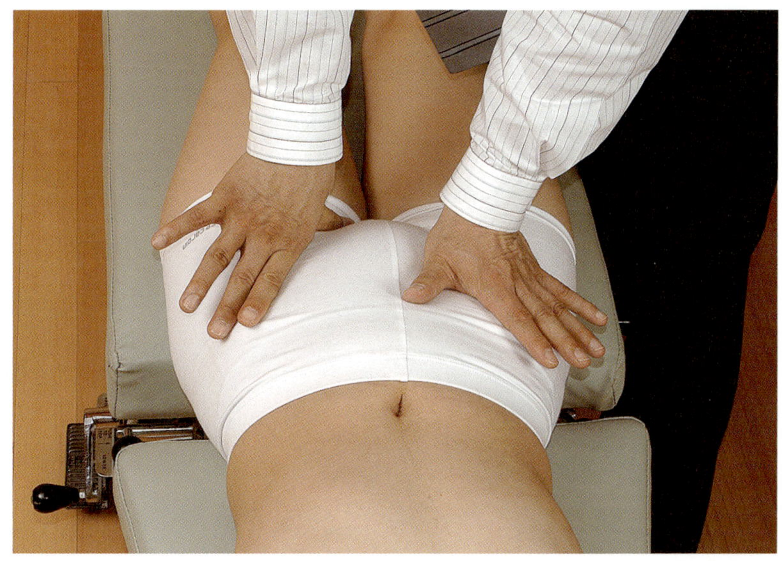

그림 3-5. 건측의 엄지로부터 약 1인치 위에 위치한 환측의 샅인대를 향하여 주동수의 엄지두덩(무지구)으로 티슈 풀하고 견고하게 접촉한다.

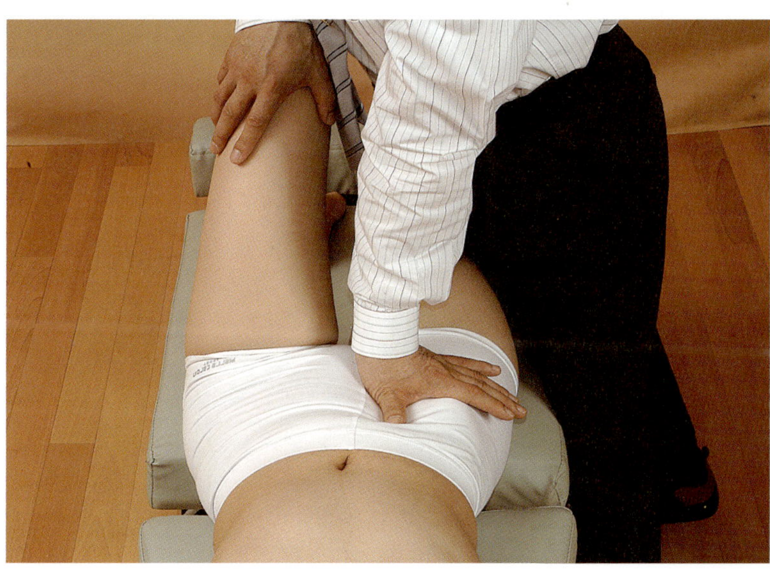

그림 3-6. 추력의 중심점으로 치료사는 상체가 이동되어 있고 주동수는 반듯하게 편다. 치료사는 팔에 힘을 주어 추력시 충격으로 인한 자신의 어깨손상을 예방하도록 한다.

접촉점 위에 치료사의 체중을 반 정도 실은 상태에서 예민하게 떨어질 수 있도록 P and L tension을 다시 설정한다. 그림 3-6에서와 같이 보조수는 건측의 무릎부위를 고정하고 주동수는 반듯하게 편다. point of tension에서 치료사의 바디 드롭을 이용하여 가벼우면서도 빠른 속도로 3~4회 추력한다.

(3) (-D)교정법의 임상고찰

(-D)의 치료를 앙와위 자세에서 수행하는 시스템으로 인체에서 아주 강한 샅인대를

교정 포인트로 적용하여 후방으로 회전되어 있는 엉덩뼈(장골)를 중립위치로 되돌리려는 아이디어이다.

그러나 Negative Derefield의 본래 교정법은 컨택부터가 매우 조심스럽다. 특히 여자 환자인 경우에는 미리 환자의 동의를 얻을 필요가 있다. 또한 Part 1에서 주동수의 엄지 손가락의 위치선정에 세심한 주의를 기울여야 한다. 그러나 무엇보다도 환자는 추력시의 샅부위 통증을 감수해야 하며, 치료사도 여러 가지 측면에서 어저스트먼트 과정에 불편함이 있다는 것을 느끼게 된다.

따라서 오늘날 카이로프랙틱대학에서는 이러한 치료방식이 효율적이지 못하기 때문에 연구를 통해 개발한 새로운 어저스트먼트를 권장하고 있다.

3) Negative Derefield의 개선된 어저스트먼트

(−D)의 본래의 치료법은 불편한 점이 많고 효율적이지 못한 것이 단점이다. 학자들간의 연구결과는 복와위(prone position)에서 교정하는 것이 환자와 치료사 모두가 부담이 없고 임상효과 역시 높다고 평가하였다. 개선된 치료법도 Part 1과 Part 2로 나누어 수행한다.

(1) Part 1 어저스트먼트 준비

Table	L and P 드롭
P.P	복와위(배를 대고 엎드린 자세. ASIS가 허리뼈(요추) 하단 끝부분에 위치)
D.P	영향를 받고 있는 쪽, 낮은 자세
C.H	아래쪽 손
C.P	C.H의 No.11(손목부위)
S.C.P	궁둥뼈결절(좌골결절)
S.H	위쪽 손. 주동수의 손목을 안정시키거나 깍지를 끼울 수 있다.
L.O.C	하방에서 상방으로

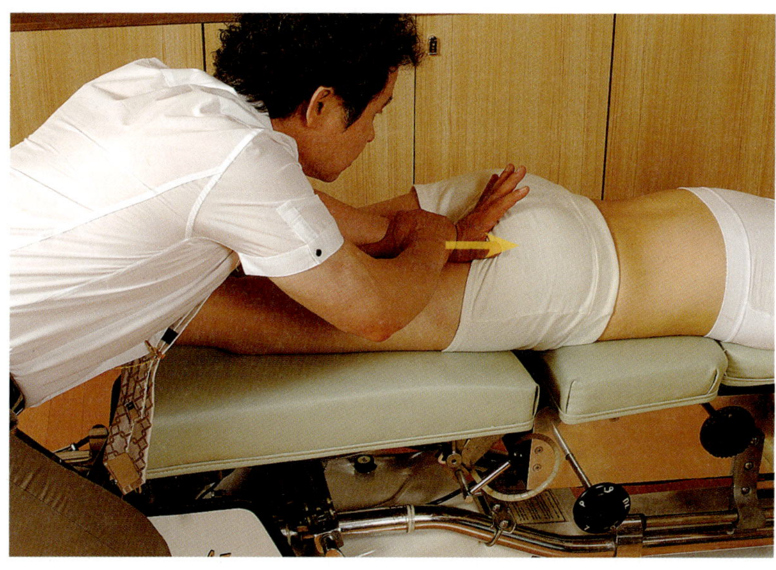

그림 3-7. 치료사는 자세를 낮추어 머리방향으로 추력한다.

　치료사의 팔은 곧게 펴고 상체를 바짝 낮추어야 하방으로 내려온 궁둥뼈를 정확하게 상방으로 올릴 수 있다(그림 3-7). 그러나 교육을 하다보면 학생들 중에는 팔은 반듯하게 폈지만 자세를 낮추지 않아 추력의 각도가 상방(머리방향)으로 향하지 못하고 거의 전방(바닥방향)으로 향하는 실수를 범하게 된다.

　Part 1에서 중요한 점은 치료사의 자세이다. 3~4회 추력 후 다리 길이 분석을 다시 해보면 단족이 더욱 짧아진 모습을 보인다. 이것은 치료가 제대로 진행되고 있다는 것을 의미한다.

(2) Part 2 어저스트먼트 준비

Table	L and P 드롭
P.P	복와위
D.P	영향을 받고 있는 쪽
C.H	위쪽 팔꿈치
C.P	자뼈머리(척골두)
S.C.P	영향을 받고 있는 쪽의 PSIS 내측
S.H	아래쪽 아래팔(전완)
L.O.C	후방에서 전방, 내측에서 45도 외측으로(그림 3-8, 9)

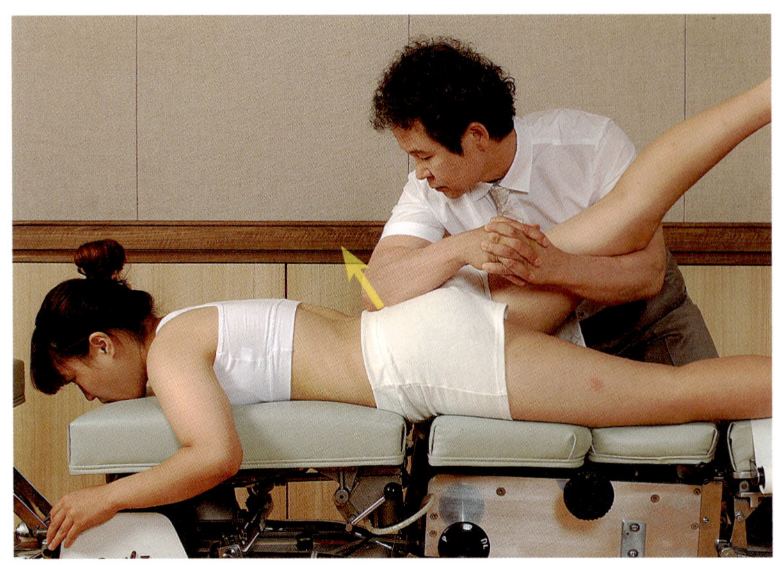

그림 3-8. 바디 드롭을 이용하여 추력하는 방식이 효과적이다.

　치료사의 무릎을 굴곡하여 자세를 낮추고, 아래쪽 아래팔(전완)의 후면부로 관련된 쪽의 넙다리(대퇴) 전면부에 접촉한다. 주동수인 위쪽 아래팔의 자뼈머리(척골두)를 PSIS의 내측에 접촉한 뒤 양손을 깍지 끼우고 다리를 거상하여 약간 내전시킨다(그림 3-8). 다리를 신전상태에서 거상한다는 것은 관련측의 엉덩뼈(장골)을 전상방으로 움직여 놓아 효율적인 어저스트먼트를 유도하기 위한 것이다.

　앞에서도 설명했지만 어깨와 팔의 힘으로만 추력한다면 치료사의 허리(요부)나 어깨관절에 충격을 주어 손상을 입을 수 있다. 왜냐하면 처음에는 잘 모르고 지나칠 수 있으나 매일같이 반복되는 임상과정에서의 미세한 충격은 조금씩 쌓이게 되어 어느날 갑자기 심각한 증상을 보이기 때문이다. 치료사는 항상 자신의 체중을 실어 추력하는 body drop 습관에 익숙해야 한다.

　Part 2의 치료절차는 후하방(PI)과 내회전(IN)된 엉덩뼈(장골)을 중립위치로 되돌리기 위한 어저스트먼트이다.

　그 외의 방법은 만일 환자가 너무 비대하다면 그림 3-8과 같은 동작을 수행하기가 힘들 수 있다. 아래쪽 손으로 다리를 거상하고 위쪽 손의 엄지두덩(무지구, No.10)으로 PSIS의 내측에 접촉하여 추력하는 방식으로 그림 3-8과 동일한 치료효과를 볼 수 있다(그림 3-9a).

　변칙적인 방법이지만, 환자의 다리를 거상하기가 쉽지 않다면 관련되는 측의 넙다리뼈머리(대퇴골두) 라인을 따라 SOT에서 사용하는 블럭을 고이고 위와 같은 방식으로 추력할 수도 있다(3-9b).

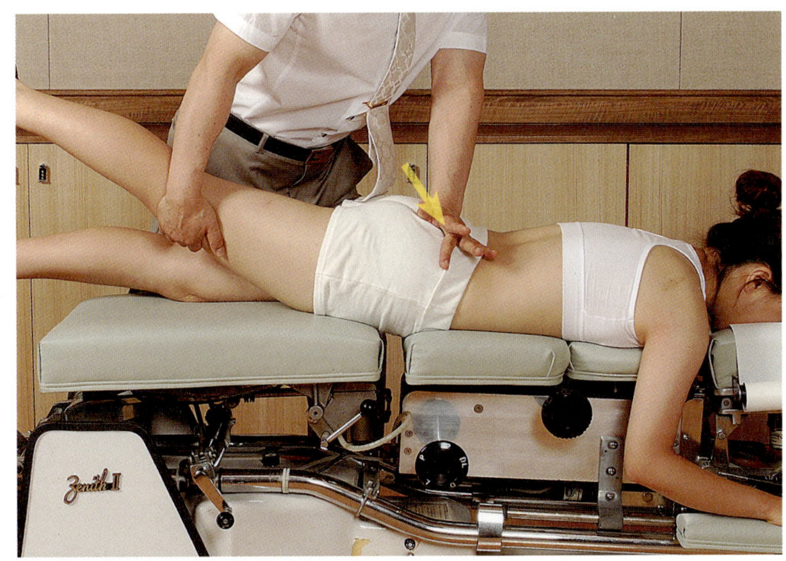

그림 3-9a. 환측의 반대편에서 다른 방식의 추력

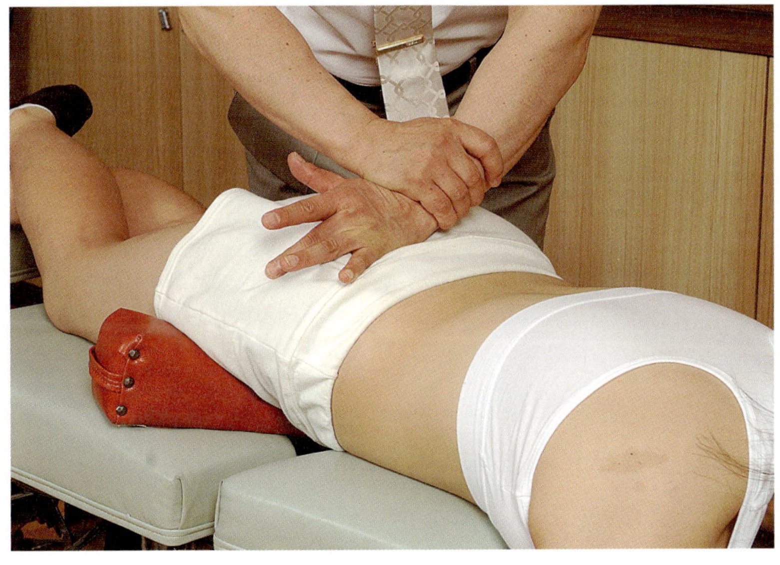

그림 3-9b. 단족측의 넙다리 뼈머리 라인을 따라 블럭을 고이고 추력한다.

4) 하지길이 균차를 유발시키는 요인

(-D)에는 반힘줄모양근(반건양근, semitendinosus)과 반막모양근(반막양근, (semi-membranosus)이 커다란 영향을 미친다. 해부학적 구조를 고려해 볼 때, 이들 근육은 각각 궁둥뼈결절(좌골결절)에서 기시하여 정강뼈몸쪽끝(경골근위단)의 내측면과 정강뼈안쪽관절융기(경골내측과)에 정지하고 있다.

어떤 이유에서든 이 근육의 단축이 유발된다면 관련측의 궁둥뼈(좌골)는 하방·전방으로 당겨질 수밖에 없다(단족의 발생). 그리고, 정지점쪽의 과긴장은 안쪽반달(내측 반월판)을 역방향(상방)으로 당기게 되어 내상방으로 전위된다.

반달은 혈관이 없기 때문에 척추의 디스크와 같이 움직여야만 영양분을 흡수할 수 있는 구조이다. 문제의 발생은 서블럭세이션되어 있는 관절은 움직임이 있을 때 마찰이 일어나기 때문에 정상적인 영양공급을 받을 수 없다는 데 있다. 이러한 불균형이 영향을 미쳐 서블럭세이션되어 버린 관절이 있다면 반드시 치료를 받아야 한다. 그렇지 않고 방치해두면 쉽게 퇴행이 찾아온다.

또한 단족(leg length inequality)은 관련측의 넙다리뼈(대퇴골)·정강뼈(경골)를 내회전시켜 안쪽반달(내측 반월판)에 손상을 주는 주요원인을 제공하고 있다. 따라서, 이러한 문제점은 다양한 원인이 관련될 수 있다. 그 중에서도 결정적인 요인이 발에서부터 시작된다는 가설이 가장 과학적이고 논리적인 것으로 평가받고 있다. 발의 생체역학적 비기능성에 대해서는 팔·다리 어저스트먼트편에서 자세하게 설명할 것이다.

단족으로 인하여 조성된 비대칭적 하중은 양쪽 골반과 무릎에 비대칭적인 스트레스를 준다. Maquet(1984)는 단족현상이 무릎의 내반(varus)와 외반(valgus)을 일으킬 수 있고, 관절내부에 스트레스를 분배할 때 변화를 줄 수 있다는 것을 증명하였으며, 엉덩관절과 무릎관절에 일측성 관절증이 유발되었다면 이것은 단족과 관련된 보상현상임을 지적하고 있다.

골반사각변위의 정도가 최소화될 때 결과적으로 자세변형을 회복될 수 있다. 그러다 골반대의 서블럭세이션을 제거하지 못한다면 시간이 흐르면서 골반과 척추관절 전체에 스트레스를 가중시키고 자세의 변화를 부추긴다. 급속하게 진행되는 퇴행성 변화를 방사선상을 통하여 확인할 수 있다.

하지길이 균차와 요통 및 척주옆굽음증(측만증, scoliosis)의 상호 연관성에 대해 관심을 갖고 연구한 것이 있다. Giles와 Taylor(1984)는 하지길이 균차가 1cm를 초과하면 허리뼈(요추) 척추후관절의 관절연골과 연골밑뼈(연골하골, subchondral bone)에 비대칭적 변화가 일어나 자세의 변형으로 인한 척주옆굽음증이 발생한다고 기록했다.

하지길이 균차를 유발하는 레벨은 이처럼 다양하다. 또한, 그러한 원인이 인체에 파급되는 영향은 심각할 수 있다. 그러므로, 앞으로 더 많은 연구와 검사가 이루어져야 할 것이다.

2. Positive Derefield의 어저스트먼트

1) Positive Derefield의 분석

① 다리를 편 상태에서 다리의 한쪽이 짧다.

② 무릎관절을 굴곡하면 짧은 다리가 반대쪽 다리와 같게 되거나 더욱 길어진다. 또한 여전히 짧지만 길어진 변화를 보인다.

③ 목뼈의 영향은 없다.

④ Ely's test시에 관련되는 측의 다리에서 저항력이 증가한다.

⑤ 엉덩뼈능선(장골릉)이 볼기뼈절구(관골구)를 기점으로 하여 후방 및 하방으로 경사져 있다.

하지길이 분석의 중요성은 앞장에서 이미 설명했지만, 분명히 참고해야 할 것은 (+D)가 일반적으로 흔하고, (−D)는 생각보다 많지 않다는 점이다.

확연히 구분이 되는 cross over나 even은 괜찮겠지만, 가장 혼돈스러운 것은 lengthen(여전히 짧지만 길어진 변화를 보인다)이다. 예를 들어 신전상태에서 분석했을 때 10mm가 짧았는데, 무릎관절을 굴곡해보니 3mm가 짧게 평가되었을 경우이다. 만일, lengthen이었던 환자를 (−D)로 평가하여 (−D)의 교정법을 적용한다면 증상을 더욱 악화시키는 실수를 범하게 되는 것이다. 치료사의 세심한 분석을 요구하는 것도 이러한 함정에 빠지지 않기 위해서이다.

진료를 기다리고 있는 환자가 아무리 많다 해도 하지길이 분석을 대충해서는 절대로 안 된다.

2) Positive Derefield의 어저스트먼트 방법

Table	P and L 드롭
P.P	복와위(ASIS)가 허리뼈부위 하단 끝부분에 위치
D.P	(+D)엉덩뼈옆에 선다.

C.H	위쪽 손
C.P	C.H의 NO. 10
S.C.P	(+D)엉덩뼈(장골)의 PSIS 후하방
S.H	아래쪽 손
S.P	Web(엄지와 검지사이)
S.S.P	(+D)엉덩뼈(장골)의 반대편 좌골결절(궁둥뼈결절)
L.O.C	주동수 P-A 그리고 I-S(후방에서 전방, 하방에서 상방)
	보조수 P-A(후방에서 전방으로) (그림 3-10, 11)

톰슨의 엉덩뼈(장골) 교정법은 양측(PI, AS)을 동시에 수행한다(그림 3-10, 11).

하지길이 분석을 한 후 반드시 목뼈증후군의 유무를 확인하도록 한다. 골반부의 드롭 방향설정은 전하방이다. 만일 이러한 기능이 없는 테이블이라면 전방으로 설정해도 된다. 양팔을 펴고 체중을 실어서 3~4회 추력하는데 한번 추력한 후 손을 떼고 다시 접촉하여 추력하는 것이 아니고, 완벽한 티슈 풀(tissue pull, 피부 연부조직을 끌어당기는 행위)을 하여 접촉하고 연속으로 추력한다. 다른 방법으로는 후하방된 엉덩뼈(장골)만을 집중적으로 교정한다(그림 3-12a, 12b).

환측의 발을 건측의 아킬레스힘줄 부위에 올려놓아 (+D)엉덩뼈가 전상방으로 기울어지게 만든다. 주동수의 컨택포인트는 새끼두덩(소지구, No.2)이고, 보조수는 손목을 안정시킨다. 교정의 방향은 P-A와 I-S 이다.

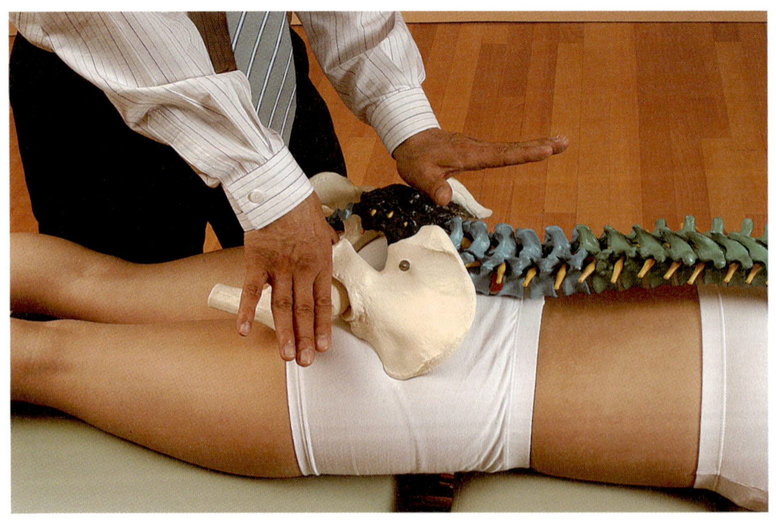

그림 3-10. 모형골에 컨택한 손의 위치

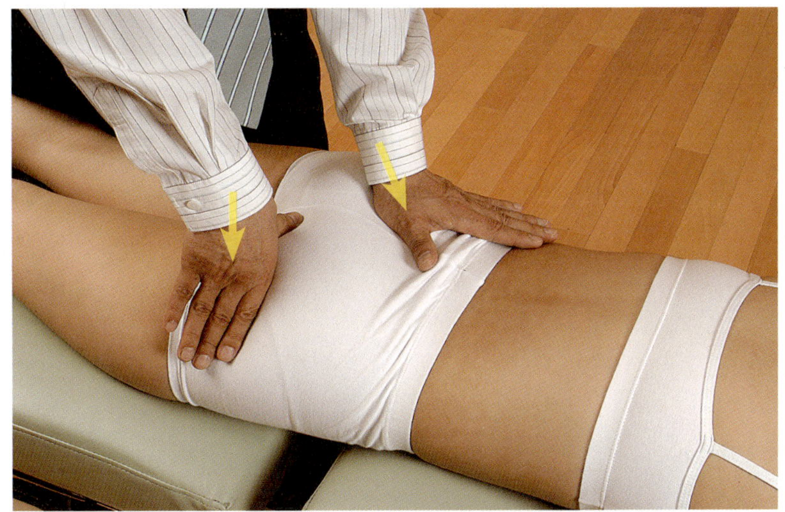

그림 3-11. 환자에 직접 컨택
한 손의 위치

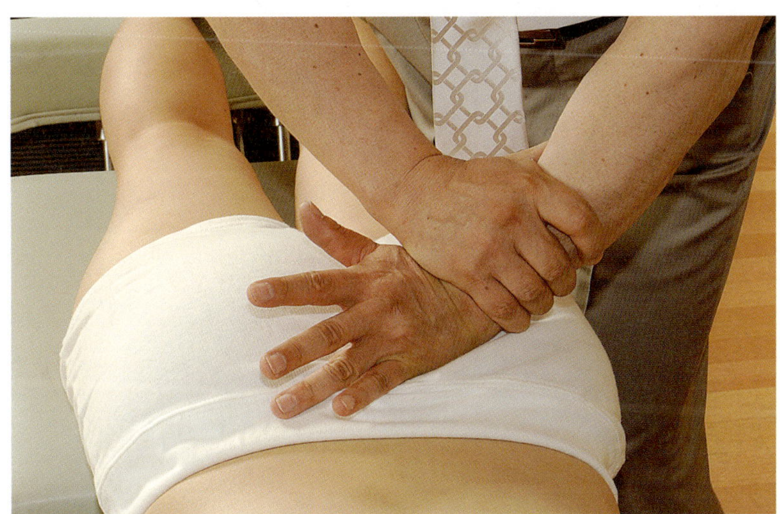

그림 3-12a. 단족측의 엉덩
뼈를 어저스트먼트하고
있다.

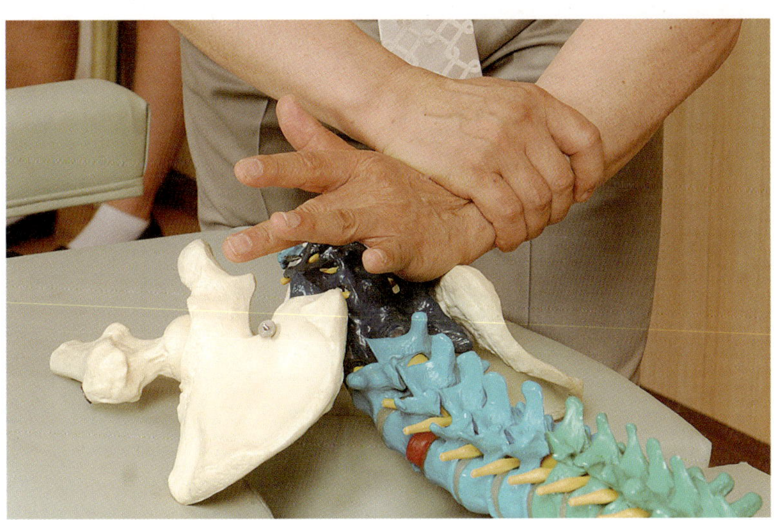

그림 3-12b. 모형골 위에 컨
택한 손의 위치

3. 목뼈증후군의 진단과 어저스트먼트

1) 목뼈증후군의 진단

이 증상은 다리길이가 똑같이 되든가, 아니면 더욱 길게 되었을 때, 머리를 회전하고 있는 쪽을 기준하여 명명된 것이다. 예를 들어, 중립위치에서 단족이었던 다리가 얼굴을 우회전 상태로 유지하면 똑같아 지거나 더욱 길어질 때를 오른목뼈증후군(우경추증후군, right C/S)이라고 한다. 만일 우회전 상태에서 다리길이에 변화가 없어 좌회전 상태를 유지했을 때 위와 같이 다리길이가 변한다면 왼목뼈증후군(좌경추증후군, left C/S)이라고 한다. 목뼈증후군(경추증후군)이 있는 경우 영향을 받고 있는 측(경추증후군의 반대쪽)의 척추뼈고리(추궁)상에 촉진할 수 있는 경결이 있다.

만약 1개 이상의 경결이 검사된 경우에는 가장 하부위치의 척추뼈를 어저스트먼트한다.

어저스트먼트 후에 어떤 변화도 없고 여전히 CS가 존재한다면 최초에 치료한 부위의 한 칸 위에 위치하는 척추뼈를 교정하도록 한다. 목뼈증후군(경추증후군)에 의한 은폐는 치료를 수행하기 이전에 제거하는 것이 원칙이다. CS의 교정 후에도 다리검사 결과에 (−D) 또는 (ㅣD)기 존재할 때에는 계속하여 엉덩뼈의 서블럭세이션을 치료하도록 한다.

2) 목뼈증후군의 어스트먼트 방법

Table	C and D 드롭
P.P	복와위에서 증상이 있는 쪽으로 머리를 돌린다(목뼈증후군 쪽).
D.P	증상이 있는 반대측에 낮은 자세로 선다.
C.P	검지의 중간마디(그림 3-13)
S.H	아래쪽 손을 광대활(관골궁)의 약간 아래쪽에 접촉
S.C.P	영향을 받고 있는 부위의 척추뼈고리판(추궁판)
L.O.C	후방에서 전방, 하방에서 상방(45도)

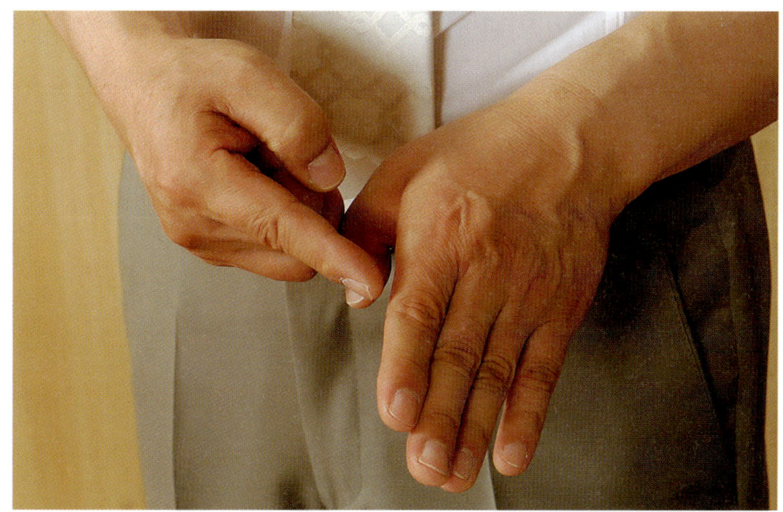

그림 3-13. 치료사의 컨택포
인트를 가리키고 있다.

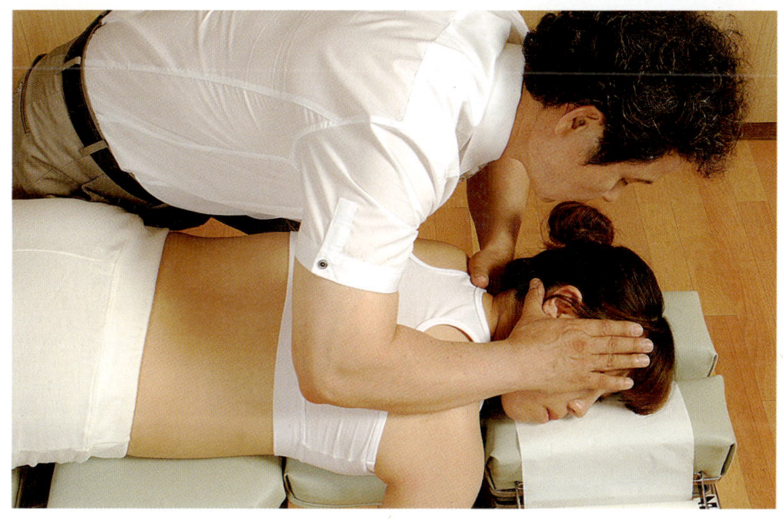

그림 3-14. 치료사의 팔꿈치
는 접촉점보다 하방에 위
치한다.

　환자가 복와위로 위치하면 환자의 체중에 맞추어 가슴(흉부) 및 목(경부)의 텐션을 조정한다. 치료사는 CS증상부위에 서고 후방에서 전방(천장→바닥쪽)을 향하여 No.7로 티슈풀한다. 원래 톰슨 교정법에서는 No.8을 컨택하라고 했으나, 교정시에 이 부위는 접촉면적이 넓기 때문에 두 개의 척추뼈고리판(추궁판)에 동시에 컨택될 수 있는 문제점이 있다. 그래서 필자의 경험상 검지의 중간마디를 권장하는 것이다(그림 3-13).

　주동수의 팔은 지면과 90도 각을 이루고, SCP인 척추뼈고리판에 접촉한 No.7의 위치에 주목한다. 또한 후방에서 전방, 하방에서 상방의 드라이브 라인을 유지할 수 있도록 팔꿈치가 약간 하방쪽에 위치한다(그림 3-14).

　보조수의 엄지와 검지를 벌려 귀 주위에 두고 손가락 기저부를 광대활(관골궁)의 아래에 접촉한다. 이것은 고막 손상을 예방하기 위한 컨택 방식이다(그림 3-15).

치료사는 테이블에서 약간 떨어진 곳에서 위쪽의 다리가 테이블과 평행하게 서서 무릎관절과 등을 굴곡하여 안정된 자세를 취한다.

교정시의 보조수의 역할은 45도 견인 후 긴장감만 조성한다. 최대 긴장점에서 추력하는데, 드롭의 낙차방향은 수직보다는 전하방으로 떨어지는 것이 권장된다.

퇴행성관절질환, 척추뼈-바닥동맥부전증(기저동맥부전증)의 양성, 항응고제 치료를 한 환자, 골절 및 척추뼈고리절제 경위가 있는 환자는 치료계획에 대한 결정을 엄격히 하도록 주의해야 한다. 이러한 위험요소를 피하기 위하여 목의 회전없이 P-A(후방으로부터 전방)교정법을 대용할 수도 있다.

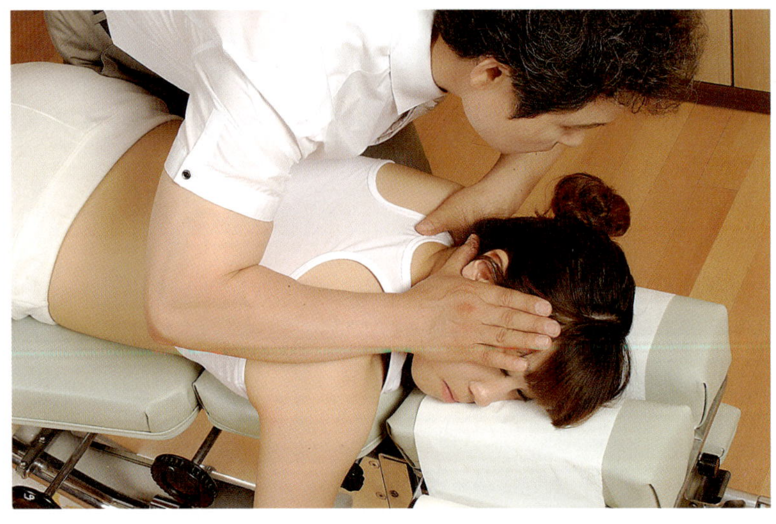

그림 3-15. 보조수는 귀를 덮지 않는다.

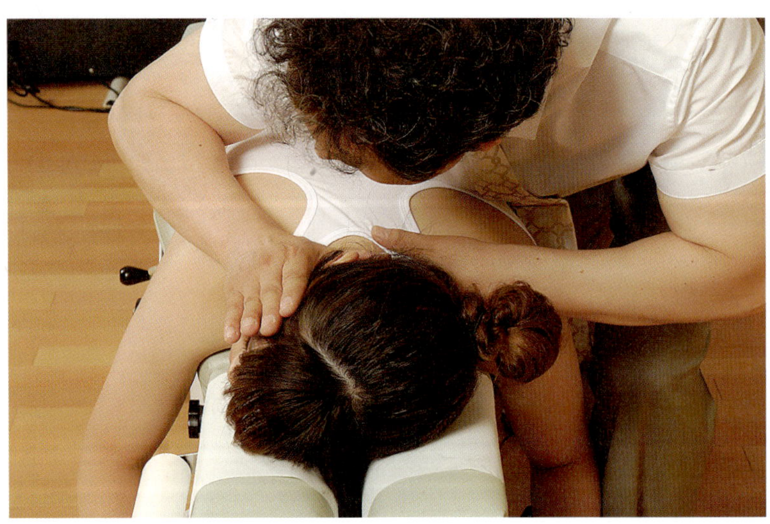

그림 3-16. 보조수인 오른손은 고정하고 주동수인 왼손을 이용하여 스러스트한다.

4. X-Derefield의 어저스트먼트

　다리를 편 상태의 다리길이는 같다. 그러나 무릎관절을 굴곡하면 한쪽의 다리가 짧아진다(그림 3-17). 무릎관절을 굴곡한 상태로 처음에 환자의 머리를 한쪽으로 돌린다. 그리고, 어떤 변화가 없는가 검사하고 난 후 반대방향으로 머리를 돌린다.

　만약 머리를 옆으로 회전했을 때 단족이 같아지거나 혹은 더욱 길어지면 목뼈증후군이 관련된 X-Derefield이다. CS가 있는 경우 CS교정을 선행하도록 한다. 만일, CS가 관련되지 않았다면 트리거 포인트가 존재하는 (-D)일 가능성이 있다.

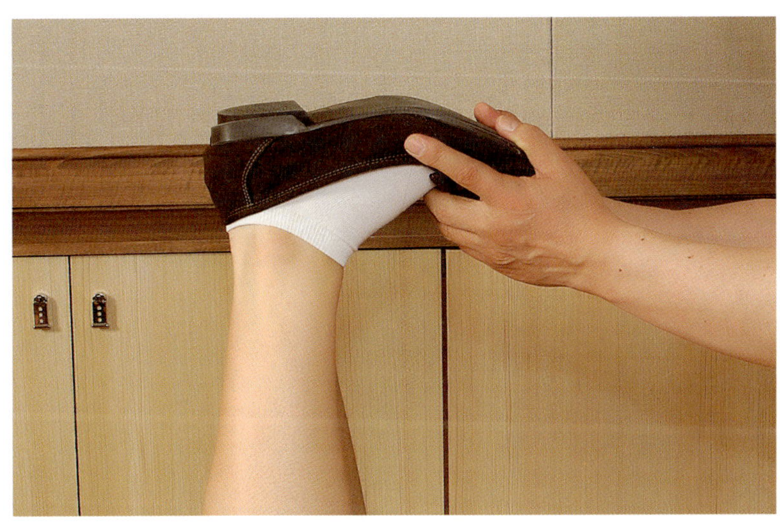

그림 3-17. 신전상태에서 일치했던 다리길이가 굴곡 상태에서는 단족이 출현한다.

　또한 트리거포인트가 존재하지 않는 경우에는 L5의 body rotation이라든가 허리뼈의 서블럭세이션을 검사해본다. (-D)나 혹은 L5의 body rotation이 관련되었다면 이 매뉴얼에 따라 어저스트먼트한다. 일반적으로 X-Derefield는 CS가 관련되어 있고, 대부분 교정 후에 회복된다. CS의 교정 후에도 (-D)가 존재하는 경우가 있는데, 이 때는 트리거포인트가 나타난다.

　추가로 CS의 흥미 있는 특성은 (-D)가 관련되어 있을 때 환자의 머리가 중립위에 있을 때에는 트리거포인트가 발견된다. 그러나, 환자가 머리를 옆으로 돌리면 다리길이가 같게 되고, 동시에 트리거포인트는 촉진을 통하여 발견되지 않는다.

　이것을 '은폐프로세스'라고 하며, 척추뼈고리(추궁)과 척추뼈고리판(추궁근) 접합부를 둘러싸고 있는 긴장된 근육이 신경에 전하는 압력에 의해 나타나는 것으로 추정하고 있다.

5. 양측성 목뼈증후군의 진단과 어저스트먼트

1) 양측성 목뼈증후군의 진단

환자가 복와위 상태에서 다리를 펴거나 굴곡했을 때 하지길이 균차는 없다. 그런데, 다리를 편 상태에서 환자의 머리를 좌측으로 돌리면 좌측 다리가 짧아지고, 우측으로 돌리면 우측 다리가 짧아진다. 이것이 '양측성 목뼈증후군'이다.

촉진을 통하여 양측의 뒤통수뼈(후두골) 기저에 압통이 있는 경결을 느낄 수 있고, C2의 가시돌기에 심한 통증을 호소한다.

Gonstead의 분석방식으로 보면 뒤통수뼈의 AS 서블럭세이션과 유사한 것으로, 교정의 차이점은 외측굴곡과 회전이 동반되지 않은 상태에서 부분적인 드롭테이블을 이용하여 간단하게 치료할 수 있어 효율적이다.

2) 양측성 목뼈증후군의 이지스드민드

Table	C and D 드롭
P.P	머리를 중립위치에 놓고 엎드린 자세
D.P	머리방향을 향하여 가위자세로 선다.
C.P	엄지두덩(무지구, No. 10)(그림3-18)
C.H	양쪽
S.C.P	뒤통수뼈의 후하방면 , EOP(바깥뒤통수융기(외후두융기))의 외측
T.P	교정방향과 일치
L.O.C	하방에서 상방, 약간 후방에서 전방

효율적인 교정을 위하여 헤드피스를 10도 정도 굴곡시켜 놓고 목부위의 텐션은 가볍게 설정한다. 양쪽 손의 부드러운 무지구(thenar)를 주동수로 사용하는데, EOP의 외측에

견고한 티슈 풀을 한 다음 손가락은 정확한 교정방향을 위하여 머리 위쪽을 향해 벌려져 있다(그림 3-19).

　이것은 I-S, P-A의 드라이브라인을 형성하기 위함이다. 뒤통수뼈 위의 모든 움직임은 가볍고 빠른 quick thrust를 적용하도록 한다. 치료사는 양손의 대칭적인 드라이브라인을 만들기 위하여 상체를 환자의 등위로 이동하고, 뒤통수뼈에 접촉하고 있는 주동수와 수직형태를 유지한다(그림 3-20).

　추력은 I-S에 주력한다. 사실 P-A의 움직임은 거의 없는 것이다.

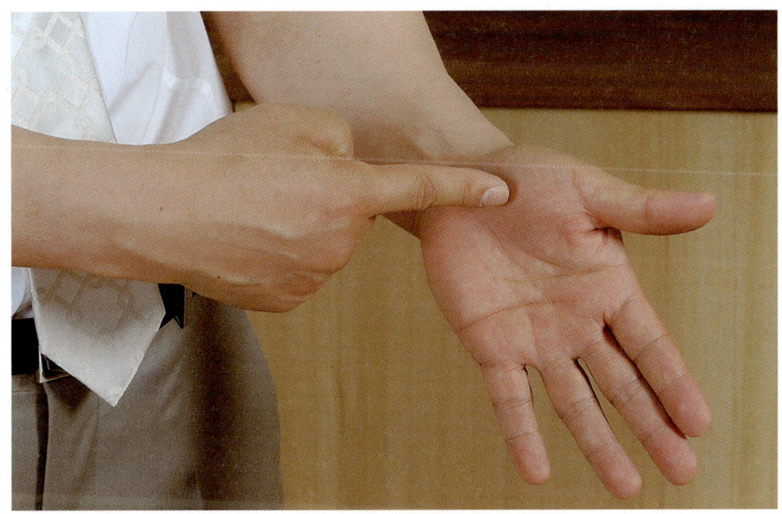

그림 3-18. 치료사가 컨택포인트를 가리키고 있다.

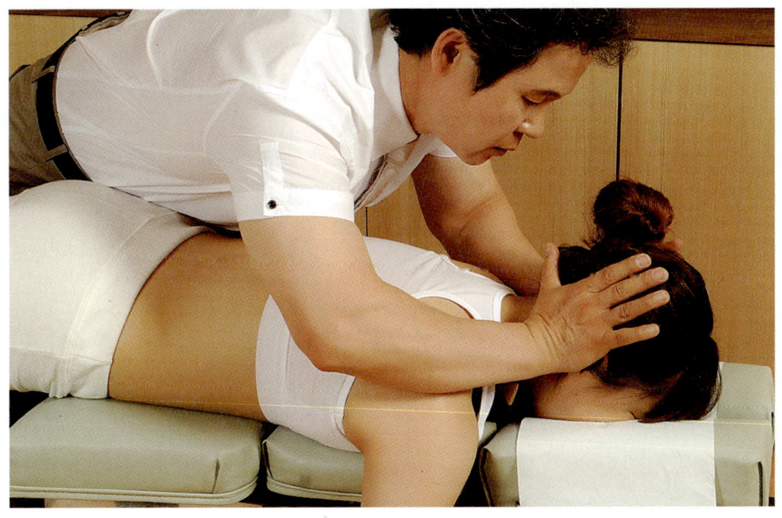

그림 3-19. 치료사의 양손에 팽팽한 긴장감을 조성한다.

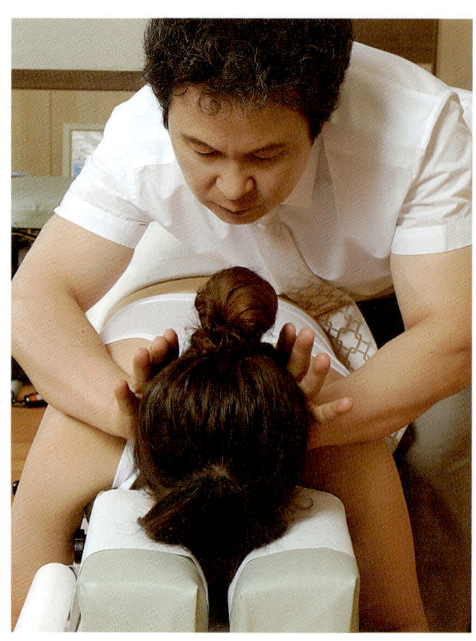

그림 3-20. 치료사의 위치는 환자의 척추 중심부로 이동되어 있다.

3) 양측성 목뼈증후군의 임상고찰

양측성 목뼈증후군으로 인하여 유발되는 증상은 다양하다. 환자는 이비인후과에 관련된 질환과 TMJ(temporo mandibular joint)의 통증, 만성 두통 등의 증상을 호소한다. 현대인들의 생활 속에서 스트레스로 인한 정신적인 긴장과 흥분은 뒤통수뼈의 연부조직을 수축시킬 수 있다.

Dr. Pettibon은 인간의 98%가 C1선상에서 뒤통수뼈가 정상적인 굴곡 움직임을 실행할 수 없어 얼굴이 수직선상에서 앞으로 이동되어 extension의 모습으로 형성되는 불균형을 이루는데, 이것은 척추 전반에 걸쳐 서블럭세이션을 유발시킨다는 설명을 하고 있으며, 목뼈의 모든 문제의 근원은 C1선상에서 뒤통수뼈의 굴곡제한을 제거하는 치료가 선행되는 것이 해결의 첫단계라고(Z skull on atlas flexion adjustment)주장하고 있다.

특히 뒤통수뼈는 관자뼈(측두골)과 두정골(정수리뼈)에 봉합(suture)을 이루고 있고 나비뼈(접형골)와는 관절형태로 구성되어 있어 흡기와 호기시에 일어나는 머리뼈의 정상적인 움직임에 절대적인 영향을 줄 수 있다. 따라서 양측성 목뼈증후군은 심하게 자극을 받고 있는 관자뼈에 긴장감을 조성하고 관자뼈와 관절을 이루는 TMJ에 장애를 일으킬 수 있는 서블럭세이션의 원발적 장소로 설명될 수 있다.

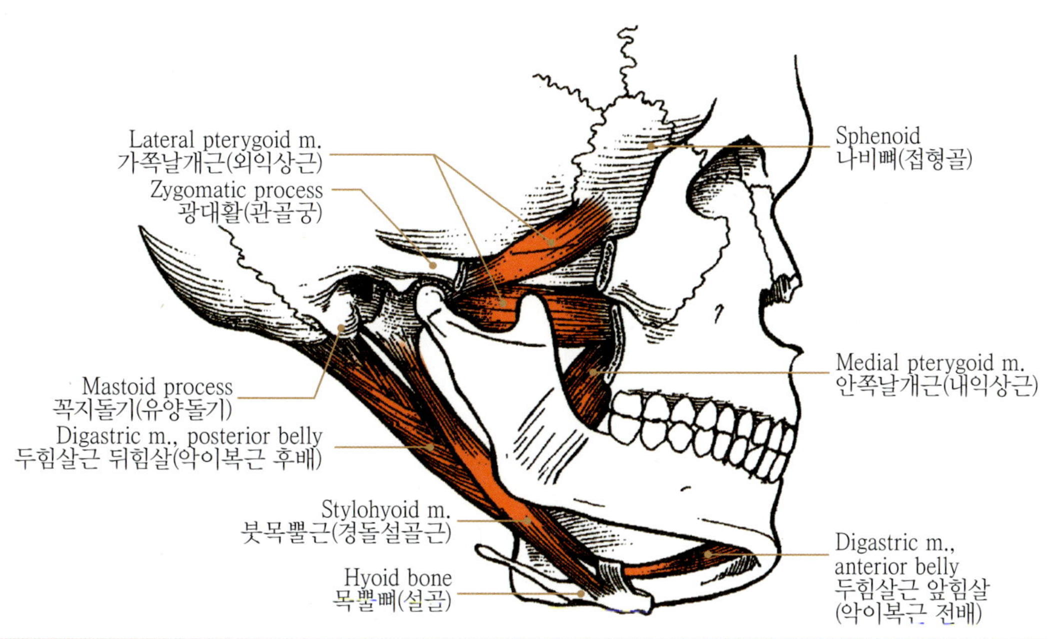

그림 3-21. TMJ와 관련된 근육분포

　또한, TMJ의 연부조직중 목뿔뼈(설골, hyoid bone) 전체의 건과 두힘살근의 뒤힘살(악이복근의 후배, posterior belly of digastric muscle)와 앞힘살(전배, anterior belly)이 각각 꼭지패임(유돌절흔)과 TMJ의 내부에 부착하는 등 여러 종류의 근육부착이 상호관련될 수 있음을 시사한다(그림 3-21). 앞힘살로 통하는 턱목뿔근(악설골근)의 신경은 제5뇌신경(삼차신경)으로부터 신경지배를 받고, 뒤힘살방향은 제7번 뇌신경의 얼굴신경가지(안면신경지)로부터 지배를 받고 있다. 이들이 의미하고 있는 것은 문제의 발단이 뒤통수로부터 발생할 수 있으며, 이 통증은 TMJ의 하부 전체에 기인할 수 있는 것으로 검사 중에는 증상의 원인이 될 가능성이 있는 것은 모두 리스트할 것이 권장된다.

　이 뒤통수부위의 증상은 머리널판근(두판상근, splenius capitis), 목널판근(경판상근, splenius cervicis), 머리반가시근(두반극근, semispinalis capitis) 등 머리의 그 외 근육군에 영향을 주기도 하고, 또는 그 외 근육군으로부터 영향을 받기도 한다. 머리뼈 및 머리의 증상은 서블럭세이션에 관련된 혹은 서블럭세이션을 야기하고 있는 근육 및 신경의 영향으로 나타난다. 따라서 필자의 TMJ 장애에 대한 임상치료는 항상 Dr. Upledger의 CST(cranio sacral therapy)를 병행할 때에 치료효과를 극대화시킬 수 있었다.

　이것은 머리뼈와 TMJ의 밀접한 관계를 의미하며, 이와 관련된 신경과 연부조직의 적절한 이완치료가 뒷받침되었을 때 가능하다.

6. 과보상된 목뼈증후군의 진단과 어저스트먼트

1) 과보상된 목뼈증후군의 진단

과보상된 목뼈증후군(over compensated C/S)은 C2~C7까지의 척추뼈몸통(추체)가 한쪽 방향을 향하여 일률적으로 회전된 것을 말하며, C2에서 축회전이 가장 심하고 하부분절로 갈수록 서서히 적어지는 형태이다. 이 증후군은 장단족에 영향을 주지 않기 때문에 다리길이 분석법을 적용하지 않고 X-ray 분석이나 촉진법을 통하여 진단한다.

2) 과보상된 경추증후군의 어저스트먼트

Table	C and D 드롭
헤드피스	10도 경사
P.P	복와위
D.P	영향을 받고 있는 쪽
C.H	위쪽 손
C.P	CH의 No.7
S.C.P	목뼈 하방의 제1갈비뼈
S.H	아래쪽 손
S.P	손바닥(수장)
S.S.P	광대활(관골궁) 아래
T.P	LOC에 일치
L.O.C	상방으로부터 하방이지만 약간 내측으로

환자를 엎드리게 하고 머리를 가시돌기(극돌기)가 돌아간 쪽으로 돌린다. 치료사는 환측에 서서 주동수의 No.7을 첫번째갈비뼈(제1늑골) 위에 접촉하여 등쪽에서 바닥방향을 향하여 견고한 티슈 풀을 하고(그림 3-22), 팔은 마루와 평행하며 120도 각도로서 척추

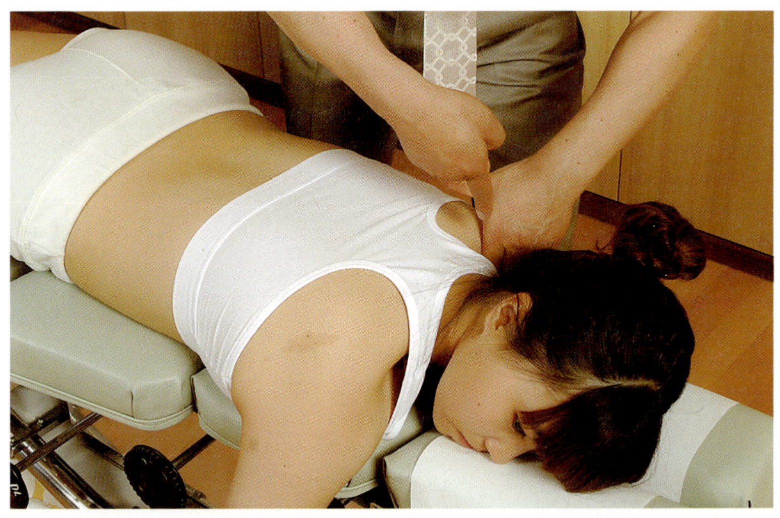

그림 3-22. 첫번째갈비뼈에 주동수를 컨택하여 바닥을 향해 티슈 풀하고 있다.

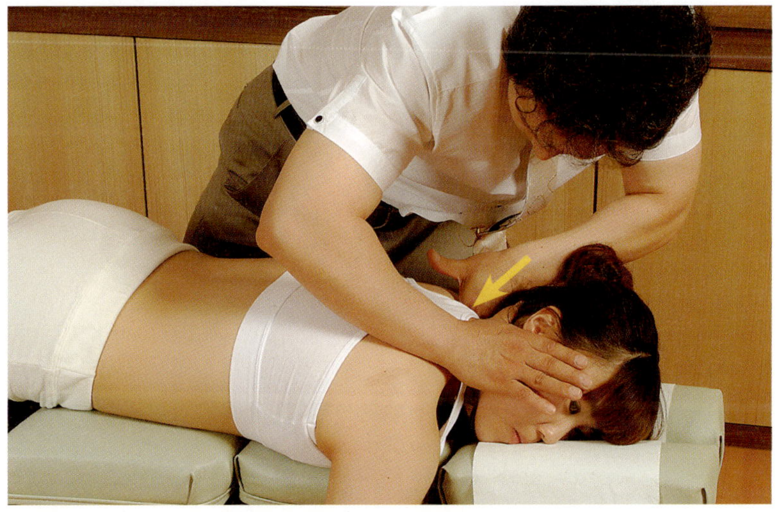

그림 3-23a. 척추를 향한 추력방향에 주목하라.

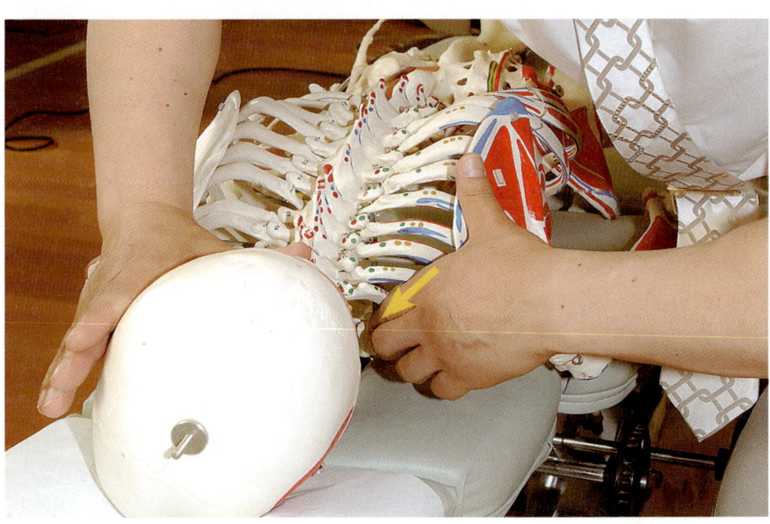

그림 3-23b. 첫번째갈비뼈에 대한 화살표 방향에 주목하라.

를 향해 추력한다. 보조수는 광대활(관골궁) 밑을 아래쪽 손으로 고정하고 tension만 주는 형태의 드롭이다(그림 3-23a, 23b).

3) 과보상된 목뼈증후군의 임상고찰

과보상된 목뼈증후군은 신경근 압박 및 가슴문증후군(흉곽출구증후군, thoracic outlet syndrome)과도 관련될 수 있다. 환자는 손과 손가락에 이상감각(저림감이나 마비감)을 호소하기도 하고, 팔의 맥이 불규칙하게 나타난다. 또한 손발의 크기변화·차가움 등은 신경계적·혈관계적 이상을 시사하는 것이다.

Wright의 과외전검사, Eden의 갈비빗장관절(늑쇄관절)검사, Adson 테스트 등을 가슴문증후군일 경우에 적용해 본다.

7. 엉치뼈변위의 진단과 어저스트먼트

1) 엉치뼈변위의 진단

목뼈증후군과 골반대의 서블럭세이션을 제거하고, 마지막에 엉치뼈(천골)를 교정한다. 엉치뼈교정시 환자는 엎드린 자세로 있는다. 환자의 다리를 신전시켜 테이블로부터 골반을 들어올리지 못하게 하기 위해 손바닥으로 엉치뼈를 막고 한번에 한다리씩 가능하면 높게 들어올리게 하는 다리신전거상법을 적용한다.

환자가 들어올리는 다리의 높이를 비교하고 차이가 없는지 검사한다(그림 3-24a, 24b). 다리신전거상법으로 식별할 수 있을 만큼 다리높이에 차이가 있다면 엉치뼈가 기울어져 고착된 상태를 의미한다. 영향을 받고 있는 다리는 움직임이 제한되어 들어올려지는 가동범위가 떨어진다(그림 3-24b).

다리를 들어올릴 때 긴장 및 통증이 동반될 수도 있다. 엉치뼈 바닥부위(sacral base)는 엉치뼈꼭대기(천골첨부, sacral apex)의 편위된 반대측방향인 하방 및 전방으로 움직인다. 그림 3-25는 엉치뼈꼭대기의 좌회전(SAL)을 나타내고 있다.

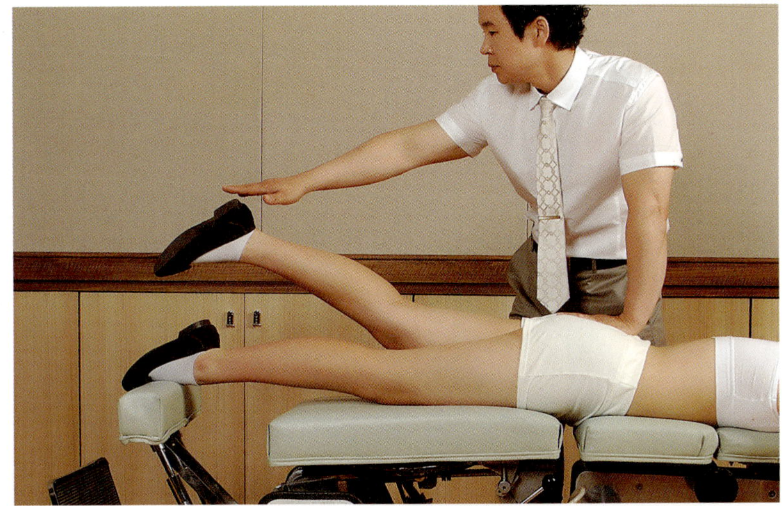

그림 3-24a. 다리신전거상
검사

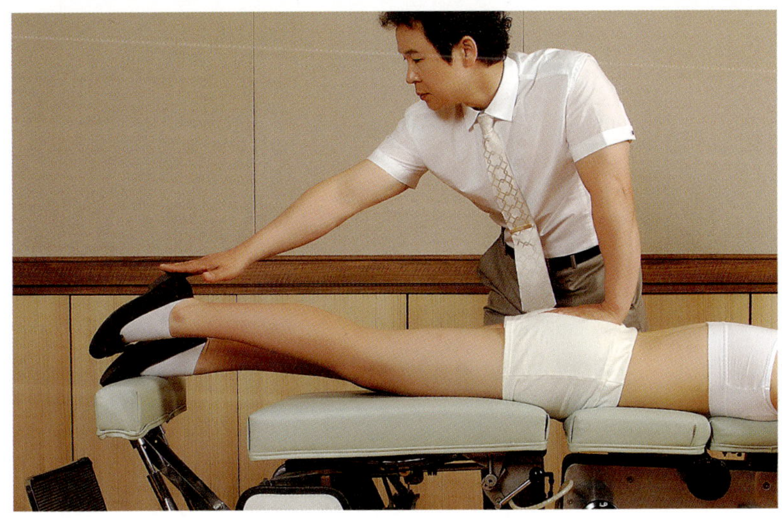

그림 3-24b. 다리신전거상
검사

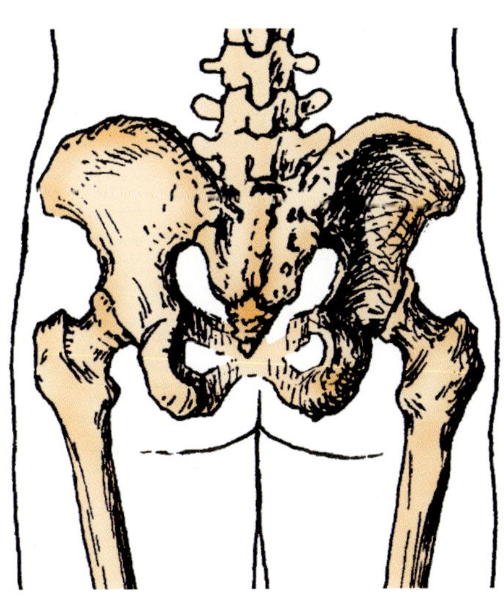

그림 3-25. 엉치뼈꼭대기의
좌회전(SAL)

2) 엉치뼈변위의 어저스트먼트

Table	P and L 부위로 설정하고 골반부위는 1~2인치 정도 들어올린다. 드롭 방향은 직하방이다.
P.P	복와위. 영향을 받고 있는 측의 다리는 영향을 받고 있지 않은 다리의 아킬레스힘줄 위에서 교차시키면 효율적일 수 있다.
D.P	영향을 받고 있는 반대측에서 꼬리쪽(미측)을 향해 가위자세
C.H	아래쪽 손
C.P	엉치뼈패임(천골절흔, sacral notch) ; 기울어진 기저부의 반대쪽
S.C.P	위쪽 손
S.H	콩알뼈(두상골, No.1)
S.P	CH 와 같은 쪽의 S2와 PSIS 사이(그림 3-26)
S.S.P	엉치뼈 바닥부위의 우측 기울음(C.C.W)
L.O.C	엉치뼈 바닥부위의 좌측 기울음(C.W)

테이블의 텐션을 가볍게 설정하여 회전력을 실어서 3~4회 추력한다. 보조수는 회전방향만 제시할 뿐이고, 실질적인 추력은 주동수의 힘에 의해 이루어진다(그림 3-27).

엉덩뼈(장골)의 치료 후에 반드시 엉치뼈(천골)의 회전변위를 점검해야 하는 것은 과도한 충격의 영향으로 간혹 엉치뼈가 틀어질 수도 있고, 또 본래부터 엉치뼈가 변위된 상태로 존재할 수도 있기 때문이다. 교정 후에 임상적 결과는 바로 나타난다. 들어올리기 어려웠던 다리의 가동범위를 느낄 수 있을 만큼 좋아진다. 만약 다리가 최초보다 높게 올라간다면 치료사의 치료방법은 성공적이다.

요통과 골반통증의 또 다른 원인으로 엉치뼈 바닥부위와 꼭대기부위의 서블럭세이션을 들 수 있다. 진료실 안으로 걸어오는 환자의 불편한 보행과 의자에 앉을 때 어색한 동작은 통증을 회피하기 위한 보상적 자세일 것이다. 병력 청취와 정형외과적 검사 후 디스크나 궁둥신경통(좌골신경통)에 의한 병변이 아니라면 X-ray 촬용을 해야 한다.

Ferguson's angle(그림 3-30)을 작성하여 서블럭세이션을 확인했다면 치료계획을 세우기로 한다.

이 치료에서 중요한 것은 컨택을 제대로 유지하는 것이다. 만일 바닥부위 뒤쪽엉치뼈

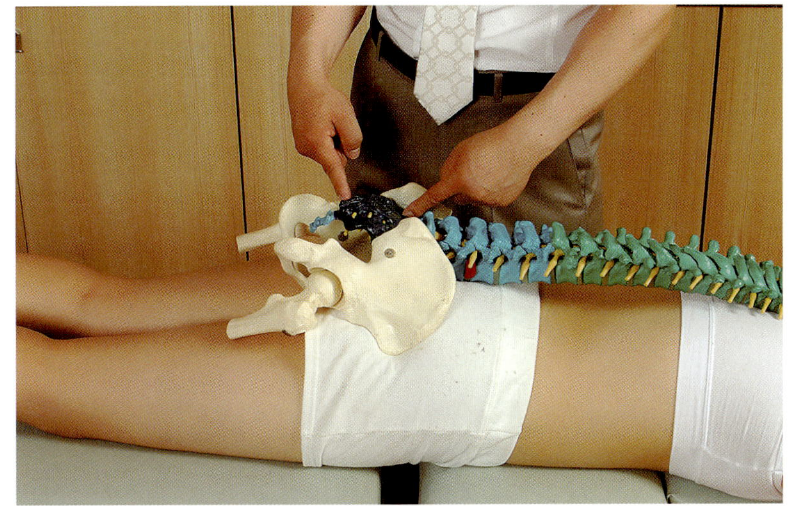

그림 3-26. 환자의 컨택부위를 가리키고 있다. 엉치뼈의 바닥부위가 오른쪽으로 기울어진 상태의 컨택으로, 치료사는 왼쪽에서 낮은 자세로 선다.

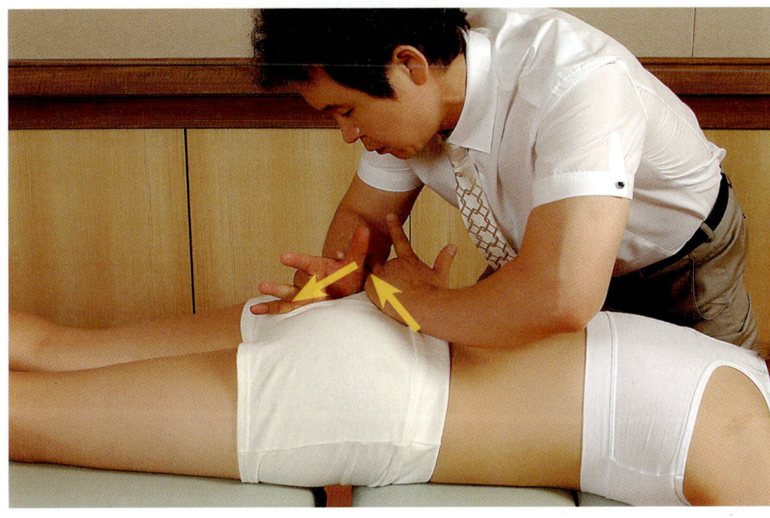

그림 3-27. 화살표는 바른 교정의 방향을 제시하고 있다. 주동수인 오른손으로 반시계방향의 회전력을 적용하고, 보조수는 회전방향을 제시할 뿐이다.

(후방천골)의 경우, 컨택이 견고하지 않다면 추력 시에 밀리는 힘에 의해 L5의 가시돌기에 충격을 줄 수 있다. 또한 꼭대기부위 뒤쪽엉치뼈의 경우, 꼬리뼈(미골)에 손상을 입힐 수 있다.

바닥부위 뒤쪽엉치뼈를 어저스트먼트할 때에는 골반부를 1~2인치 올려놓는 것이 효율적이다. 어저스트먼트를 하기 전 과정으로는 우선 보조수로 티슈 풀을 한 차례 한 다음 그 긴장감을 유지시킨 상태에서 주동수의 새끼두덩(소지구, hypothenar)로 재차 티슈 풀한다(그림 3-28a).

이 때 Lock을 조성시킨 위치가 양쪽 위뒤엉덩뼈가시(후상장골극)을 수평으로 연결한 중심선을 절대 넘지 않도록 주의한다.

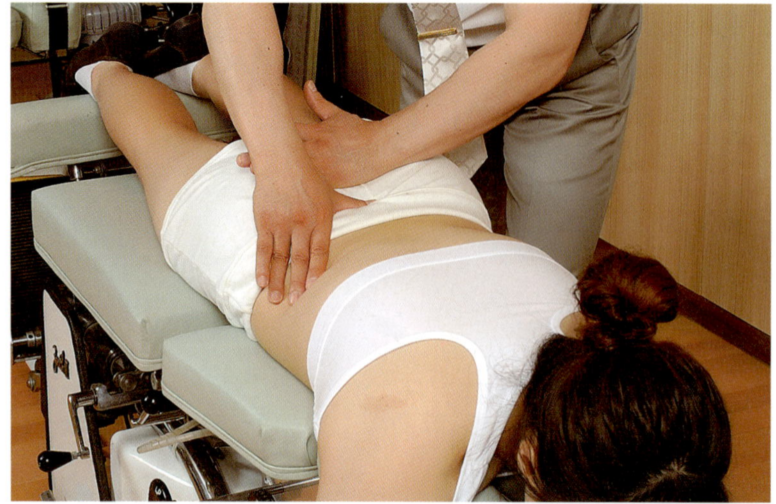

그림 3-28a. 보조수의 티슈 풀 위에 주동수의 이차 티슈풀을 통해 엉치뼈의 바닥부위에 컨택한다.

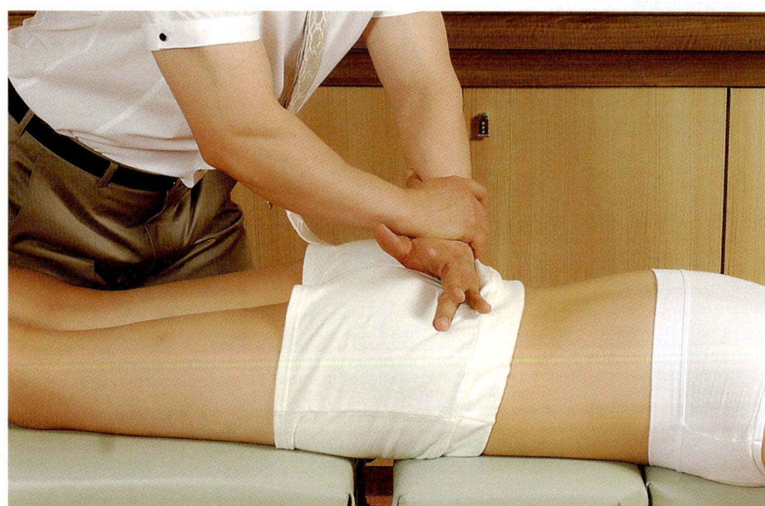

그림 3-28b. 엉치뼈의 바닥 부위에 컨택하여 뒤쪽에서 앞쪽으로 추력한다.

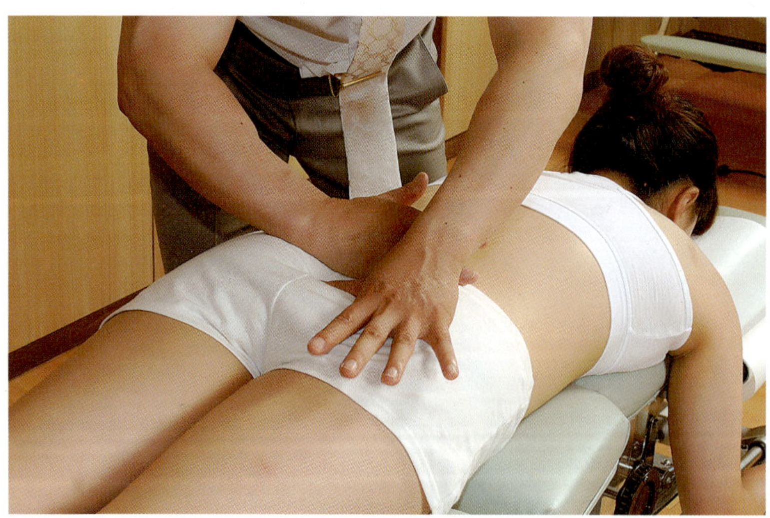

그림 3-29a. 보조수의 티슈 풀 위에 주동수의 긴장감 있는 티슈 풀을 통해 엉치뼈의 꼭대기 부위에 컨택한다.

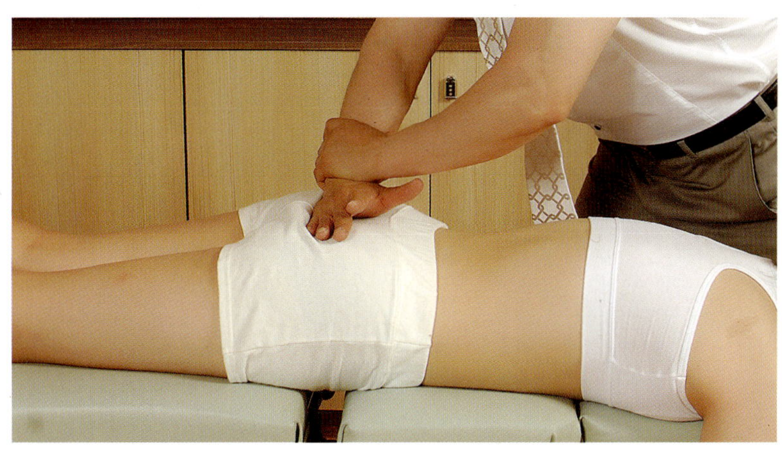

그림 3-29b. 엉치뼈의 꼭대기 부위에 컨택하여 뒤쪽에서 앞쪽으로 추력한다.

최대 긴장점에서 L5의 추간원판 수평면을 따라 P-A로 부드럽게 추력한다(그림 3-28b).

꼭대기부위 뒤쪽엉치뼈의 경우, 골반부를 편평하게 한다. S3 정도에서 보조수를 컨택하여 한 차례 티슈 풀을 아래쪽으로 한 다음, 그 긴장감을 유지시킨 상태에서 주동수의 새끼두덩으로 재차 티슈 풀한다(그림 3-29a).

Lock을 조성한 위치가 절대로 꼬리뼈에 닿지 않도록 주의한다. 최대긴장점에서 가벼운 힘으로 3~4회 추력한다(그림 3-29b).

3) 엉치뼈변위의 임상고찰

톰슨 테크닉의 실체 중 하나로 들 수 있는 엉치뼈는 어느 정도 (-D) 및 (+D)의 장골 서블럭세이션의 영향을 받고 있다는 것이다. 기저부 후방 엉치뼈는 '하지신전거상검사'에도 영향을 미쳐, 다리를 들어올리는 폭을 좁게 한다.

또한 허리뼈의 서블럭세이션이 관련될 가능성이 높다는 것도 고려해야 한다. 만약 엉치뼈 꼭대기(천골첨, sacral apex)변위가 나타나지 않는다면, 다리를 들어올리는 높이는 양쪽에서 동일하지만, 그래도 들어올리기가 쉽지 않다면 바닥부위 뒤쪽엉치뼈변위(후방천골변위)를 암시한다. 이것은 X-ray의 측면상으로도 확인할 수 있다.

Ferguson's angle(그림 3-30. 엉치뼈바닥부위의 연장선을 전방으로 긋고 필름의 수평선을 그어 교차한 각도를 측정한다)을 작성하면 바닥부위 뒤쪽엉치뼈변위의 경우 각도가 평균 41도보다 적다.

Magee(1987)에 의하면 엉치뼈의 회전변위는 환자의 보행과 서 있는 자세와 상당한 관련

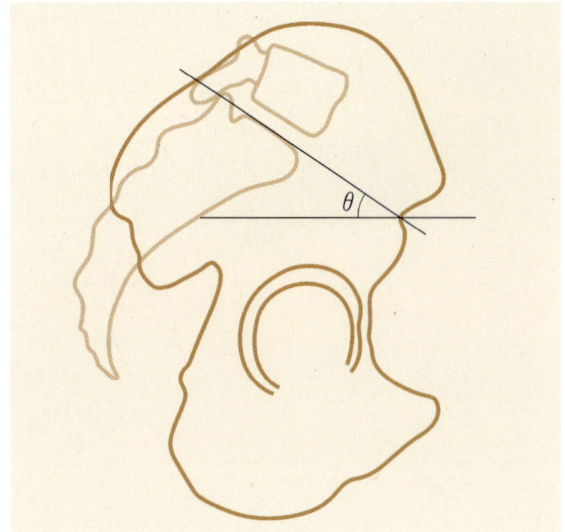

그림 3-30. 엉치뼈바닥각

이 있다고 한다. 바닥부위 뒤쪽엉치뼈(기저부 후방천골)의 경우 통증회피성 자세와 보행으로 허리뼈를 일자로 만들어 과소앞굽음증(과소전만증)을 야기할 수도 있고, 후방으로 골반이 기울어진 자세에서 둔부를 몸통 아래로 움추려서 걷거나 서 있는 엉거주춤한 모습을 보일 수도 있다.

뒤쪽엉치뼈(후방천골)의 꼭대기부위는(첨부)는 엉치뼈가 앞으로 숙여지면서 허리뼈의 과잉전만을 야기할 수 있다. 환자는 똑바로 서 있기가 힘들고, 허리뼈 신전시에 통증이 발생할 수 있다. 환자는 신전과 회전시 엉치엉덩관절(천장관절)과 허리어치관절(요천관절)에 통증을 보이는 Kemp test에 양성징후를 보일 수 있으며, 앉았다가 일어날 때 상당한 통증이 있을 수 있다.

엉치뼈바닥부위가 외방으로 서블럭세이션되었을 때 둔부를 깊게 눌러 촉진해보면 환자는 통증을 호소한다. 이것은 엉치뼈결절인대의 긴장을 증가시키고 요통과 골반통증을 동반하는 큰볼기근의 트리거포인트를 유발시키는 데 기인한다. 또한 궁둥구멍근의 구축이나 경련을 야기하여 엉덩관절의 외회전가동성을 떨어뜨릴 수 있다.

8. 좌골후방변위의 진단과 어저스트먼트

1) 궁둥뼈뒤쪽변위의 진단

환자를 엎드리게 하고 종아리부위의 장딴지근(비복근)을 검사한다(그림 3-31).

　　종아리의 심한 통증과 긴장감은 같은 쪽의 궁둥뼈(좌골)가 후방으로 서블럭세이션된 것을 의미한다. 이것은 양측성으로 발생할 수도 있다. 톰슨은 X-ray 상에서 AS엉덩뼈의 모습을 나타낸다고 했으며, 궁둥뼈뒤쪽변위(좌골후방변위)라고 설명하고 있다.

　　환자는 종아리의 통증으로 인하여 종종걸음을 걷는다. 그리고, 같은 쪽의 궁둥뼈결절(좌골결절)에도 심한 통증을 호소한다.

　　치료사는 반사적으로 L5~S1 디스크의 결함을 의식할 수도 있으나, 검사법을 통하여 디스크 양성반응이 없다면 톰슨의 궁둥뼈뒤쪽변위(좌골후방변위)를 고려한다.

2) 궁둥뼈뒤쪽변위의 어저스트먼트

Table	P and L 드롭
P.P	복와위
D.P	영향을 받고 있는 측의 바로 옆
C.H	위쪽 손
C.P	손목부위(수근부, NO. 11)
S.C.P	궁둥뼈결절(좌골결절)의 후면부
S.S.P	C.H의 손목을 안정화한다.
L.O.C	후방에서 전방 및 약간 하방(그림3-32)

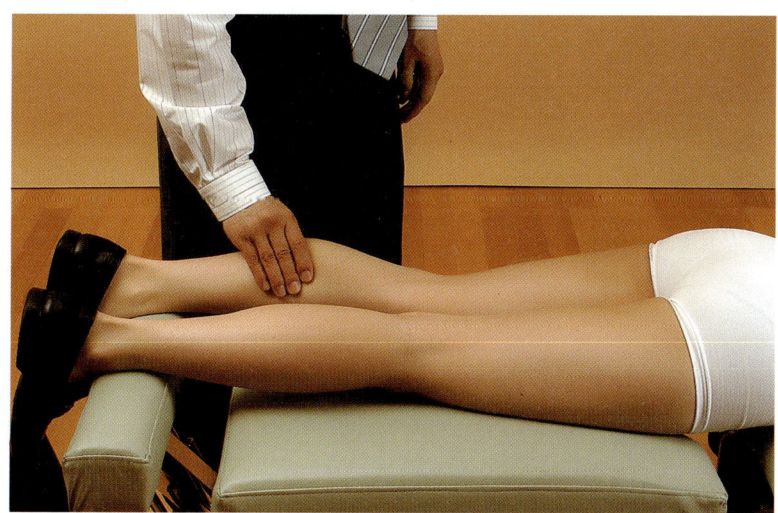

그림 3-31. 장딴지근 촉진

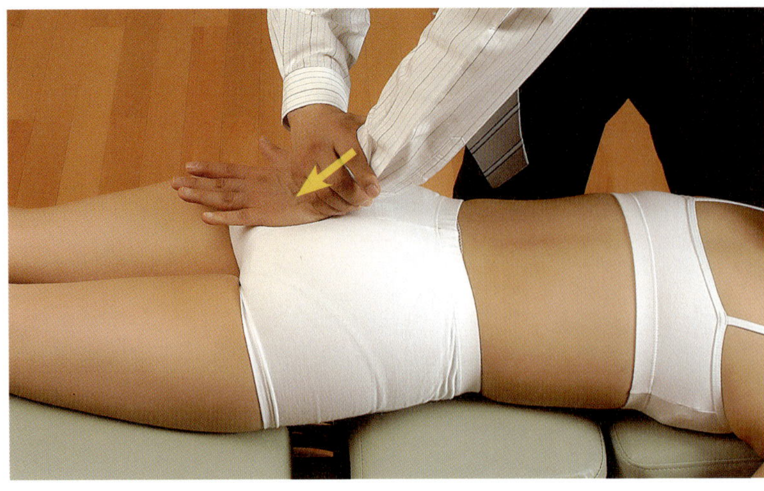

그림 3-32. 화살표는 바른 어저스트먼트 방향을 제시한다.

골반 및 허리뼈 드롭을 가볍게 조절하여 3~4회 추력을 가한다. 임상 결과는 놀랍게도 즉각적으로 나타난다. 환자는 장딴지근(비복근)의 "딱딱한 느낌"이 완화되며, 정상보행을 할 수 있다.

만약 이 증상이 양측성인 경우 양측을 동시에 어저스트먼트한다(그림 3-33).

접촉점은 양측의 궁둥뼈(좌골) 후면이고, C.P는 web(엄지와 검지 사이의 살공간)이나 엄지와 검지를 가위처럼 벌려서 사용할 수 있다. 궁둥뼈뒤쪽변위(좌골후방변위)의 어저스트먼트를 최초에 행한 경우에는 (−D)혹은 (+D)에는 영향이 없다.

그러나 최초의 분석에서 CS를 먼저 발견했다면, 궁둥뼈뒤쪽변위의 분석을 행하기 전에 CS를 반드시 우선하여 제거하도록 한다.

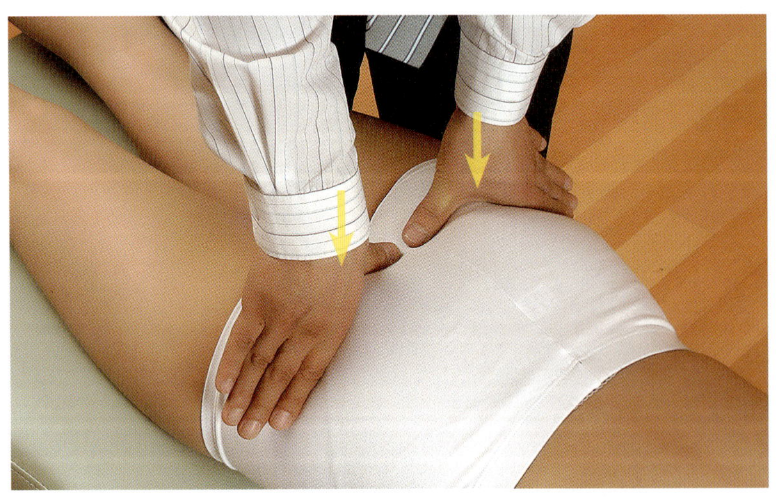

그림 3-33. 양손의 힘은 동일하게 적용한다.

9. 큰허리근과긴장의 진단과 어저스트먼트

1) 큰허리근과긴장의 진단

큰허리근(대요근)과긴장을 평가하기 위한 반사점은 엄지발가락의 안쪽면에 있다(그림 3-34a). 일반적으로 큰허리근의 긴장은 허리뼈와 넙다리뼈(대퇴골)에 분명한 영향을 준다. 앙와위에서 건측 넙다리를 환자의 복부를 향하여 수동적으로 굴곡시키는 Thomas test 에서 환측의 다리가 굴곡된다면 이 역시 양성을 의미한다(그림 3-34b).

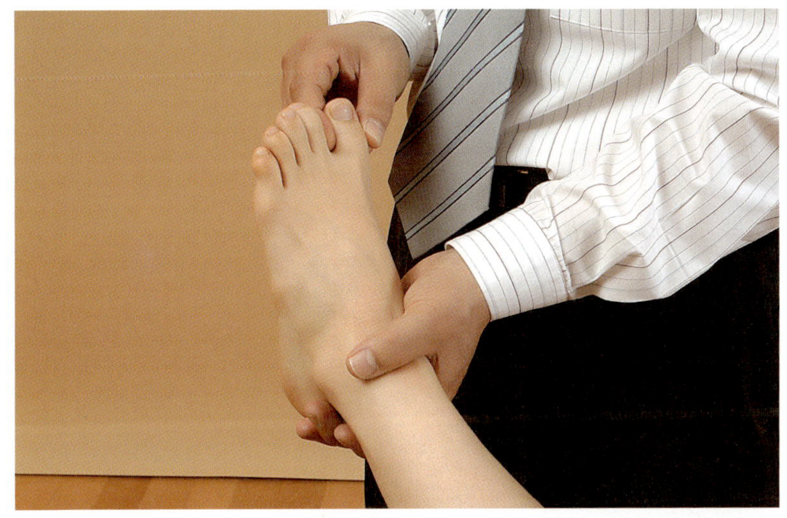

그림 3-34a. 큰허리근의 반
사점 검사

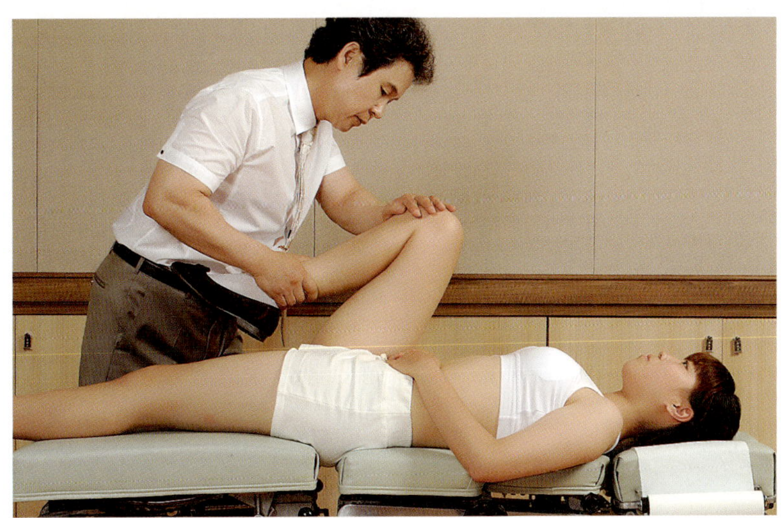

그림 3-34b. 토마스 테스트
(Thomas test)

큰허리근이 얼마만큼 (+D), (−D) 및 (X−D)에 의해 영향을 받는가에 대해서 이 검사를 통하여 알아낼 수 있다. 또한, 환자가 과거에 골반 혹은 허리뼈손상의 병력이 있었다면 이것이 큰허리근 증상의 원인으로 작용할 수 있다.

인체에서 순환기적인 증상은 다양하게 나타날 수 있으며, 치료사가 이러한 병력을 파악하는 것은 치료계획의 결정과정에서 중요한 정보가 될 수 있다.

큰허리근은 허리뼈의 굴곡, 신전, 측만 등을 관장하며 하복부와 비뇨생식기질환, 샅부위의 문제와 관련이 깊다. 이 근육의 과도한 긴장은 과전만 상태를 조성하여 디스크에 압력을 가중시키고 추간원판을 전방으로 당기면서 가로막(횡격막)을 하부로 내리는 작용을 한다. 이 영향은 환자의 직립자세를 힘들게 하고 호흡과정 중 가로막의 운동에서 필요 이상의 에너지를 사용한다. 큰허리근의 위치는 배꼽에서 양측방 5cm, 그리고 약간 아래쪽으로 볼 수 있다(그림 3−35).

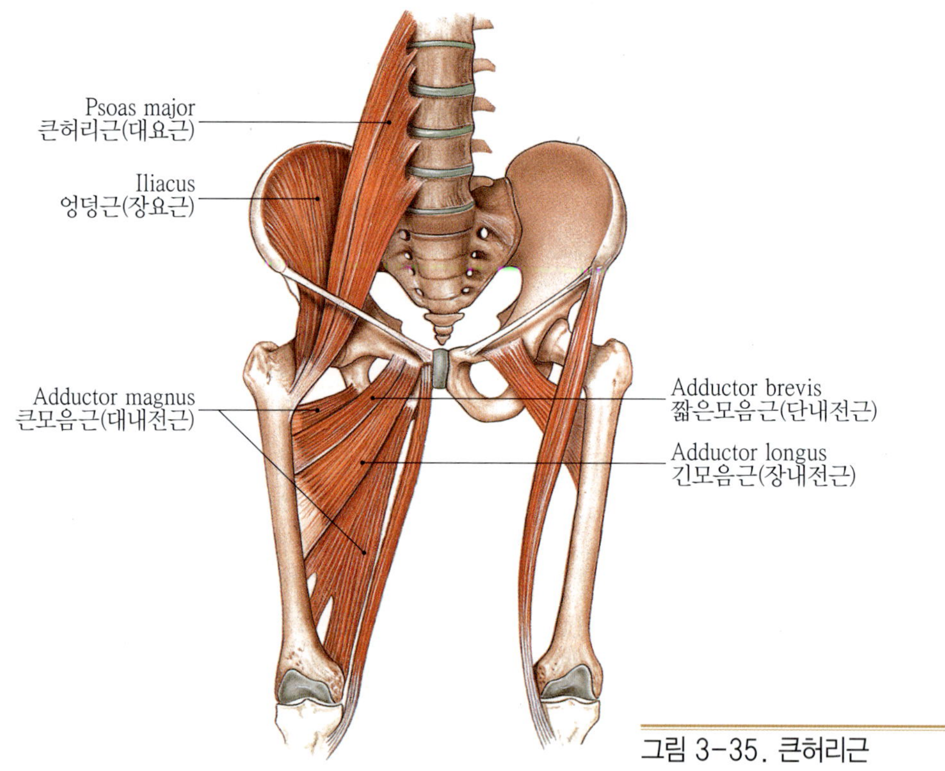

그림 3−35. 큰허리근

2) 큰허리근의 긴장과 어저스트먼트

Table	L and P 드롭
P.P	앙와위
D.P	환측의 옆 가위자세
C.H	위쪽 손
C.P	새끼두덩(소지구, hypothenar)
S.H	아래쪽 손으로 손목 안정화
S.S.P	큰허리근(대요근)
L.O.C	전방에서 후하방

환자를 앙와위로 하고 양쪽 무릎을 굴곡시켜 배근육의 이완을 유도한다. 허리뼈 및 골반대를 가볍게 조절하여 큰허리근에 새끼두덩을 접촉하고 신속하면서 가볍게 3~4회 thrust를 행한다(그림 3-36a).

어저스트먼트 후 엄지발가락 내측면의 긴장감을 검사한다. 컨택은 위쪽 손 또는 아래쪽 손의 어느 쪽에서도 수행할 수 있다.

지금까지 서술한 것은 드롭테이블을 이용하여 추력을 가하는 형식의 치료방식이었다. 그러나 이 기법은 추력 시에 환자 스스로가 자신의 의지와 다르게 복부를 수축시키는 경향이 있다. 결국 이러한 움추림은 임상효과를 떨어뜨릴 수 있다.

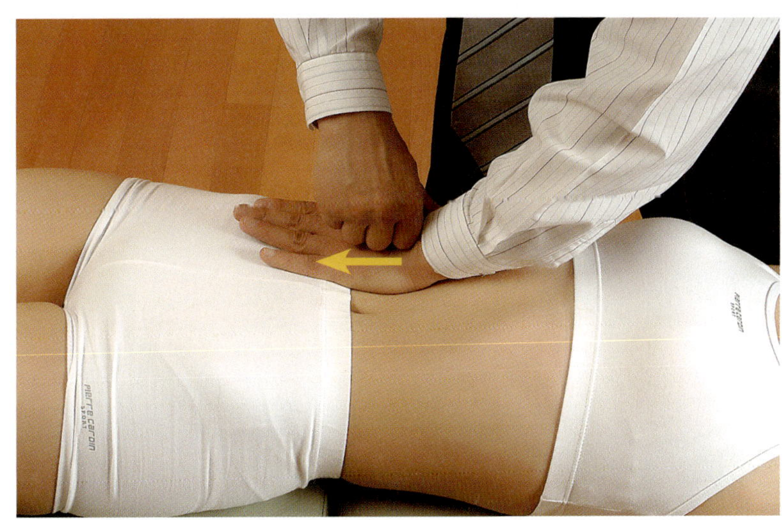

그림 3-36a. 환자의 오른쪽 큰허리근에 접촉하여 가볍게 추력한다.

　　큰허리근의 임상적 의미가 깊은 만큼 다른 테크닉(SOT)에서 사용하는 치료법을 설명하겠다. SOT에서는 큰허리근을 검사할 때 다음과 같은 형식을 취한다. 환자는 앙와위로 편안하게 누워 두 팔을 머리 위로 뻗고 양 손바닥을 맞댄다. 치료사는 손목 위를 잡고 자신의 체중을 약간 뒤로 기대어 손가락 끝이 짧은 쪽을 관찰한다(그림 3-36b). 이는 허리근이 과긴장될 때 관련된 쪽의 격막을 하강시키게 되고 이 영향은 가슴우리(흉곽)의 정상적 가동성을 떨어뜨리게 하며 그 쪽 팔의 가동성마저도 제한하게 된다. 따라서 짧은 팔은 허리근의 수축의 의한 것이며 그 쪽의 허리근을 치료해야 한다.

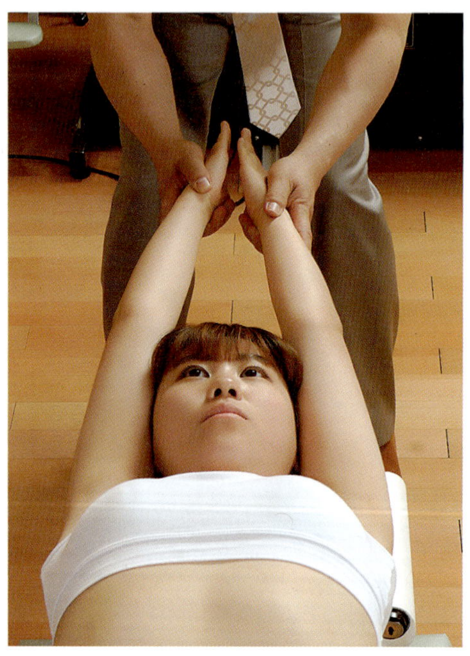

그림 3-36b. 큰허리근 검사

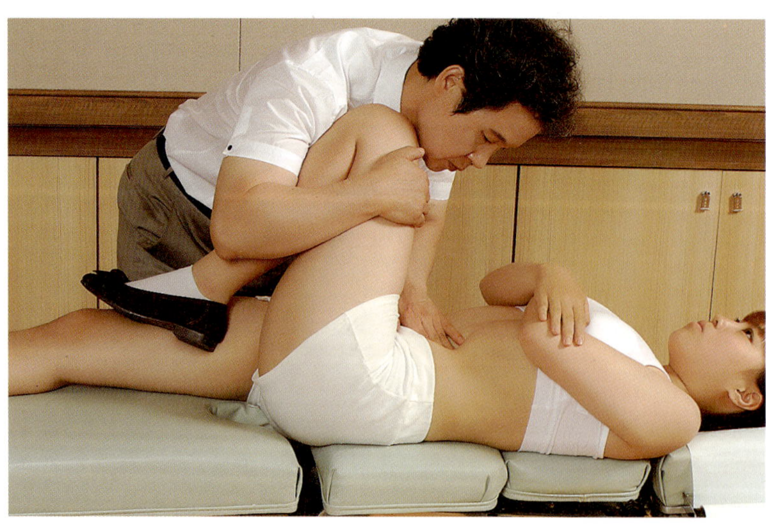

그림 3-36c. 큰허리근 치료

환자는 앙와위로 눕고 치료사는 환측의 반대쪽에 위치한다. 우선 무릎을 굽힌 후 치료사쪽으로 당긴다(모음/내전). 이 자세는 허리근에 대해 편안한 구역(comport zone)을 형성하게 한다. 다시 말해 가장 이완하기 좋은 자세를 설정하는 것이다. 치료사 쪽으로 내전시킨 무릎을 가슴에 밀착시키고 머리쪽 손의 사지구를 허리근의 가장 넓은 지역인 배꼽에서 가쪽으로 약 5cm, 아래로 약 1cm 지점에 접촉한다. 3회에 걸쳐 상방과 하방으로의 부드러운 회전자극을 준 후 중간부위에서 가쪽을 향하여 가볍게 스러스트한다(그림 3-36c).

치료를 끝낸 후 다시 팔의 길이를 측정해 본다.

이 때 치료한 쪽이 더욱 길어졌다면 다시 반대쪽을 치료하여 양쪽이 서로 대칭을 이룰 때까지 진행한다.

3) 큰허리근과긴장의 임상고찰

숙련된 임상의는 환자의 허리뼈증상을 보면서 혹시 다리 손상의 병력이 있는가를 반드시 확인한다. 큰허리근(대요근, psoas major)은 T12와 요추의 추체 및 횡돌기에서 기시하여 넙다리뼈의 작은돌기(소전자, lesser trochanter)에서 정지하고 있다.

만일 넙다리뼈가 회전되는 손상을 입게 된다면 큰허리근을 긴장시켜 허리뼈의 서블럭세이션을 유발시킬 수 있으며, 반대로 허리뼈의 증상은 큰허리근을 단축시켜 넙다리뼈와 정강뼈의 회전변위를 야기시킨다. 이것은 해부학적 또는 생체역학적으로 상호 밀접한 관련성을 지니고 있다. 특히 샅부위통증이나 두덩뼈통증, 그리고 다리길이 차이의 현저함 등에서는 허리근근불균형(psoas muscle imbalance)을 고려해야 한다.

오랜 시간 앉아 있다가 서려고 할 때 샅부위통증이 유발되거나, 앉아 있다가 일어서서 걸으려 할 때 요통으로 인한 가동성제한으로 대퇴부에 손을 얹어 놓고 걸어가야 하는 minor's sign이 나타난다. 이 모두는 허리근의 불균형과 관련된다.

10. 꼬리뼈변위의 어저스트먼트

꼬리뼈(미골, coccyx)은 엉치뼈의 끝부분에 위치하며 전방으로 회전을 하고 리스팅도 A(anterior)로 표기된다. 이것은 좌 또는 우로도 회전이 가능하여 전좌(AL) 혹은 전우(AR)

로 리스팅된다. 엉치꼬리(천골미골, sacrococcygeal)부위의 통증은 앉을 때, 앉아 있다 일어날 때, 그리고 배변시에 경험한다.

Whittle(1993)에 의하면, 꼬리뼈의 서블럭세이션은 보통 외상 후에 나타나는데, 이것은 대부분 엉덩방아를 찧거나 경륜경기사고에서 유발될 수 있으며, 전외측 서블럭세이션을 야기시킨다고 설명하고 있다.

꼬리뼈부위에 지속적인 통증이 있거나 꼬리뼈 어저스트먼트로도 엉치뼈부위(천골부)의 증상을 완전히 제거하지 못하면 꼬리뼈 서블럭세이션을 고려해야 한다.

1) 꼬리뼈변위의 어저스트먼트 A-type

Table	P(골반부위)를 올려 놓는다.
P.P	복와위
D.P	리스팅의 반대쪽(예 ; AR일 때는 왼쪽)
C.H	위쪽 손
C.P	엄지(No. 9)
S.C.P	꼬리뼈(미골)
S.H	아래쪽 손의 콩알뼈(두상골, No.1)
S.S.P	엄지의 손허리손가락관절(중수지절관절) 먼쪽부위(원위부)
L.O.C	하방에서 상방으로

환자의 체중에 맞추어 드롭 텐션을 설정하고, 골반지지대는 꼬리뼈(미골)가 높게 위치할 수 있도록 올려놓는다. 접촉유지를 효과적으로 하기 위해서는 환자가 면으로 만든 얇은 옷을 입는 것이 좋다. 주동수로 꼬리뼈에 접촉하고 그 위에 보조수의 콩알뼈부위(두상골부)를 이중접촉한다. 느슨한 연부조직은 보조수에 의해 아래에서 위 방향으로 약간의 티슈 풀을 가해 제거시킨다(예 ; AR-C.W/AL-C.C.W).

추력패턴은 하방에서 상방으로 적용시켜 실행된다(그림 3-37a, 37b). 그러나, 가장 안정감 있고 효과적인 교정법은 직장 내로 삽입하여 교정하는 방법이다(그림 3-38a).

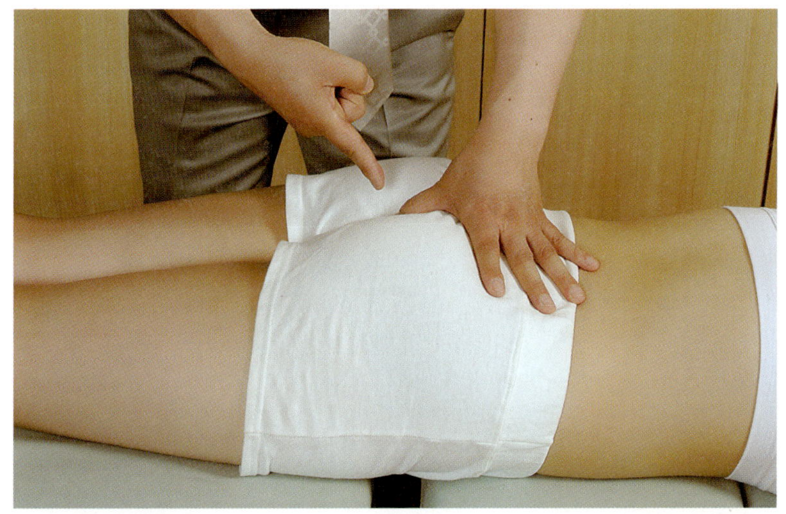

그림 3-37a. 주동수의 꼬리뼈 컨택

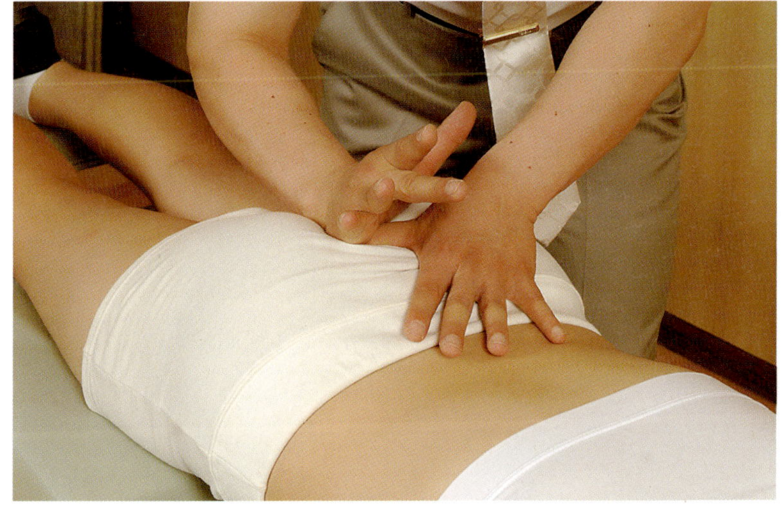

그림 3-37b. 주동수 위에 보조수를 컨택한 후 티슈 풀

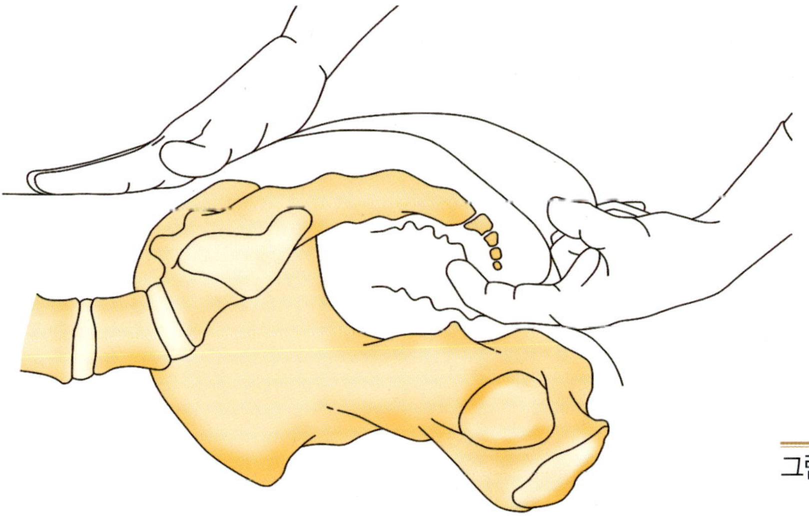

그림 3-38a. 직장 내의 손가락 접촉

2) 꼬리뼈변위의 어저스트먼트 B-type

Table	P(골반부위)를 올려놓는다.
P.P	복와위
D.P	환자의 옆
C.H	아래쪽 손(외과용 장갑 착용)
C.P	중지
S.C.P	직장 내에서 꼬리뼈 전면
S.H	위쪽손의 손목부위(No.11)
S.S.P	엉치뼈바닥부위(천골기저부)
L.O.C	주동수-하방·후방/보조수-하방에서 상방, 후방에서 전방

만일 드롭 테이블이 없다면 위앞엉덩뼈가시(전상장골극) 밑에 원통형 베개(dutchman roll)를 고여 꼬리뼈가 올려지도록 놓는다.

치료사는 장갑을 끼고 윤활액을 바른 주동수의 중지로 손가락 접촉을 한다. 직장 내의 접촉으로 꼬리뼈에 하방 및 약간 후방으로 압력을 가하며, 엉치뼈(천골)위의 보조수는 하방에서 상방으로 그리고 후방에서 전방으로 추력을 가하여 엉치-꼬리관절(천골-미골관절)에서 장축신연을 발생시킨다(그림 3-38b).

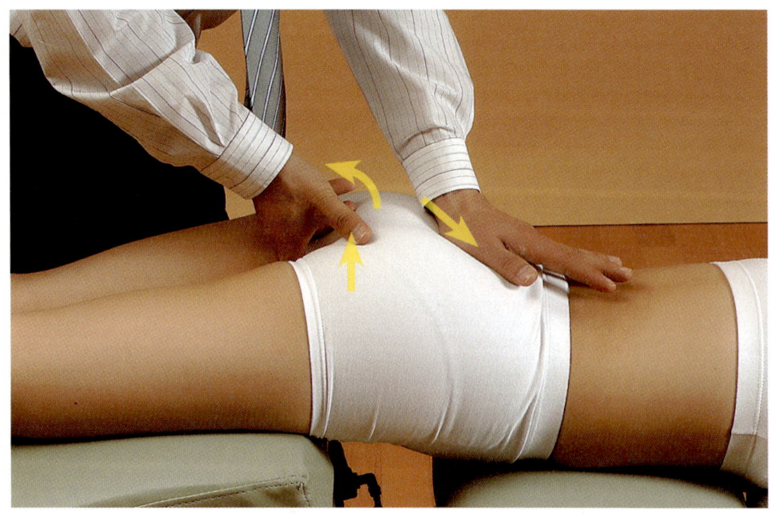

그림 3-38b. 다른 방식의 어저스트먼트(화살표 방향에 주목하라)

3) 꼬리뼈변위의 임상고찰

두통치료에도 전혀 반응하지 않거나 반응이 미흡할 정도라면 꼬리뼈의 전방변위를 고려해야 된다.

척수(spinal cord)는 수막보다는 느리게 성장하여 성인에서도 그 하단이 제1허리뼈(요추)의 아래모서리(하연) 높이에 있으나 척수하단은 신경근들이 꼬리뼈에 부착되어 뼈바깥막(골외막)을 이루고 있다. 따라서 꼬리뼈의 전방변위는 척수를 아래로 끌어내리는 결과를 초래하여 뇌에 스트레스를 유발시킨다. 만성두통은 꼬리뼈의 서블럭세이션과 깊은 관련이 있음을 고려해야 한다.

11. 갈비뼈거상변위의 진단과 어저스트먼트

1) 갈비뼈거상변위의 진단

촉진을 통하여 빗장뼈(쇄골)의 중심부에서 하방으로 제일 먼저 만져지는 뼈가 제2갈비뼈(늑골)이다. 갈비뼈거상변위는 제2늑골간에 압통과 함께 트리거 포인트가 나타난다. 또한, 제4~6갈비뼈의 접속부인 복장뼈(흉골, sternum)과 칼돌기(검상돌기, xiphoid process)에서도 압통을 확인할 수 있다. 이러한 압통은 흉부를 자극하면 남성과 여성 모두에서 유두에 민감함이 나타난다.

2) 갈비뼈거상변위의 어저스트먼트

Table	D and L 부분을 가볍게
P.P	앙와위
D.P	영향을 받고 있는 쪽
C.H	위쪽, 엄지와 검지 사이를 넓게 한다(그림 3-39).
S.C.P	거상된 갈비뼈
S.H	아래쪽 손

| S.S.P | 반대쪽의 하방갈비뼈 |
| L.O.C | 두 손이 마주보는 방향 |

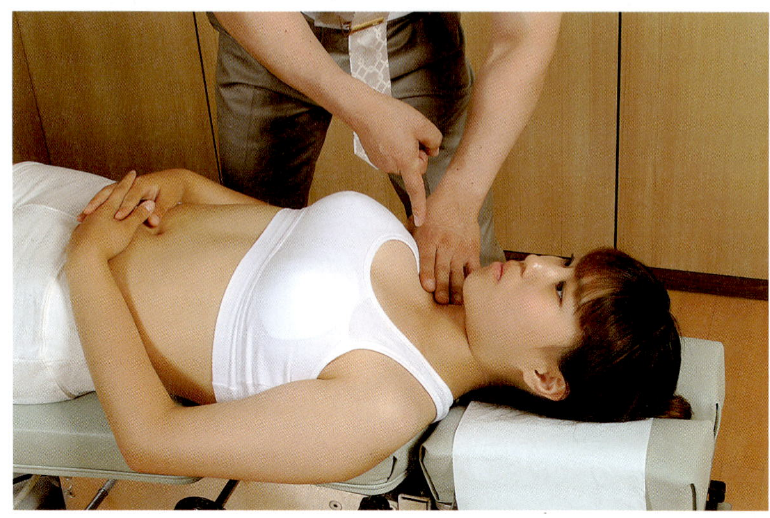

그림 3-39. 엄지와 검지를
벌려 컨택하고 있다.

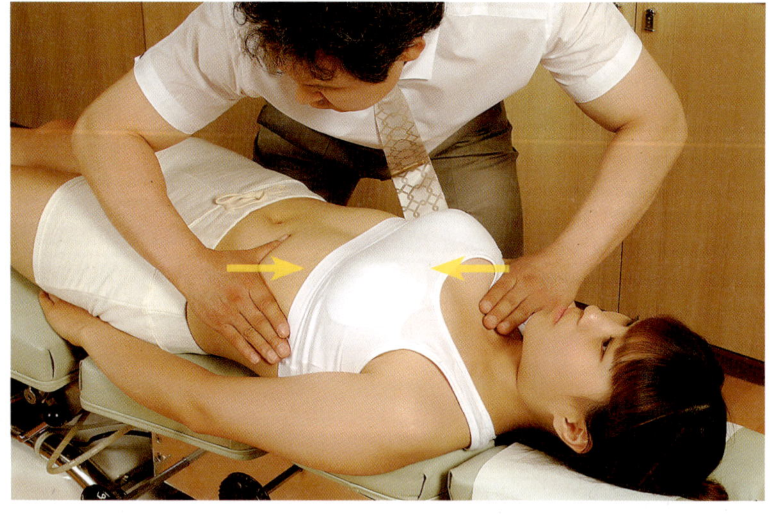

그림 3-40. 양손의 추력방향
은 화살표와 같다.

환자를 앙와위로 눕게 하고 D and L 드롭을 가볍게 조정하고 가위자세를 취한다. 양쪽 손이 대각선으로 바라보는 방향을 향하여 간결하고 빠르게 thrust한다(그림 3-40).

성공적인 교정 후에는 제2갈비뼈사이의 트리거 포인트에서 회복세를 보이고, 갈비뼈의 가동성에도 개선된 변화를 보인다.

일반적인 금기사항은 고령, 갈비뼈상태의 결함, 손상병력, 뼈엉성증 등을 들 수 있다.

3) 갈비뼈거상변위의 임상고찰

갈비뼈거상변위의 증세는 호흡기계와 심장계의 질환에 관계가 깊다. 갈비뼈의 휨은 부정맥, 기관지염, 허파(폐)의 증상 이외에도 여러 가지 문제를 일으켜 인체에 영향을 미치고 있다.

갈비뼈거상변위를 교정함으로써 환자가 호소하는 대부분의 증상을 해소할 수 있으나 모든 병에 대한 해법이 되지는 못한다. 지금까지도 많은 연구가 있었지만, 더욱 다양하고 체계적인 연구의 필요성이 대두되고 있다.

12. 갈비뼈회전변위의 진단과 어저스트먼트

1) 갈비뼈회전변위의 진단

환자를 앉히고 척추뼈에 대해 촉진과 가동성검사를 수행한다(그림 3-41). 척추뼈의 후방변위와 측방변위는 없지만, 갈비뼈머리(늑골두)에 민감함을 보인다. 이 갈비뼈머리는 등뼈가로돌기(흉추횡돌기)의 약간 측방에서 감지된다. 영향을 받고 있는 갈비뼈머리(늑골두) 및 갈비뼈는 상하 갈비뼈머리와의 관계에서 상방 및 내방으로 변위하고 있다.

관련된 갈비뼈머리의 통증은 갈비뼈주위로부터 전방으로 돌아 복장뼈로 이어지며, 복

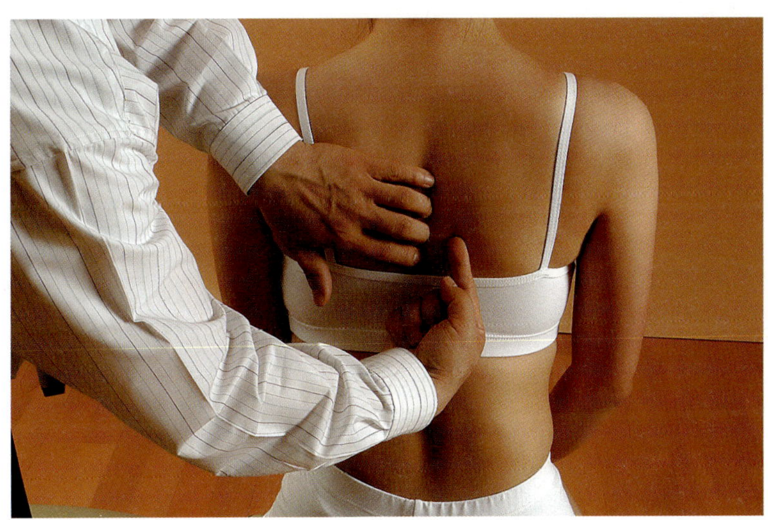

그림 3-41. 압통이 있는 갈비뼈머리를 가리키고 있다.

장뼈의 접속부위에도 통증이 나타난다.

2) 갈비뼈회전변위의 어저스트먼트

Table	D and L
P.P	앙와위
C.H	위쪽 손
D.P	관련된 측에서 가위자세
C.P	엄지두덩(무지구, No. 10)(그림 3-42)
S.C.P	갈비뼈머리(늑골두)
T.P	갈비뼈머리의 약간 위에서 아래로, 내방에서 외방으로
S.H	아래쪽 손(복장뼈 위)
S.P	엄지두덩(No. 10)
S.S.P	환측 갈비뼈의 전방부위
L.O.C	측방 및 하방(치료사쪽)

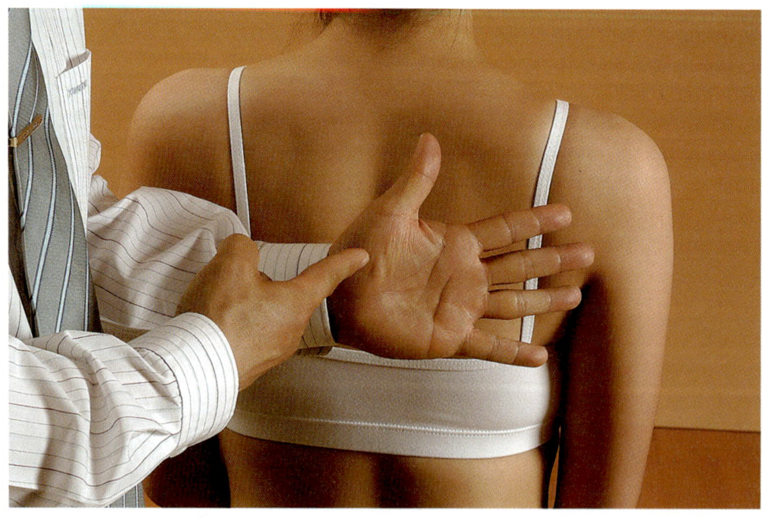

그림 3-42. 치료사의 컨택
포인트

환자의 체중에 맞추어 드롭을 설정하고 편안한 자세를 위하여 헤드피스를 올려놓는다.

앉아 있는 환자의 영향을 받고 있는 갈비뼈머리에 엄지두덩을 접촉하여 상방에서 하방으로, 그리고 내방에서 외방으로 확실히 티슈 풀한다(그림 3-43).

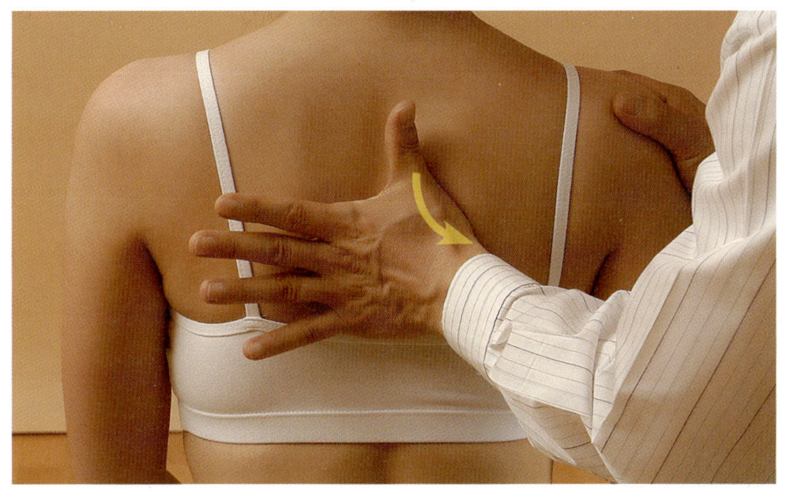

그림 3-43. 상방에서 하방,
그리고 외방으로의 티슈
풀

　보조수로 환자의 목부위를 안아 천천히 앙와위로 눕힌다. 이 때 주동수의 컨택은 여전히 긴장감 있게 유지되어야 한다.

　환자를 눕힌 후 보조수의 엄지두덩을 관련된 갈비뼈의 전방접합부에 접촉한다. 양손 모두 치료사쪽으로, 그리고 하방으로 당기는 충격으로 인하여 드롭은 떨어진다. 3~4회의 가벼운 thrust를 행한다.

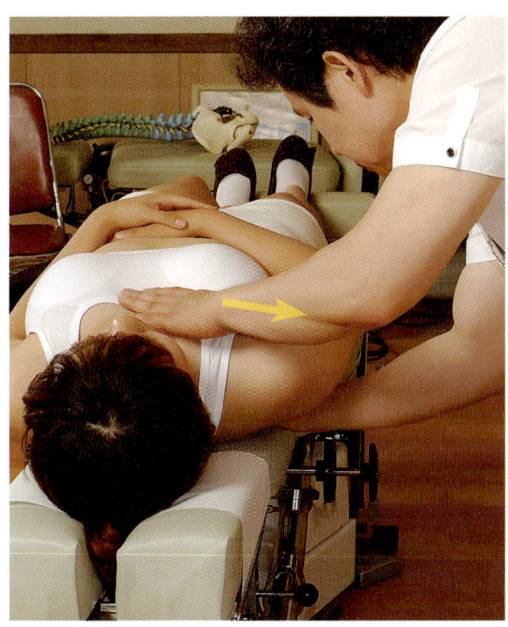

그림 3-44. 보조수로 관련된 전면부의 갈비뼈
접합부에 컨택하여 양손 모두 화살표 방향의
추력을 수행한다.

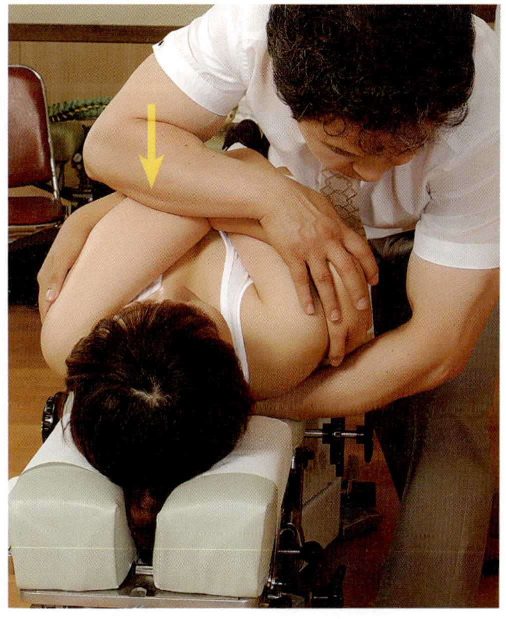

그림 3-45. 다른 방식의 어저스트먼트

좀 더 간편하게 할 수 있는 방법은 주동수의 컨택은 동일하지만, 보조수의 역할은 환자의 교차된 팔꿉관절(주관절)을 잡고 호흡법을 적용하여 숨을 완전히 내쉬었을 때 체중을 실어 전방에서 후방으로 추력하는 방식이다(그림 3-45). 여기에서도 주동수의 확고한 긴장감 유지는 꼭 필요한 조건이다.

3) 갈비뼈회전변위의 임상고찰

인체의 흡기와 호기에 따라 움직임이 있는 갈비뼈가 움직이지 않으면 호흡장애와 동반되는 산소결핍으로 인하여 인체에는 이해할 수 없는 통증이 야기된다. 복잡하고 분주한 현대인의 일상에 관련이 있는 스트레스는 내부장기 질환과 고혈압, 두통, 신경과민 등 그 외의 많은 증상을 나타내고 있다.

심장과 허파를 감싸고 있는 갈비뼈의 가동성제한을 회복시키는 것은 우리 모두에게 중요한 도전이다. 그러나 준비된 테크닉과 치료계획을 통하여 이러한 서블럭세이션을 제거하고, 갈비뼈의 정상적인 기능을 다시 찾아주었을 때 심장과 허파에 누적된 스트레스는 어렵지 않게 제거할 수 있을 것이다. 이것은 결과적으로 인체의 항상성(homeostasis)을 활성화하여 스스로 자기의 병을 치유할 수 있게 만드는 기폭제가 된다.

13. 등뼈전방변위의 진단과 어저스트먼트

1) 등뼈전방변위의 진단

좌위에서 가시돌기(극돌기) 사이를 촉지하여 신전가동검사를 해본다(그림 3-46a). 정상적인 경우에는 환자를 신전시킬 때 접촉을 유지한 손가락끝을 가시돌기가 무는 듯 한 움직임이 있다. 이것은 척추뼈몸통(추체)의 가시돌기들이 후하방으로 이동되기 때문이다. 그러나 문제의 가시돌기는 이런 움직임이 없이 고정되어 있다. 전방으로 변위된 상태에서 고착(fixation)된 것이 그 원인이다.

척추뼈몸통이 전방으로 변위된다는 것은 정확하게 수직으로 들어가는 것이 아니고 전하방으로 밀려들어가는 것이다. 이러한 조합은 가시돌기의 끝부분이 상방으로 약간 들

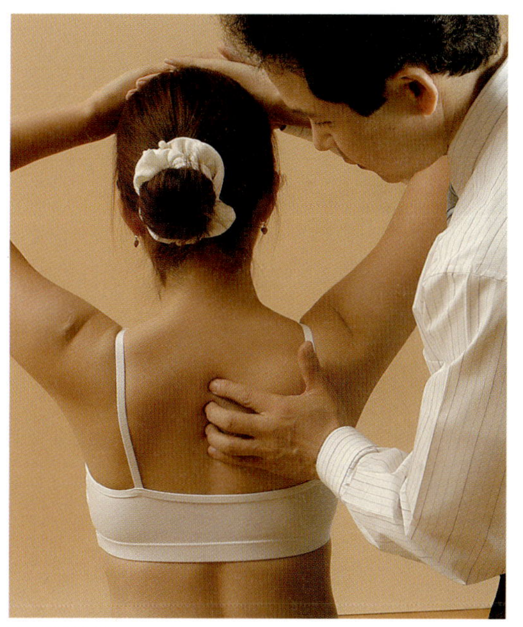

그림 3-46a. 신전가동검사

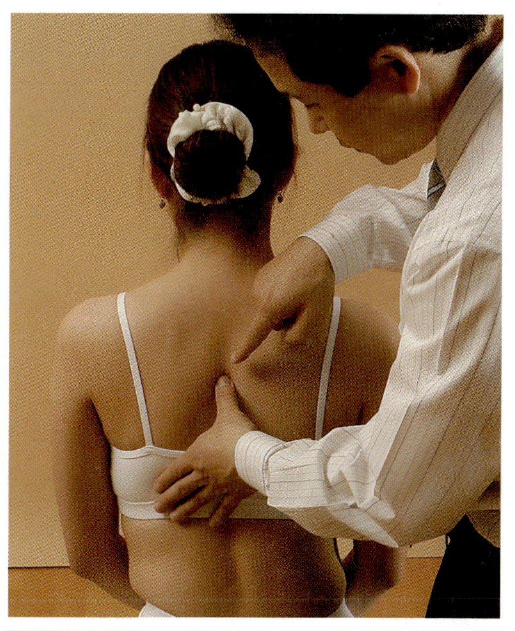

그림 3-46b. 관련 가시돌기 부위의 압통점을
지적하고 있다.

리게 되면서 오목하게 들어간 형태를 보인다.

　따라서 가시돌기 사이를 연결하고 있는 관련된 척추뼈몸통의 가시사이인대(극간인대, inerspinous ligament)는 원래의 길이보다 늘어날 수밖에 없다. 문제의 가시돌기에 엄지를 접촉하여 머리방향으로 부드럽게 올려보면 상방에서 당기고 있는 가시사이인대의 팽팽한 긴장감은 환자로 하여금 깜짝 놀랄만한 통증을 느끼게 할 것이다(그림 3-46b).

2) 등뼈전방변위의 어저스트먼트

Table	D and L
P.P	앙와위. 양손을 목 뒤로 깍지를 끼운다.
D.P	한쪽 방향에서 가위자세
C.H	양손. 환자의 아래팔(전완)부위
L.O.C	전방에서 후방 및 하방에서 상방

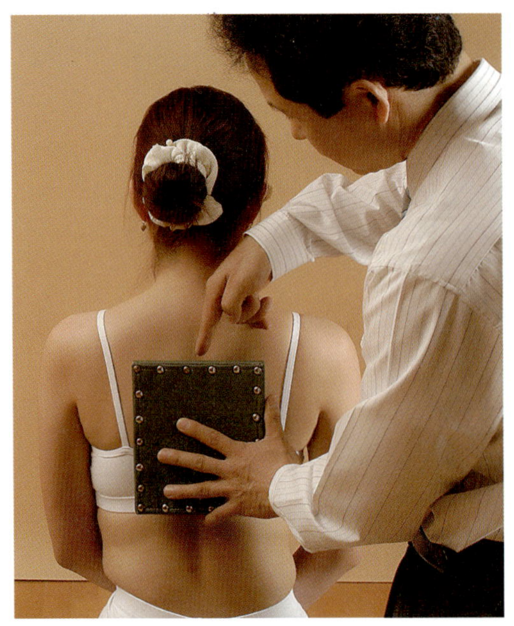

그림 3-47. 치료포인트에 블록판을 접촉한다.

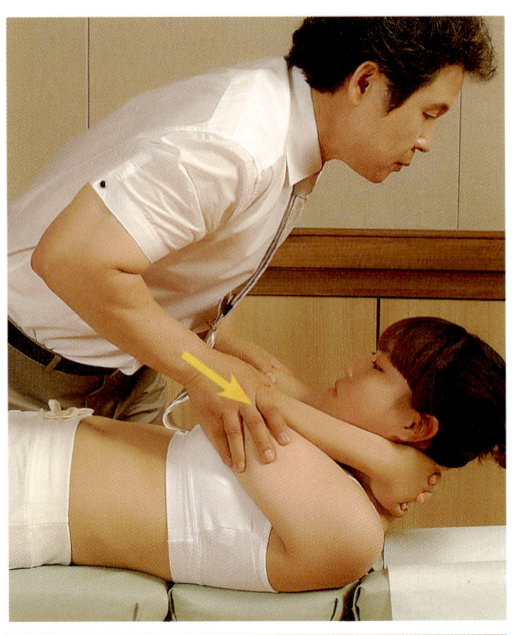

그림 3-48. 치료사의 체중을 실어 가볍게 추력한다.

톰슨 테크닉에서는 등뼈전방변위의 교정시에 치료사의 손가락 부상을 예방하고 간편하게 치료하기 위하여 block 판을 사용한다(그림 3-47). 압통을 보이는 가시돌기가 줄지어 있다면, 그 중에서 제일 하부의 척추뼈를 치료하고, 그렇지 않은 경우에는 가장 예민한 압통을 보이는 척추뼈를 치료하기로 한다.

우선 환자를 테이블 위에 앉히고 압통이 있는 가시돌기가 block의 가로돌기 받침대 제일 윗부분의 중앙에 위치하도록 한 손으로 촉진하고, 다른 손으로 block판을 잡는다. 헤드피스를 올려놓고 환자를 편안하게 눕히는데, 이때 접촉된 위치에서 block판이 미끌어지지 않도록 주의해야 한다.

상체이완을 유도하기 위하여 환자의 양쪽 무릎관절을 구부려 발은 테이블면에 가지런히 놓는다. 그리고 환자는 양손을 교차하여 목뒤에서 깍지를 끼운다.

치료사는 테이블의 중심부로 자신의 상체를 이동하여 바른 교정각도를 위한 중심선에 위치하고, 환자의 아래팔을 견고하게 잡는다. 호흡법을 적용하여 숨을 완전히 내쉬었을 때 체중을 실어 전방에서 후방 그리고 약간 상방으로 누른다(그림 3-48). 보통 1회의 교정으로 충분하며, 교정 후의 평가에서 방금 전에 보였던 가시돌기의 예민한 통증은 즉시 소멸되는 임상효과를 보인다.

등뼈전방변위 환자에 대한 치료를 진행할 때에는 반드시 목뼈 및 허리뼈의 검사도 병행해야 한다. 왜냐하면 때때로 등뼈전방변위는 다른 추골의 서블럭세이션으로 인한 보상(compensation)으로 나타나기 때문이다.

3) 등뼈전방변위의 임상고찰

등뼈전방변위의 독특한 통증 증상은 목뼈 3~4개 분절의 서블럭세이션이 원인으로 작용할 수 있다. 예를 들어 등뼈의 여러 가시돌기에 압통이 동반된다면 고리뼈(환추, atlas)의 서블럭세이션을 파악하여 타글 리코일(Toggle Recoil) 기법을 치료계획에 설정할 수도 있고, 또한 아래쪽목뼈(하부경추)의 장애가 확인되었다면 드롭테이블의 헤드피스를 사용하여 후방에서 전방으로의 어저스트먼트를 할 수도 있다.

디버시파이드 테크닉(diversified technique)에서 적용되는 목부위의 외측굴곡과 회전 없이 복와위 상태에서 간편하게 치료하는 이 방식은 척추동맥에 손상을 주지 않고, 자력으로 목부위를 이완하지 못하는 환자와 목디스크환자에게도 효율적으로 사용되고 있다.

엉치뼈 위에 한층씩 연결되어 있는 척추는 24개의 분절로 이루어져 있으나, 보상적인 서블럭세이션과 진성 서블럭세이션은 항상 존재할 수 있다. 국소적 증상이나 통증의 유형을 쫓는 것도 치료의 과정일 수 있겠지만, 원발적 장소(primary erea)를 찾아내어 성공적인 치료를 할 수 있는 것은 다양한 검사법을 숙지하고 있을 때 가능하다.

메이저 서블럭세이션을 감별할 수 있는 예리한 임상가의 눈을 지니기 위하여 우리는 끊임 없이 연구하고 노력해야 한다.

14. 척추뼈사이관절측방변위증후군의 진단과 어저스트먼트

1) 척추뼈사이관절측방변위증후군의 진단

척추뼈사이관절측방변위증후군(추간관절측방변위증후군)의 전형적인 증상은 통증이 한 방향으로 일률적이고, 척추뼈의 경사 및 회전이 없다. 즉 문제의 척추뼈가 상하의 척추뼈에 비해 측방으로 어긋나 관절주머니(관절낭, joint capsule)를 압박하고 있는 것이다.

이런 영향은 등부위의 목가장긴근(경최장근, longissimus cervicis)과 마름모근(능형근, rhomboid)의 레벨에서 한 방향으로 통증이 나타나게 한다.

2) 척추뼈사이관절측방변위증후군의 어저스트먼트

Table	D and L
P.P	복와위
D.P	영향을 받고 있는 반대쪽
C.H	위쪽 손
C.P	콩알뼈(두상골)
S.C.P	척추뼈고리(추궁)—추궁근(척추뼈고리판) 접합부
S.H	아래손으로 주동수와 깍지를 끼운다.
T.P	LOC에 일치
L.O.C	외측에서 내측으로

환자를 엎드리게 하고 등과 허리피스의 텐션을 가볍게 설정한다.

치료사는 외측으로 측방변위된 척추뼈의 반대편에 낮은 자세로 위치한다. 아래쪽의 보조수는 교정의 방향과 일치하도록 문제의 척추뼈고리판조직을 끌어당겨 팽팽하게 해 놓고

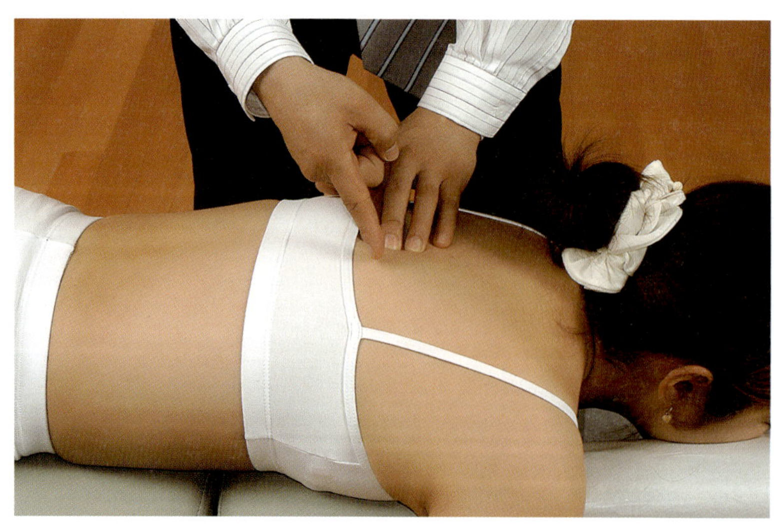

그림 3-49. 환자의 치료부위를 가리키고 있다. 여기에서는 관련 부위의 우측 척추뼈고리와 척추뼈고리판 접합부를 설명하고 있다.

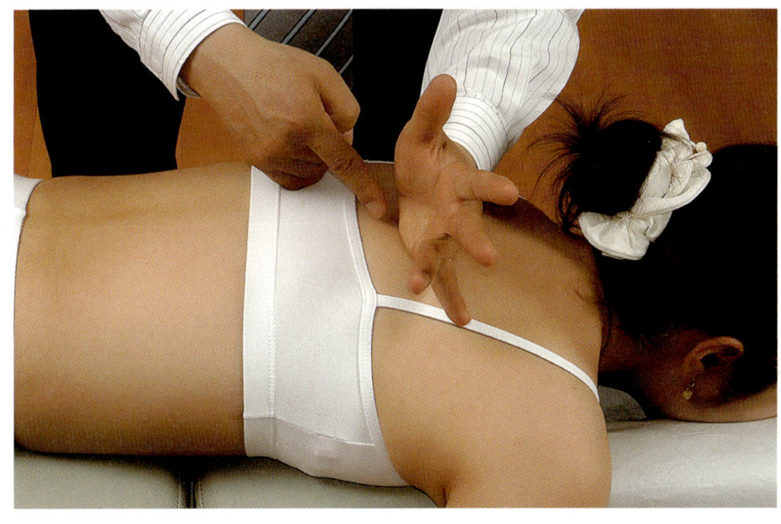

그림 3-50. 치료부위를 놓치지 않기 위해 보조수의 표식점 위로 주동수를 끌어당기고 있다.

(그림 3-49), 그 위에 주동수의 콩알뼈부위(두상골부)를 견고하게 컨택한다(그림 3-50).

치료사의 허리를 보호하기 위하여 항상 무릎관절을 굴곡하고 엉덩이는 약간 후방으로 위치하여 마루와 평행이 되도록 한다.

주동수와 보조수는 서로 깍지끼고, 양쪽 아래팔부위는 환자의 등위에 가볍게 올려놓는다. 치료사는 통증이 있는 곳을 향해 즉, 치료사의 방향으로 해당 척추뼈의 척추뼈고리판을 끌어당기는 방식으로 3~4회 추력한다(그림 3-51).

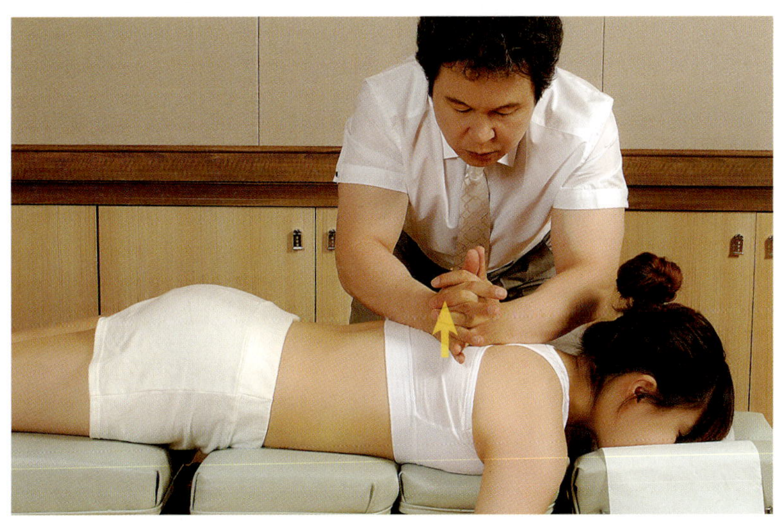

그림 3-51. 양손을 결합하여 최대긴장점을 조성한 뒤 화살표 방향으로 추력한다.

15. 척추전방전위증의 진단과 어저스트먼트-1

1) 척추전방전위증(미끄럼증)의 진단

척추사이관절돌기를 구성하고 있는 위관절돌기와 아래관절돌기의 뼈가 없어지거나 골절되어서 척추의 앞부분과 뒷부분이 나뉘어져 있는 상태를 척추분리증(spondylolysis)이라 하고, 아래위의 척추가 어긋나 있는 상태를 척추미끄럼증(spondylolisthesis)이라고 한다.

김동집 외(1988)에 의하면, 척추미끄럼증은 전방으로 미끄러지는 것으로 L5에서 가장 많은데, 척추분리증이 동반되는 진성척추분리미끄럼증과 척추분리증이 따르지 않는 가성척추미끄럼증으로 구분된다고 설명하였다. 이 두 증상은 모두 선천적·후천적으로 발생할 수 있다. 따라서 관절의 비정상적인 성장과 디스크의 퇴행으로 인하여 불안정한 운동단위(motor unit)를 조성하며 성장기의 과도한 스포츠활동에 따른 골절 등이 원인으로 작용할 수 있다.

아침에 침상에서 일어날 때와 활동을 시작할 때 허리 전체에 둔통을 느끼지만, 움직이고 있는 동안에는 오히려 편해진다. 이 증상은 분리되어 있는 것만으로도 척추간의 불안정성을 야기하는데, 이것은 추간원판과 척추사이관절에 과대한 부담을 주어 만성적인 요통으로 진행된다. 만일 다리에 방산하는 동통과 저린 느낌이 온다면 추간원판탈출증을 합병하고 있을지도 모른다. 또한, 척주관에도 변형이 생겨 척수를 압박하게 된다면 요부척주관협착증이 유발될 수도 있다.

그러나 척추분리증과 미끄럼증이 존재하는 환자라고 해서 반드시 증세가 나타난다고 할 수는 없다.

2) 척추전방전위증의 X-ray 진단

척추전방전위증에 대한 X-ray 진단법은 몇 가지가 있다. 여기에서는 대부분의 임상인들이 사용하고 있는 Ullman's line과 Scotty dog에 대하여 설명한다.

(1) Ullman' s line
허리엉치 측면촬영필름(lateral lumbosacral)

① 엉치뼈 바닥부위의 선과 바닥부위의 최전면부에서 직각을 이루는 수직선을 긋는다.

② 제5허리뼈의 전하면은 수직선으로부터 후방에 위치해야 정상이다(그림 3-52a).

③ 제5허리뼈에서 전방전위가 발생하면 수직선과 교차하게 된다(그림 3-52b).

④ 일반적으로 정도가 심한 디스크 질환일 경우 양성으로 나타난다.

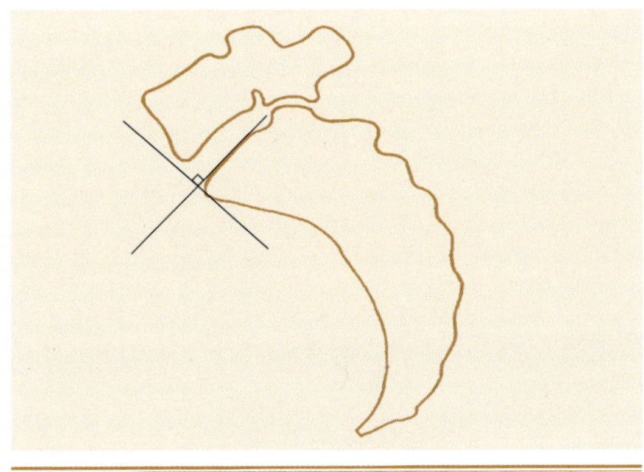

그림 3-52a. 정상

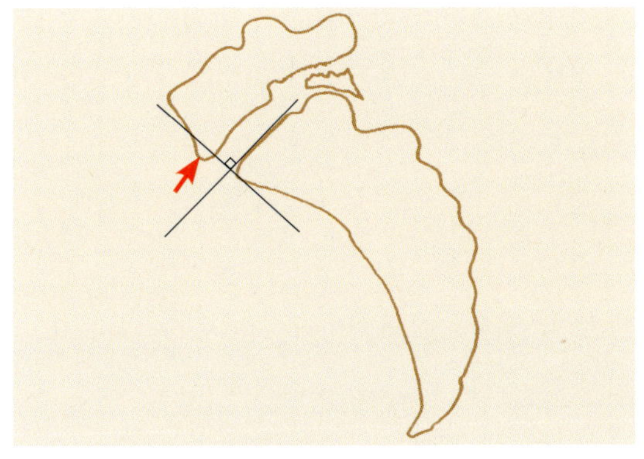

그림 3-52b. 양성

(2) Scotty Dog

허리엉치 사위촬영필름(oblique lumbosacral)으로 실시하는 Spondylolisthesis의 분석에는 2가지 중요한 sign이 있다.

첫번째 sign은 척추뼈몸통관절면의 손상에 의해 Scotty dog의 목부위에 칼라(callar)가 나타나는데, 이는 골체분리현상(osseous separation)을 의미한다(그림 3-53a). 두번째 sign은 관절의 정렬이 변화된 형태를 보인다. 정상적으로는 계단식(stair step) 정렬을 이루지만, 아래관절돌기가 보다 더 상방 또는 후방으로 이동된다(그림 3-53b).

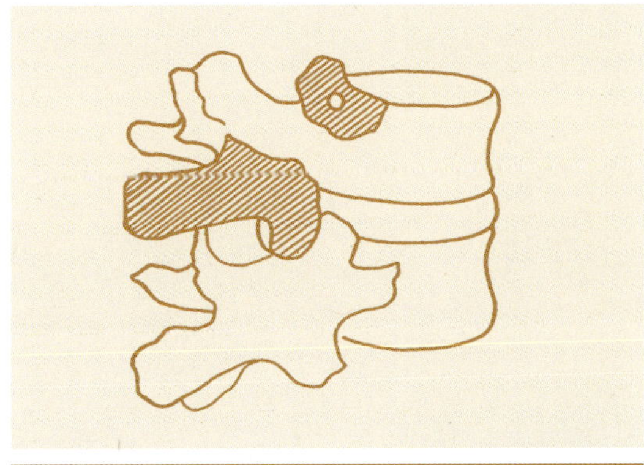

그림 3-53a. Scotty dog의 목 부위에 칼라가 보인다.

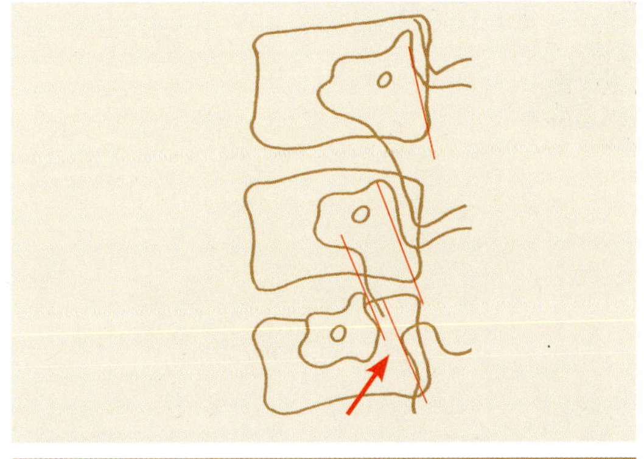

그림 3-53b. 관절의 계단식 정렬에 변화가 나타난다(개목걸이처럼 보인다).

이 분석은 단일측 또는 양측 결함이나 손상을 진단하는 데 도움을 준다.

3) 척추전방전위증의 어저스트먼트

Table	P and L
P.P	앙와위
D.P	가위자세
C.H	양손
C.P	엄지
S.C.P	복부
L.O.C	전방에서 후방으로

환자의 체중에 맞추어 아주 가벼운 텐션을 설정한다. 복부를 이완하기 위하여 환자의 양쪽 무릎을 굴곡시키고, 양발을 테이블면 위에 가지런히 올린다. 그리고 두덩뼈(치골)의 최상부면에 양 엄지를 접촉한 후(그림 3-54a) 복부쪽과 머리방향(후상방)으로 티슈 풀한다. 이 때 양손에서는 내부장기가 밀려나가는 느낌을 받아야 한다(그림 3-54b).

환자의 접촉점 위에 치료사의 어깨가 수직으로 위치하고 팔은 곧게 편다. 환자가 숨을 거의 내쉬었을 때 가볍게 전방에서 후방으로 추력한다(그림 3-54c).

이 기법의 단점은 예민한 환자일수록 심한 불안감을 보이고, 치료사 역시 불편하기만

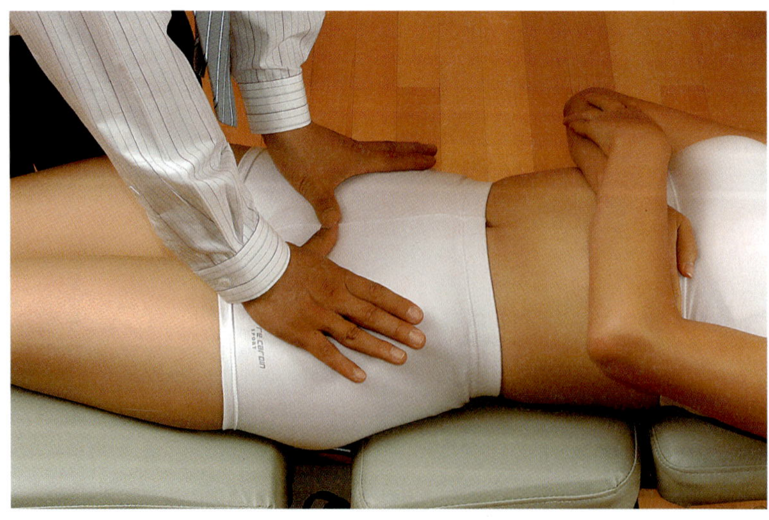

그림 3-54a. 두덩뼈의 최상부에 양 엄지 컨택

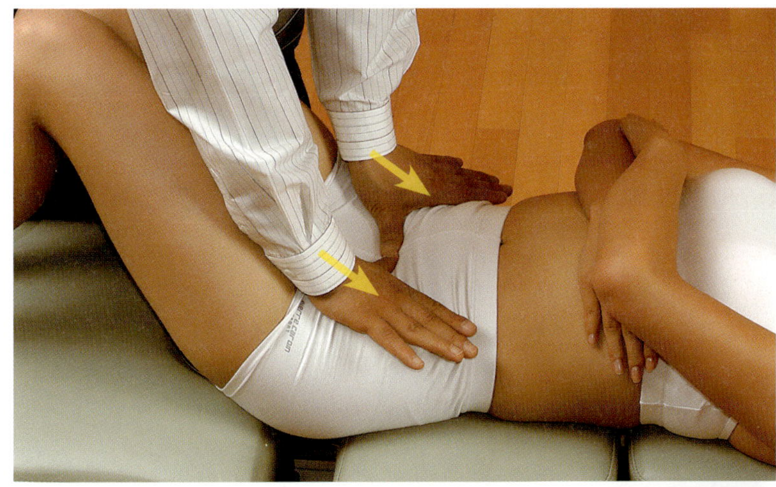

그림 3-54b. 후상방 티슈 풀

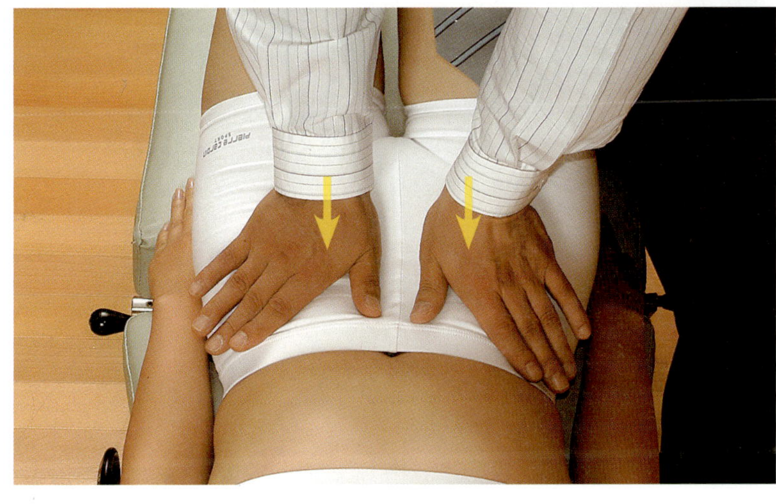

그림 3-54c. 양손은 동일한
힘으로 화살표 방향으로
추력한다.

하다. 또한, 임상결과도 좋지 않기 때문에 크게 사용하지는 않는다. 이 기법의 단점을 보완한 다른 방식의 어저스트먼트가 있다.

4) 척추전방전위증의 부적응증상

어떠한 어저스트먼트를 적용한다 해도 다음과 같은 부적응증상이 있다면 주의해야 한다.

(1) 대동맥류(aorta aneurysm)

동맥경화가 진행되면 심장에서 직접 나와 몸의 중심부를 통하고 있는 대동맥이 혹처럼 부풀어 오르거나, 일부는 혈관내벽이 벗겨져 그 사이로 혈액이 흐르는 상태를 말한다. 대동맥이 파열되면 가슴안(흉강)과 배안(복강) 내에 대출혈을 일으켜 사망률이 매우 높다.

(2) Meyerding's grading system

척추탈위증이 척추뼈의 변위 정도에 따라 영향을 받는 부위와 등급을 구분할 수 있다. 이 중에서 그레이드 3, 4의 탈위증은 부적응증상으로 분류한다.

X-ray 분석은 제5허리뼈와 관절을 이루는 엉치뼈 바닥부위를 일정하게 4등분한다. 정상적인 척추뼈몸통은 허리뼈 5번 후하방의 모서리와 엉치뼈 1번의 후상방 모서리와 정렬을 이룬다. 뒤쪽으로부터 1번~4번으로 등급을 정한다(그림 3-55).

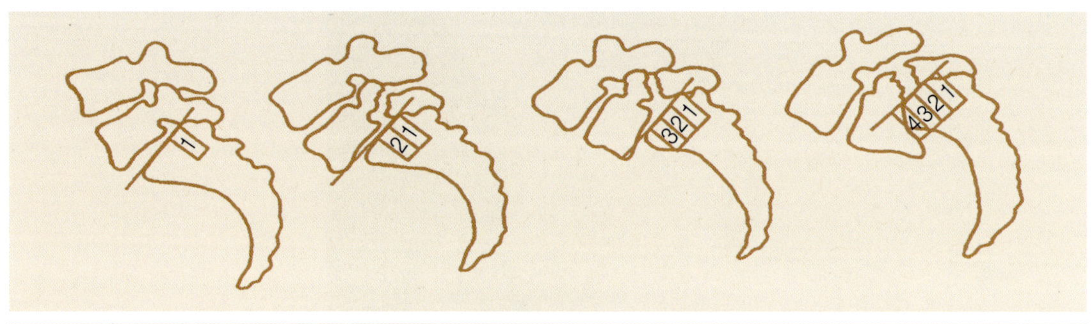

그림 3-55. 척추탈위증의 등급

5) 척추전방전위증의 임상고찰

무엇보다도 관절돌기가 깨어져 분리된 상태에서 전방전위증이 존재하는 진성 전방전위증이라면 이 교정법은 큰 의미가 없다. 그저 전방전위증에 의해 근육군에 영향을 주었던 관련된 신경의 흥분성을 감소시켜 근육의 불균형을 초래하는 근수축을 이완시키는 정도이다. 따라서 진성척추전방전위증의 치료에는 James M. Cox가 창안한 굴곡·신연 테크닉을 권장하고 싶다.

디스크질환(목, 허리)과 협착증, 후관절증후군, 척주옆굽음증, 이행성관절 등은 필자의 경우 Cox와 다른 테크닉을 병행하여 적용했을 때 탁월한 임상효과를 경험할 수 있었다.

Holmes(1977)는 추간원판의 질환에 A.K요법(applied kinesiology)과 Cox(1979)의 테크닉을 접목하여 괄목할 만한 임상효과를 발표했다.

이런 증례들에서 얻을 수 있는 교훈은 어떤 질환을 놓고 오직 한 가지 테크닉만을 고집한다는 것은 결코 합리적이지 못하며, 비효율적인 임상결과를 초래할 수도 있다는 사실이다.

16. 척추전방전위증의 어저스트먼트-2

복부의 내부장기를 밀어내며 교정하는 본래의 치료법은 불편한 요소가 많아 다른 방식의 테크닉을 설명한다.

해부학적으로 L5의 아래관절돌기는 엉치뼈위관절돌기(천골상관절돌기)의 위관절면(superiorarticular facet) 위에 얹혀있는 듯한 형태이다. 이러한 구조를 이해한다면 송판에 박혀 있는 못을 뺄 때 접촉하는 장도리의 양쪽 돌기를 연상할 수 있을 것이다. 엉치뼈의 꼭대기쪽에 P-A의 추력을 가한다면 엉치뼈의 위관절돌기는 마치 박혀 있는 못을 당기듯 L5의 척추뼈를 후방쪽으로 이동시킬 수 있는 어저스트먼트가 된다.

측와위에서 행해지는 간스테드 테크닉도 괜찮겠지만, 드롭테이블을 이용하는 이 방식이 환자에 따라 좀 더 효과적일 수 있다.

Table	P
P.P	앙와위에서 무릎관절을 굴곡하여 양손으로 맞잡는다.
D.P	환자의 옆
C.H	아래쪽 손
C.P	손목부위(수근부, No.11)
S.C.P	엉치뼈 꼭대기부위(천골의 첨부, sacral apex)
S.H	굴곡된 무릎의 상부면을 아래팔(전완)로 덮어 고정
L.O.C	주동수- 후방에서 전방, 보조수- 전방에서 후방

환자의 체중에 맞추어 골반피스를 조절한다. 보조수의 아래팔로 굴곡된 무릎을 감싸고 손으로 고정한다. 주동수는 엉치뼈를 접촉할 때 반드시 힘을 주어 들어올려야 한다. 그렇지 않으면 손목을 다칠 수 있다. 주동수와 보조수의 힘의 비례는 50대 50이다. 주동수는 엉치뼈 꼭대기부위를 들어올리듯 후방에서 전방으로의 힘을 가하고, 보조수는

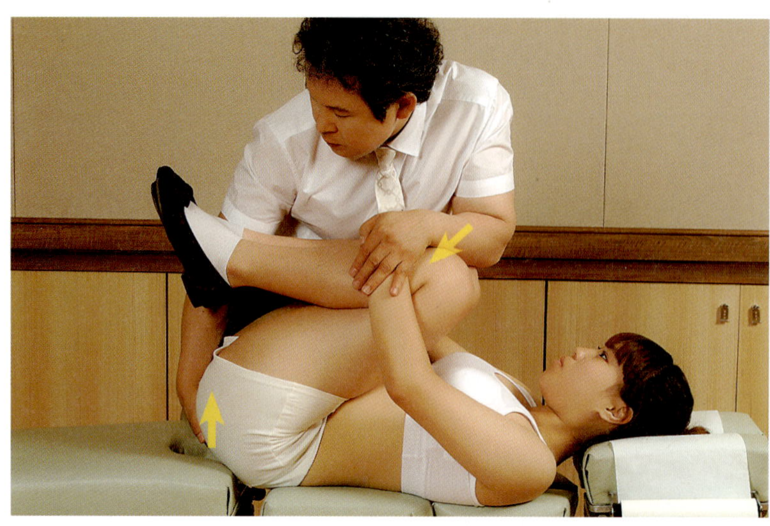

굴곡된 넙다리뼈의 각도대로 전방에서 후방으로의 상반되는 힘을 가한다.

이 치료의 핵심은 퍼거슨 앵글(Ferguson's angle)을 줄여주고 L5를 중립위치로 이동시키는 것이다(그림 3-56).

17. 허리뼈사이관절증후군의 진단과 어저스트먼트

1) 허리뼈사이관절증후군의 진단

허리뼈사이관절증후군(요추추간관절증후군)의 가장 큰 원인은 허리뼈의 과전만(hyperlordosis)현상이다. 잘못된 자세나 외상 등의 여러 가지 요인을 들 수 있으나, 대표적인 케이스는 섭취량에 비해 운동량이 부족하여 생기는 과체중으로 인한 복부비만이다.

이것은 허리뼈의 중력선을 엉치뼈의 전면부에서 앞쪽으로 이동하게 만들어(그림 3-57 참조), 관절공간에 압박을 가중시키고 관련된 척추뼈를 둘러싼 인대와 근육에 심한 경직현상을 초래한다. 또한 피막인대에서 발생하는 스트레스는 척추뼈의 회전운동성을 제한시킨다.

X-ray외측상(lateral view)의 허리뼈중력선(lumbar gravity line)을 작성해 보기로 한다.

① 요추 3번의 상·하·전·후의 모서리에서 대각선으로 교차선을 만든다.

② 교차된 중심점에서 수직선을 하방으로 내린다.

③ 정상적인 경우 수직선은 엉치뼈의 전방부를 통과한다.

④ 만약 이 중력선이 엉치뼈로부터 전방 10mm 이상의 거리를 두고 지난다면, 허리엉치(요천관절) 사이에 허리뼈의 과전만 상태가 발생했음을 의미한다.

⑤ 반대로 중력선이 엉치뼈의 후방부를 통과한다면, 허리엉치관절에 체중축수력(weight bearing force)이 가해져 허리아래쪽에 통증을 유발시킬 수 있다.

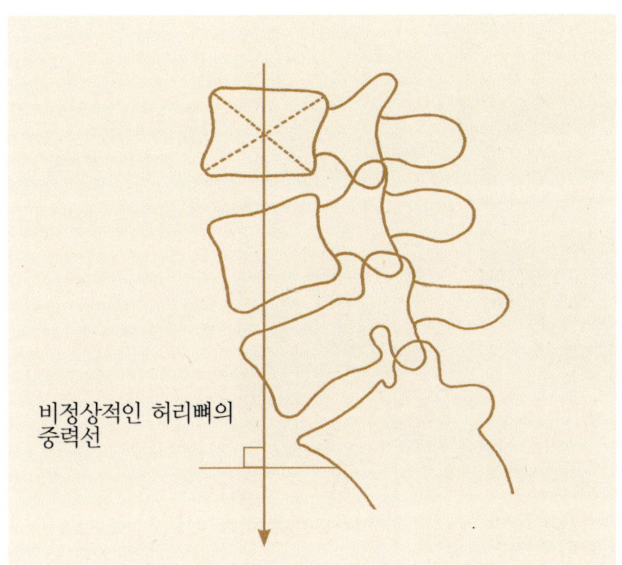

그림 3-57. 허리뼈의 중력선

2) 허리뼈사이관절증후군의 어저스트먼트

Table	L and P
P.P	복와위
D.P	환자의 옆
C.H	아래쪽 손
C.P	No.1(콩알뼈)과 No.10(엄지두덩)
S.C.P	꼭지돌기 양측
S.H	위쪽 손 No.11(손목부위)
S.S.P	엉치뼈 바닥부위
L.O.C	하방에서 상방, 후방에서 전방으로

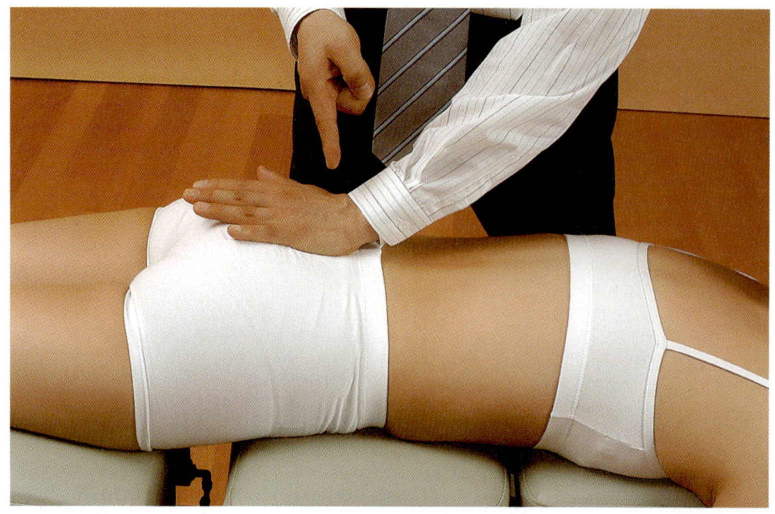

그림 3-58a. 엉치뼈바닥부
위에 컨택한 손의 위치

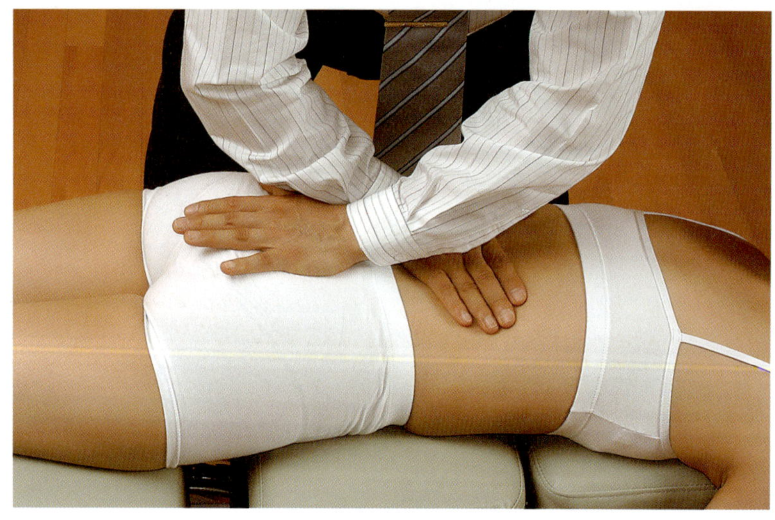

그림 3-58b. 꼭지돌기에 컨
택한 손의 위치

골반피스를 2인치 들어올리고 골반과 허리뼈의 텐션을 환자의 체중에 맞추어 조절한
다. 만일 이러한 기능이 없는 테이블이라면 골반 아래에 원통형 베개를 놓아도 된다. 치
료사는 환자의 바로 옆에 서서 위쪽 손의 손목부위를 엉치뼈의 바닥부위에 둔다(그림
3-58A). 주동수인 아래쪽 손(그림 3-58B)을 문제의 유두돌기 양쪽에 확실한 티슈 풀
을 하여 접촉한다.

이 방식은 가시돌기에 압력을 주어 회전이 발생하지 않도록 하면서 척추뼈를 견인하
는 데 있다. 가시돌기에 인접한 꼭지돌기에 컨택하는 것은 이러한 목적을 이루기 위해서
이다. 주동수는 하방에서 상방으로, 보조수는 상방에서 하방으로 추력한다.

3) 허리뼈사이관절증후군의 임상고찰

이와 같은 테크닉은 관절의 공간을 본래의 모습으로 되돌려 척추뼈의 연부조직인 근육과 인대의 스트레스를 제거하고 궁극적으로 허리뼈의 기능을 회복시키는 데 있다. 등허리의 척주세움근(척주기립근, erector spinae)과 허리네모근(요방형근, quadratus lumborum), 뭇갈래근(다열근, multifidus), 돌림근(회전근, rotatores)과 둔부의 중간볼기근(중둔근, gluteus medius), 큰허리근(대요근, psoas major), 엉덩근(장골근, iliacus), 긴허리근(장요근, iliopsoas) 등은 요통환자와 깊은 관련이 있다. 척추뼈의 정상적인 기능회복을 위하여 서블럭세이션을 제거해야 하는 것은 중요한 부분이지만, 연부조직의 구축이 존재한다면 반드시 이완시켜야 하는 과제도 포함되어야 한다.

치료마사지기법(massage therapy)이나 Laurens Jones의 좌상·역좌상(strain and counterstrain)기법은 고유수용기에 의한 신경근의 과자극성과 근육의 과긴장성을 제거하는 훌륭한 치료기법이다. 치료사들이 숙지하고 있으면 임상에 많은 도움이 될 것이다.

18. 엉덩뼈회전변위(IN,EX)의 진단과 어저스트먼트

1) 엉덩뼈회전변위의 진단

엉덩뼈(장골)의 회전변위를 감별하기 위한 중심축은 엉치뼈이다. IN엉덩뼈는 엉치뼈쪽에 가깝게 안쪽으로 회전된 경우이고, EX엉덩뼈는 엉치뼈에서 바깥쪽으로, 즉 가쪽으로 벌려진 것을 말한다(그림 3-59). X-ray의 전후 필름분석에서 폐쇄구멍의 모양과 크기는 변화한다.

IN은 좀 더 좁아지고 EX는 넓어진다. 넙다리뼈머리(대퇴골두)의 높이도 변화가 있는데, IN은 넙다리뼈머리의 높이를 높이는 반면 EX는 낮춘다.

이것은 PI(후하방)혹은 AS(전상방)엉덩뼈의 서블럭세이션과 함께 발생할 수도 있고, 그렇지 않을 수도 있다(박찬후, 2002).

시진법(inspection)으로 감별할 경우 환자는 딱딱한 의자나 테이블에 엉덩이가 보이도록 하여 앉는다. 치료사는 환자의 뒤에서 둔부라인을 관찰한다. IN엉덩뼈쪽은 좀 더 평평하

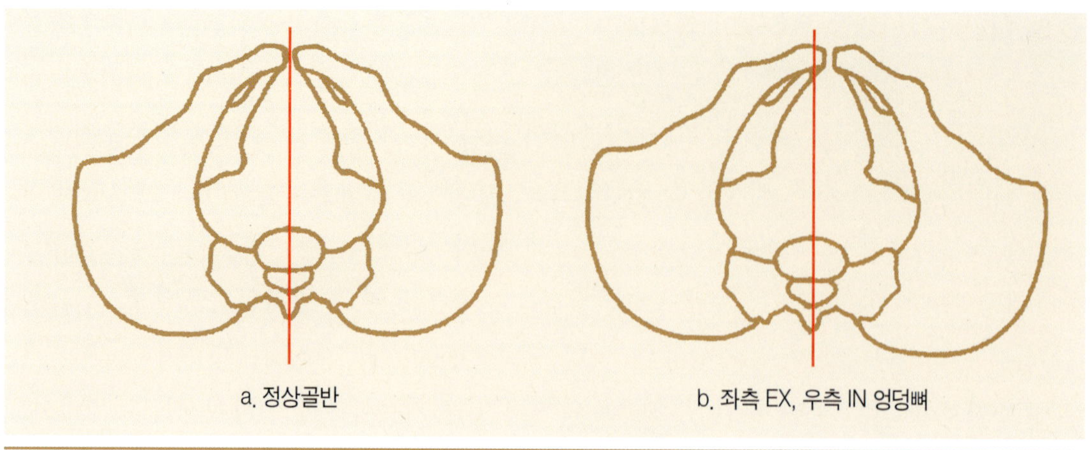

그림 3-59. 골반의 횡축상

고, EX엉덩뼈쪽은 좀 더 좁고 둥그렇다. 가동성검사에서는 한쪽의 PSIS와 S2결절에 엄지를 각각 접촉하여 앉아 있는 환자에게 양쪽 무릎사이가 멀어지게 벌리라고 주문한다.

정상적인 경우 두 엄지의 간격은 좁아진다. 만일, 이런 가동성이 없다면 EX엉덩뼈변위를 의미한다. 다음에는 양 무릎이 닿을 정도로 움직이도록 주문한다. 이 때 두 엄지의 간격은 멀어져야 정상적인 엉덩뼈의 움직임이다. 만일, 그렇지 않다면 안측으로 회전되어 고착상태에 있는 IN엉덩뼈이기에 밖으로의 가동성에 제한이 있다. 검사가 끝났으면 반대측에도 적용해 본다(그림 3-60).

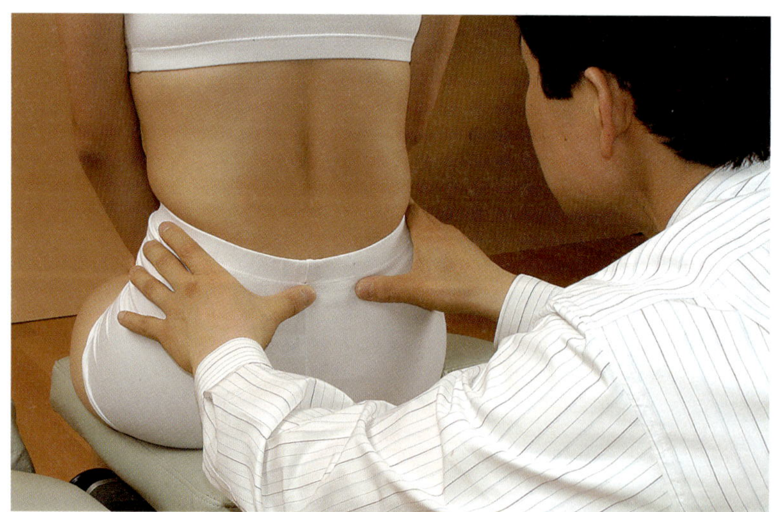

그림 3-60. 엉덩뼈 가동성검사

2) 엉덩뼈회전변위의 어저스트먼트

Table	P and L
P.P	복와위
D.P	IN-환측의 반대편, EX-환측
C.H	위쪽 손
C.P	No. 1
S.C.P	IN의 경우 궁둥뼈뒤쪽, EX의 경우 PSIS 외측
S.H	주동수의 손목안정화
L.O.C	IN-내측에서 외측으로, EX-외측에서 내측으로

　　IN엉덩뼈의 경우 치료사는 환측의 반대편에 서서 환측 궁둥뼈(좌골)의 뒤쪽에 접촉하는 손을 올려놓는다(그림 3-61a). 후방에서 전방, 그리고 내측에서 외측으로 가볍게 추력한다. 다른 방식으로는 PSIS의 내측면에 접촉하여 외측으로 추력할 수도 있다(그림 3-61b). EX엉덩뼈는 환측에 치료자가 위치하여 PSIS의 외측부에 주동수를 접촉하여 후방에서 전방, 그리고 외측에서 내측으로 추력한다(그림 3-62).

　　많은 임상을 겪으면서 숙련된 임상인은 의외의 서블럭세이션을 경험하게된다. 일상의 대부분을 앉아서 근무해야 하는 직업인과 노인들 중에서 좌위에서 일어서기가 어렵고 불편해하는 동작을 보인다. 또한 특별한 외상병력이나 합병증 없이 골반대의 경직감과 심

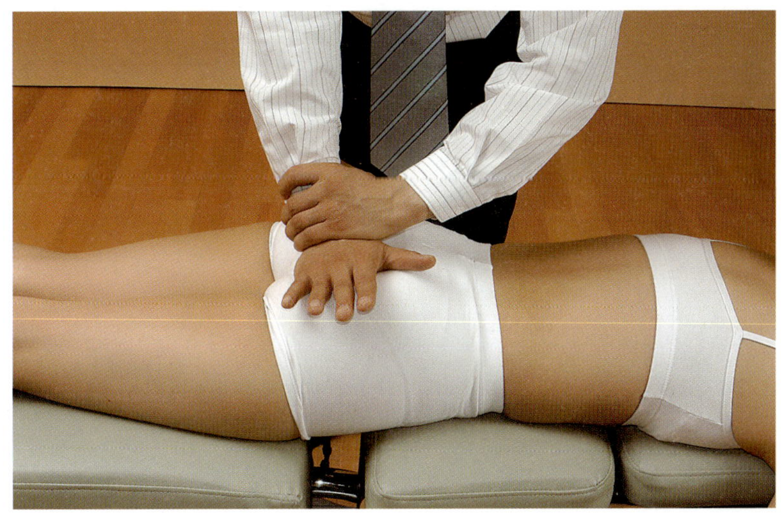

그림 3-61a. 궁둥뼈뒤쪽에 컨택한 내방엉덩뼈의 어저스트먼트

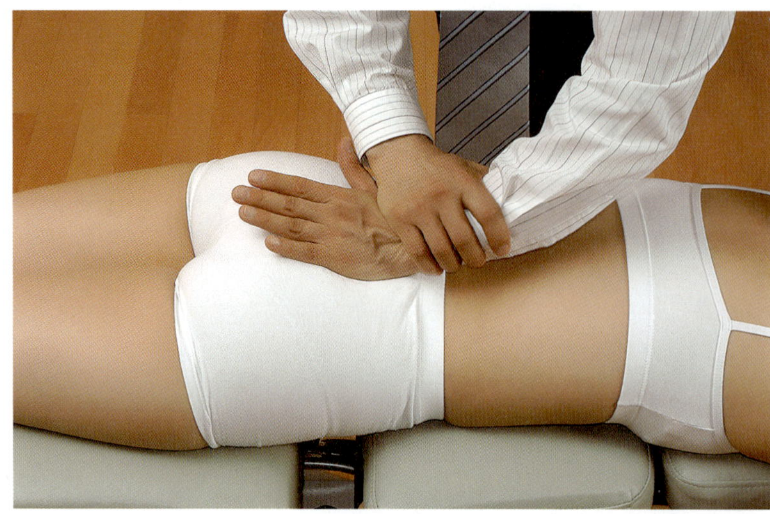

그림 3-61b. 위뒤엉덩뼈가
시의 내측면에 컨택한 내
방엉덩뼈의 어저스트먼
트

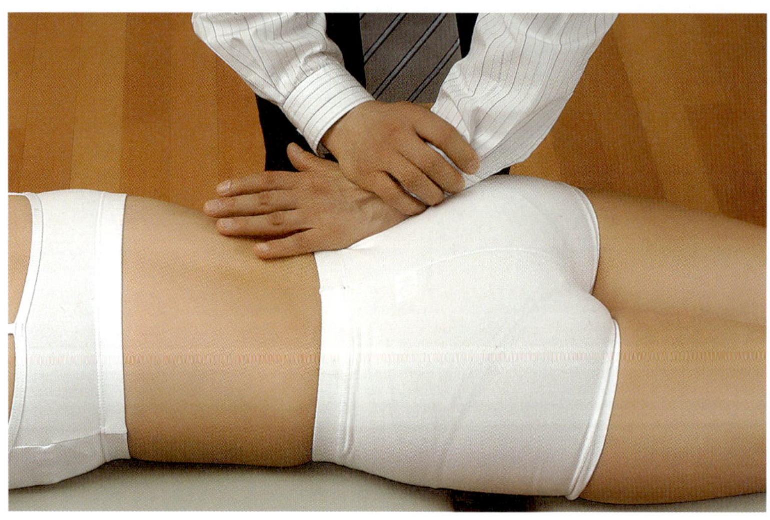

그림 3-62. 외방엉덩뼈의 어
저스트먼트

한 요통을 호소한다. 이러한 환자의 특성은 골반의 전후 방사선상에서 놀랍게도 양측성 엉덩뼈의 외방 서블럭세이션을 나타내고 있다.

어저스트먼트는 양측 위뒤엉덩뼈가시(후상장골극)의 외측부에 새끼두덩을 접촉하여 직내방으로 3~4회 추력한다(그림 3-63a). 대부분 임상효과는 바로 나타난다(그림 3-63b).

이와 비슷한 증상을 호소하는 또 하나의 독특한 서블럭세이션으로 양측성 궁둥뼈결절의 외방 서블럭세이션을 들 수 있다. 주로 허리뼈나 골반에 반복적인 진동 충격을 받게 되는 트럭운전자나 중장비기술자, 그리고 트랙터운전자들에게서 흔히 발생한다. 어저스트먼트는 양측 궁둥뼈거친면의 외측(그림 3-64a)에 새끼두덩을 접촉하여 직내방으로 추력한다(그림 3-64b).

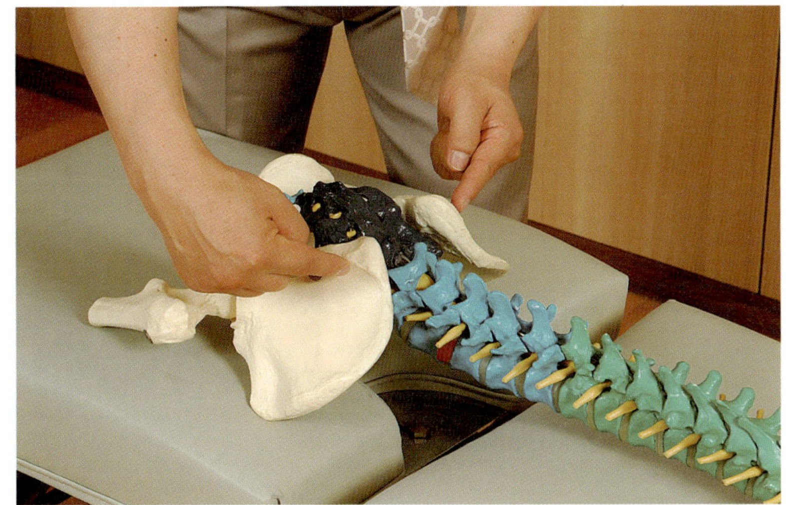

그림 3-63a. 양측위뒤엉덩
뼈가시 가쪽의 컨택부위

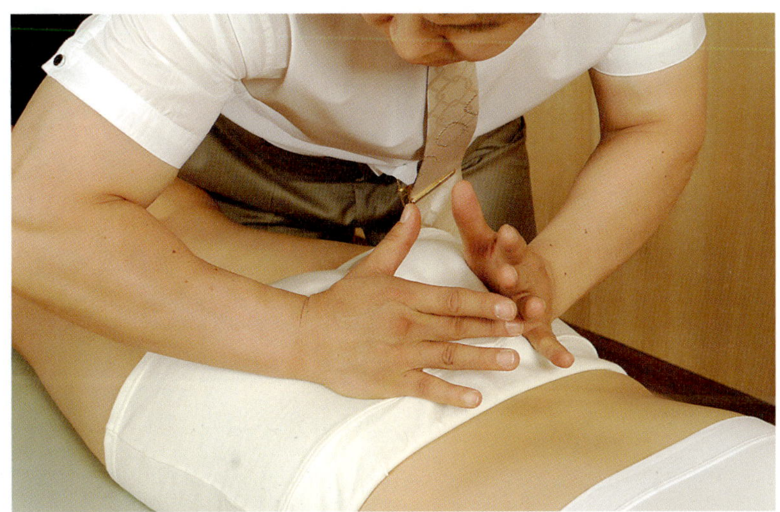

그림 3-63b. 양측성 외방엉
덩뼈의 어저스트먼트

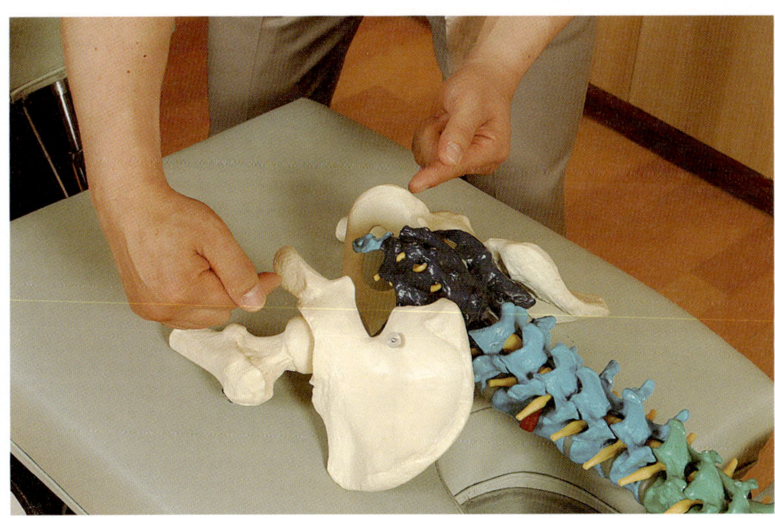

그림 3-64a. 양측 궁둥뼈결
절의 컨택부위

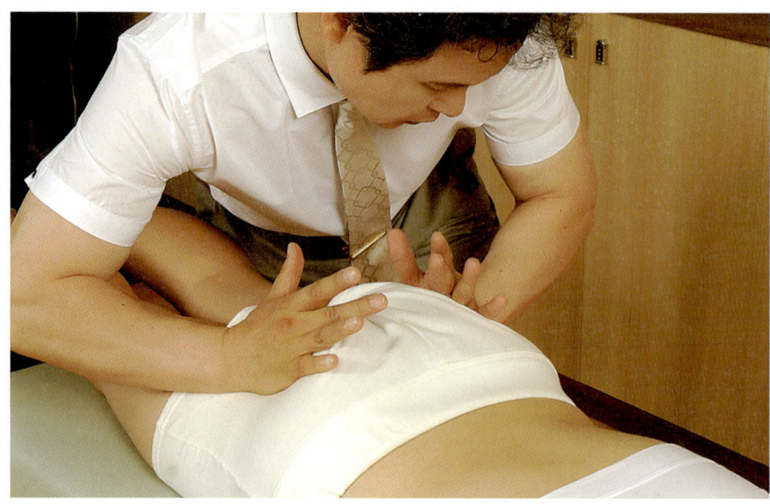

그림 3-64b. 양측성 외방엉
덩뼈의 어저스트먼트

3) 엉덩뼈회전변위의 임상고찰

이 회전상태는 통상적으로 영향을 받고 있는 측에 (+D) 등과 함께 발견된다. IN은 엉치엉덩관절(천장관절)의 전면부를 열어 부종부위를 조성한다. EX는 엉치엉덩관절의 후면부를 열어 압통과 함께 부종부위를 만든다. 앙와위에서 IN엉덩뼈는 정중선으로부터 같은 쪽 발을 멀어지게 하고 EX엉덩뼈는 정중선을 따라 같은쪽 발을 모으게 한다. 이것은 또한 기립자세에서도 볼 수 있다.

그러나, 이러한 조합들은 엉덩관절(고관절, hip joint)의 서블럭세이션과 더 깊은 관련이 있다는 것을 인지해야 한다. 다리교정편에서 엉덩관절 교정치료를 참고하면 도움이 될 것이다.

19. 목뼈후방변위의 어저스트먼트

목뼈의 증상은 교통사고, 스포츠상해, 낙상과 같은 갑작스런 외상에 의해 발생할 수 있다. Aprill(1992)은 이러한 외상에 관련된 환자들의 경우 대부분 어깨, 팔, 등위쪽의 통증, 어깨뼈사이통증, 두통 등을 추가적으로 호소한다고 하였다.

자세적 결함이나 좋지 못한 작업환경 등은 점진적으로 목의 경직이나 통증을 일으키는 요인이 된다. Dwyer A.(1990)를 비롯한 동료연구진의 보고서에 따르면 목뼈의 척추뼈사이관절(Zygapophyseal joint)이 특발성 목뼈통증의 원인이 되는 경우가 많다고 한다.

인체공학적으로 좋지 못한 작업환경에 대한 자세적응은 점진적으로 진행되며 결국 누적되는 것이다. 이러한 환자의 초기증상으로 나타나는 목부위통증이나 근육경직, 그리고 가동범위의 변이 등은 비교적 미세한 상태로 평가되어 극심한 증상이 나타나기 전단계까지는 확실하게 인식되지 않을 수 있다. 그러나 시간이 경과하면서 이 증상은 복합적으로 확대진행되며 심각한 기능장애를 유발한다. 목의 경직과 통증은 물론 두통, 안구피로, 전신피로, 근막통증 등의 누진적 증상들이 동반되어 나타난다.

목뼈의 상해나 기능이상이 있을 경우, 방어적 자세, 통증회피성 자세, 비정상적 머리 기울어짐, 그리고 보상적 어깨거상 등의 징후를 관찰할 수 있다.

목뼈의 수동적, 능동적 가동범위를 평가할 때, 양측의 대칭성과 운동에 의한 가동성 제한, 그리고 모든 가동범위 테스트(표 3-1)에서 보여지는 유연성 등은 주의 깊게 관찰되어야 한다.

표 3-1. 목뼈의 가동범위

굽힘(굴곡)	55~75도
폄(신전)	45~65도
가쪽굽힘(외측굴곡)	45~55도
돌림(회전)	65~85도

목뼈의 신경학적 검사에는 뇌신경검사(운동, 감각, 자율기능)를 포함한다. 팔의 반사테스트는 말초신경계와 목신경 모두를 평가할 수 있다.

표준적 반사테스트로 두갈래근(이두근, C5 신경근과 근육힘줄신경), 위팔노근(상완요근, C6 신경근과 노신경), 세갈래근(삼두근, C7 신경근과 노신경) 등이 포함된다.

저항적 동작에 의한 근력테스트는 신경근과 팔의 말초신경을 평가하기 위해 수행된다. 정형외과적 테스트인 Valsalva 테스트는 목뼈의 추간원판 병변이나 공간점유성 병변을 분별하는 데 사용된다. 이 테스트는 앉아서 복부에 힘을 주거나 재채기, 물건을 들어올릴 때, 척수뇌압이 올라가며 팔쪽으로 통증을 방사할 수 있다.

일측성 통증은 관련측의 척추사이구멍(추간공) 침범을 의미한다. 양측성 방사통의 경우 후방 중앙부의 디스크 병변일 가능성이 높다. 목뼈의 서블럭세이션을 제거하기 위한 테크닉은 환자에 따라 다양한 형태로 적용되고 있다. 이 책에서 설명하려는 목뼈후방변위의 어저스트먼트는 앞에서 설명한 바와 같이 목 디스크환자나 스스로 목을 이완하지 못하는 환자에게 유효하게 사용할 수 있다. 이 방식은 디버시파이드 테크닉(diversified technique)에서 적용하는 외측굴곡과 회전이 없기 때문에 척추동맥의 손상을 방지할 수 있다.

Table	C (목뼈부위)
P.P	복와위
D.P	후방변위측에 선다
C.H	아래쪽 손의 검지와 중지
S.C.P	척추뼈고리
S.H	위쪽손의 검지와 중지로 주동수의 접촉점위에 이중접촉(그림 3-65a)
L.O.C	후방에서 전방

치료사가 목뼈의 후방변위측에 서는 것은 후방되어 있는 척추뼈고리부위에 검지를 접촉하기 위해서이다. 헤드피스의 텐션을 아주 가볍게 조절해 놓고 P-A로 추력한다. 특히, 접촉된 검지에 무게를 실어 추력하도록 한다. 테이블의 기능에 따라 낙차가 전상 또는 전하 방향으로 조절될 수 있지만, 이런 기능이 없다면 목뼈의 면관절 각도(45도)를 기준으로 하여 추력한다(그림 3-65a, 65b).

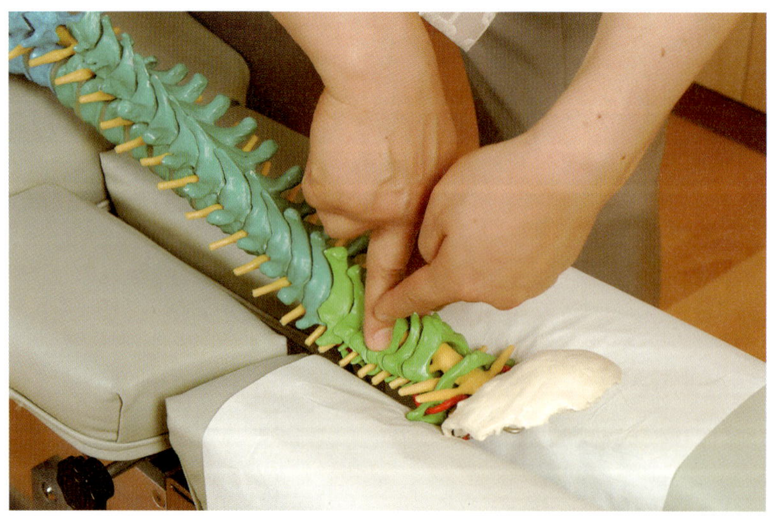

그림 3-65a. 더블컨택한 손의 모습

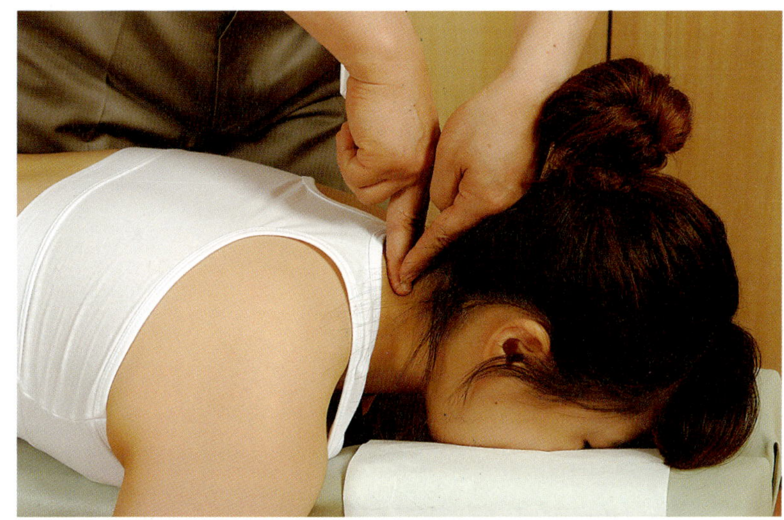

그림 3-65b. 가볍게 추력하
는 방식이 권장된다.

20. 허리뼈후방변위의 어저스트먼트

　　디버시파이드 테크닉에서는 요통환자들을 훌륭하게 회복시킬 수 있는 허리뼈회전교정법(lumbar roll)이 있다. 말 그대로 측와위에서 허리뼈에 회전력을 주어 치료하는 테크닉으로 카이로프랙터 사이에서는 오래 동안 적용되어 왔다.

　　그러나 디스크의 결함이 동반된 환자에게는 허리에 회전력을 실어 척추뼈를 되돌리기가 결코 쉽지 않다. 바로 이러한 상황에 적합하도록 회전력 없이 복와위 상태에서 간편하게 치료할 수 있는 테크닉이다.

1) 양쪽 엄지두덩을 접촉한 어저스트먼트

Table	L(허리뼈부위)
P.P	복와위
D.P	후방변위측에서 약간 하방
C.H	양쪽 엄지두덩(No.10)
S.C.P	꼭지돌기
L.O.C	후방에서 전방

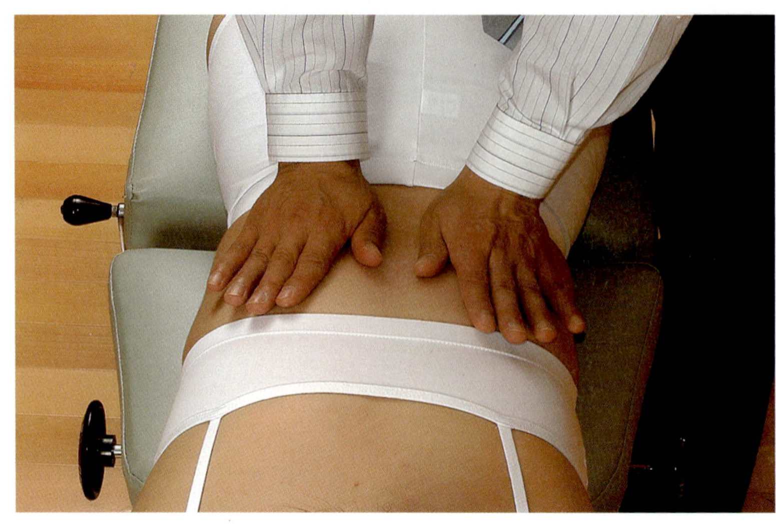

그림 3-66. 치료사의 위치는 환자의 척추 중심부로 이동하여 팔을 곧게 편 상태를 유지한다.

허리부위의 패드를 가볍게 조절한다.

양쪽 엄지두덩를 접촉한 교정(double thenar move)을 할 때 치료사는 후방변위측에 서서(PR-좌측, PL-우측) 미리 티슈 풀을 하여 긴장감을 조성한다 접촉은 양손으로 했지만 후방변위쪽에 좀 더 힘을 실어 후방에서 전방으로 추력한다. 이 방식은 등뼈교정시에도 동일하게 적용할 수 있다(그림 3-66). 만일, 하방변위가 존재한다면 하방에서 상방으로의 힘을 가한다.

2) 무지와 새끼두덩을 접촉한 어저스트먼트

무지와 새끼두덩을 사용한 방법(hypothenar thumb move)은 어린이나 노인의 척추뼈를 움직일 때 효율적으로 사용할 수 있다.

Table	L(허리뼈부위)
P.P	복와위
D.P	후방변위측에서 약간 하방
C.H	무지와 엄지두덩(No. 9·10)
S.C.P	후방변위측의 꼭지돌기
L.O.C	후방에서 전방

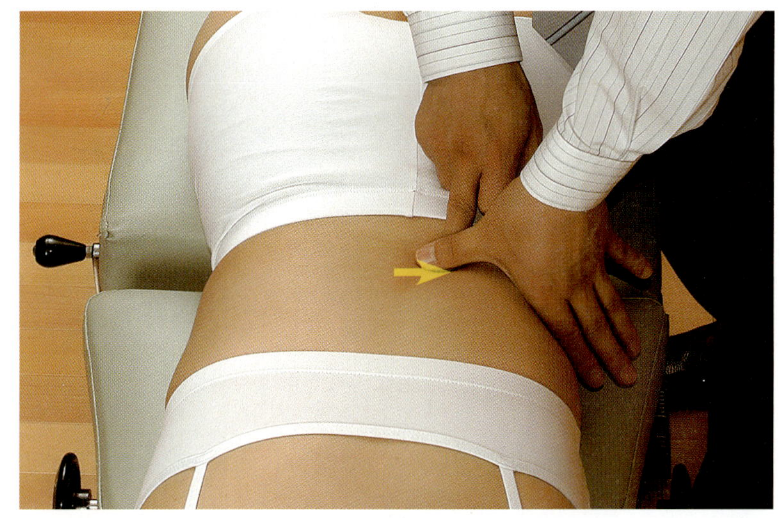

그림 3-67a. 치료부위에 엄지를 이용하여 미리 티슈 풀을 한다.

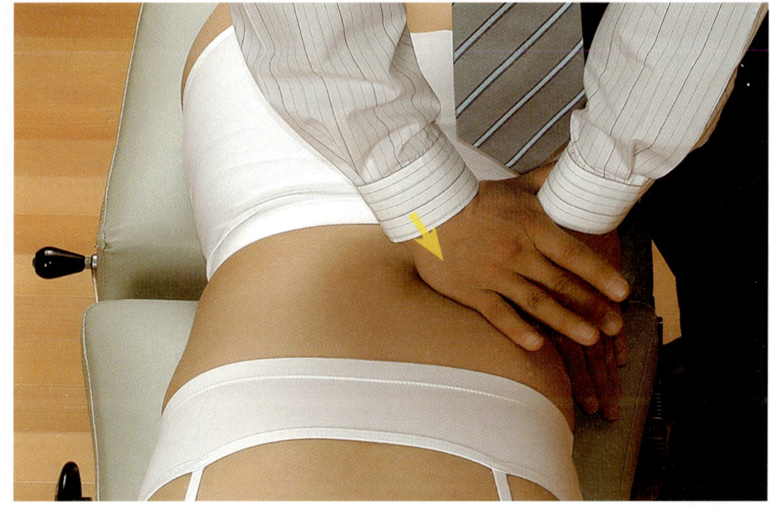

그림 3-67b. 팽팽한 긴장점 위에 더블컨택하여 추력한다.

엄지를 치료부위에 컨택하기 전에 반대측 손으로 치료방향을 향하여 티슈 풀을 한 상태에서 무지를 컨택하고(그림 3-67a), 그 위에 다시 새끼두덩 이중접촉하여 안정시킨다. 호흡법을 적용하여 숨을 완전히 내 쉬었을 때 P–A로 짧고 빠르게 추력한다(그림 3-67b).

만일 하방변위가 포함되었다면 I–S의 힘을 추가시킨다.

21. 근골격계의 만성질환과 카이로프랙틱

근골격계에 관련된 만성질환은 다양한 원인이 작용하여 고집스럽게도 치료에 쉽게 반응하지 않는다. 그리고 어떠한 치료를 적용해 보아도 이렇다 할 임상효과를 보여주지 못하는 경우가 있다. 왜냐하면 만성질환이란 다양한 요인이 작용하는 구조적인 문제를 포함하고 있기 때문이다.

요통의 원인으로 나타나는 엉치엉덩관절(천장관절)의 서블럭세이션과 디스크질환, 후관절증후군(facetsyndrome), 비대칭적 상관절(tropism), 협착증(stenosis), 척주굽음증(측만증, scaliosis), 척추미끄럼증(spondylolisthesis) 등은 기형적으로 변이된 구조적인 문제로서 결국 만성요통으로 진행된다.

3년 이상 근무한 택시기사의 대부분은 심한 요통에 시달리고 있다. 그 중의 60% 이상은 요통치료를 받고 있으나, 작업환경의 영향이 그 만큼 특별하기 때문에 요통이 유발될 수밖에 없다.

따라서 이러한 환자들에게 카이로프랙틱 치료는 매우 중요한 의미가 있다. 그러나 이들이 동일한 작업환경에서 반복되는 근무를 계속하게 될 때에 통증은 또 다시 발생하게 된다.

우리가 항상 의식해야 될 중요한 교훈은 거의 모든 환자는 어저스트먼트를 통하여 요통의 모든 문제가 해결되는 것으로 알고 있다. 하지만 어저스트먼트는 카이로프랙틱의 중요한 한 부분일 뿐이다.

만성환자의 평가와 치료계획에서 서블럭세이션을 제거하는 것은 당연히 포함되어야 하지만, 치료와 함께 병행되어야 하는 것은 작업환경의 변화, 운동, 심리적·정신적인 협의(psychological conference), 영양섭취(nutrition) 등으로 이러한 노력이 복합적으로 적용될 때에 근골격계통의 만성환자는 최상의 치료효과를 보장받을 수 있다.

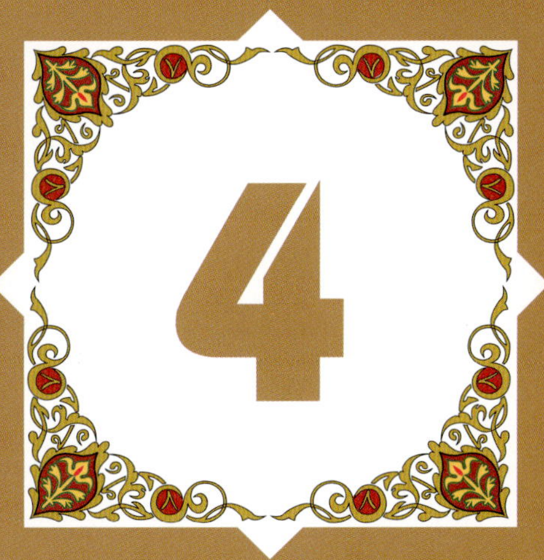

4

턱관절의 진단과 어저스트먼트

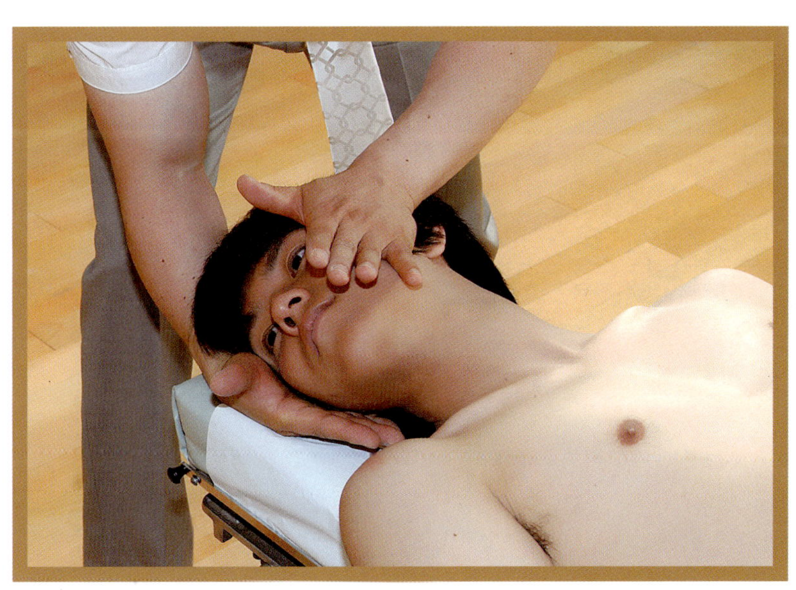

　머리는 척추 위에서 균형감 있게 조화를 유지해야 한다. 목뼈의 안정성을 형성하기 위해 조성된 힘, 목뼈 주위의 근막의 긴장 현상, 아래턱(하악)관절의 움직임, 목뿔뼈(설골)근육의 활동, 그리고 어깨뼈의 구조 사이에는 매우 밀접한 인체공학적 관계가 있다. 특히, 중요한 것은 자세에서 오는 스트레스, 근육의 강직성, 그리고 비정상적인 교합작용과 비정상적인 척추관절의 형성은 목뼈통증, 두통, 안면신경통 등의 다양한 임상적 문제와 관계가 있다.

　인체의 여러 관절 중 가장 복잡하고 정교하게 형성된 턱관절과 고리뒤통수관절(환추후두관절, atlanto-occipital joint)은 위에 서술한 부위에 임상적 문제가 있으면 반드시 정밀하게 검사되어야 한다.

　머리턱뼈복합체(두개하악골 복합체, craniomandibular complex)는 턱관절, 치아, 저작근, 그리고 목뿔뼈(설골)로 이루어져 있다. 턱관절은 우리 몸의 여러 기관 중 가장 활동적이며 씹고, 삼키고, 숨쉬고, 말하기 위하여 하루 2000번 이상 움직인다.

1. 턱관절의 기능해부학

1) 턱관절의 구조

　아래턱뼈(하악골)는 얼굴에서 가장 크고 강한 뼈로서 관자뼈(측두골)과 관절을 이루며 하부치아를 가지고 있다. 가지(ramus)는 아래턱뼈 양쪽 후면에 위치하고 수직으로 구성되었으며, 각각 2개의 돌기가 있다. 갈고리돌기(구상돌기, coronoid process)는 관자뼈에 부착되었고 입을 열 때 촉진될 수 있다(그림 4-1). 관절돌기(condylar process)는 관자뼈와 관절을 이루고 있다.

　입을 벌릴 때 처음에는 관절돌기가 전방으로 회전하고 그 다음 움직임은 아래로 내려간다. 이 때 디스크는 관절돌기와 함께 관절융기(articular eminence)의 아래쪽 각이 형성된 곳으로 이동하면서 자연스럽게 마찰이 일어나게 된다. 이 자극은 주위의 혈관으로부터 혈관이 분포되지 않은 디스크의 조직에 영양을 흡수할 수 있도록 도움을 주는 작용을 하게 된다. 이러한 기전은 척추의 디스크에도 동일하게 일어나는 생리작용이다. 인체의 모든 연골은 영양의 순조로운 흡수를 위하여 관절과 어긋남이 없이 항상 제위치에

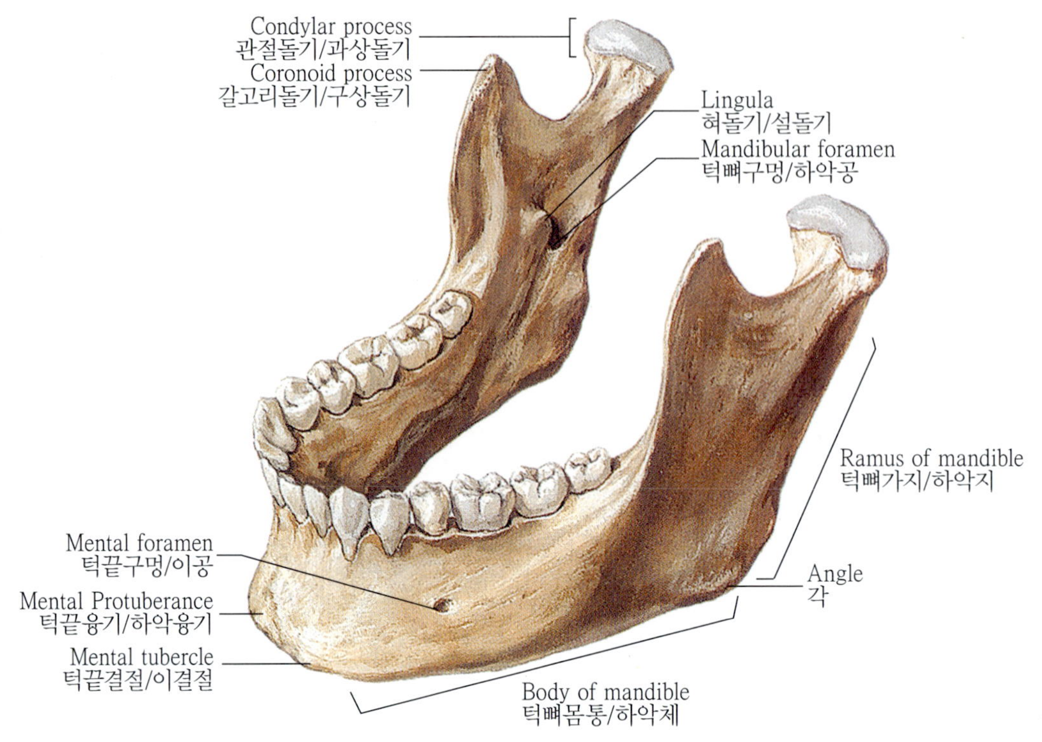

그림 4-1. 아래턱뼈의 구조

놓여져 있어야 한다.

턱관절의 디스크 역시 관절돌기 위에 정확하게 위치해야 한다(그림 4-2a). 연골의 영양결핍은 퇴행으로 가는 첫번째 길이다. 턱관절의 운동에 대해 이주강(1998)은 턱관절에서 움직임이 있을 때 전방회전(anterior rotation)과 이행(translation)이 함께 발생하며, 관절돌기의 회전움직임은 횡축을 둘레로 과와 디스크 사이에서 일어난다고 하였다. 회전은 입을 열고 닫는 순간에 12~15mm에서 발생하며, 과의 이행움직임은 디스크와 과의 복합체가 전방과 하방으로 활주하는 것으로 디스크와 과의 동시적인 동작에 의한다고 서술하였다(그림 4-2b, 2c).

Gelb(1976)에 의하면 턱관절(temporomandibular joint ; TMJ)은 외이도의 전방과 관골궁(zygomatic arch)의 후방끝 아래에 위치하며, 입을 벌릴 때 하악과(condyle)는 하악와(mandibular fossa)에서 과와 관절결절로 들어간다고 한다. 이 때에 함몰이 촉진되고, 턱관절의 관절위치를 촉진시 임상가들이 가동범위를 통해 움직임을 검사하기 위하여 찾는 것은 하악과의 후외측면이라고 서술하고 있다.

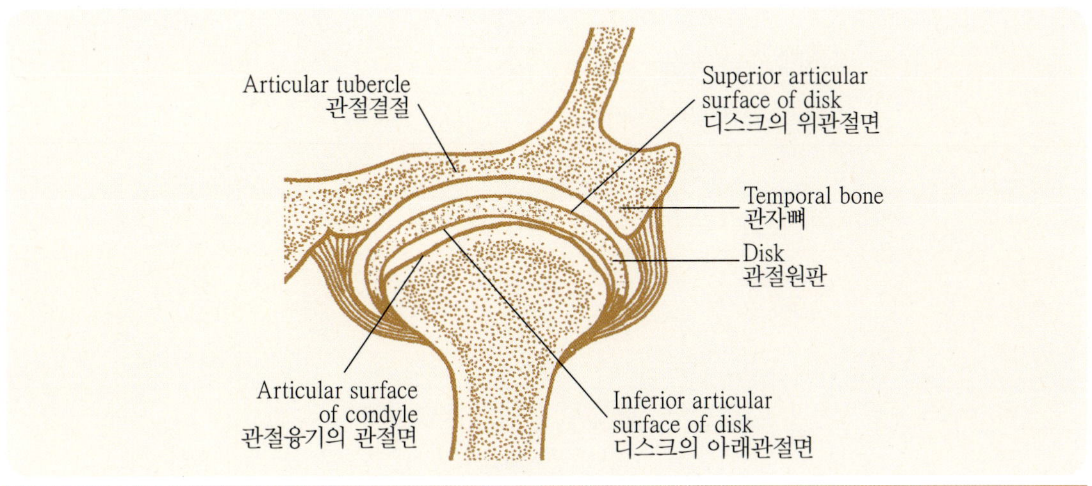

그림 4-2a. 턱관절의 전두상(frontal view)

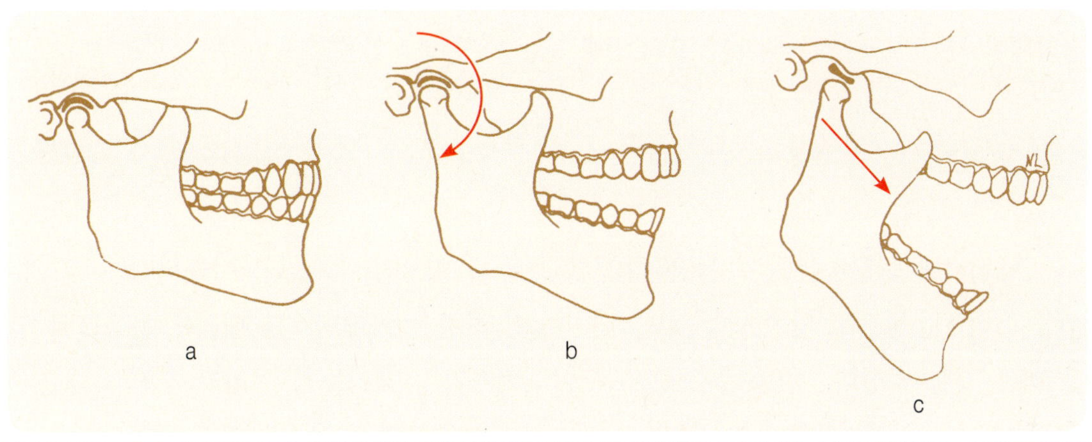

그림 4-2b. 아래턱의 움직임에서 복합동작인 회전과 이행이 발생한다.

　　신흥철 외(1999)에 따르면, 아래턱관절(하악관절)은 위로는 관자뼈(측두골), 아래로는 하악골(아래턱뼈)의 관절돌기목에 부착되는 관절주머니로 둘러 싸여 있고, 관절주머니는 가쪽 또는 관자아래턱인대(측두하악인대, temporomandibular ligament)에 의해 외측에서 강화되고 있으며, 이 인대섬유의 대부분은 후하방으로 향하고 있다. 이와 같은 섬유방향은 아래턱뼈가 뒤와 아래로 이동하는 것을 막아준다고 설명한다.

　　아래턱뼈의 디스크는 두 뼈(mandibular fossa and condyle) 사이의 대립적인 볼록한 표면의 비접합성을 보상하기 위해 존재한다. 디스크의 양면은 오목한 형태로 관절돌기의 외측과 내측에 강하게 접착되어 있다. 그러나 주머니인대에서는 외측 또는 내측으로 접착되어 있지

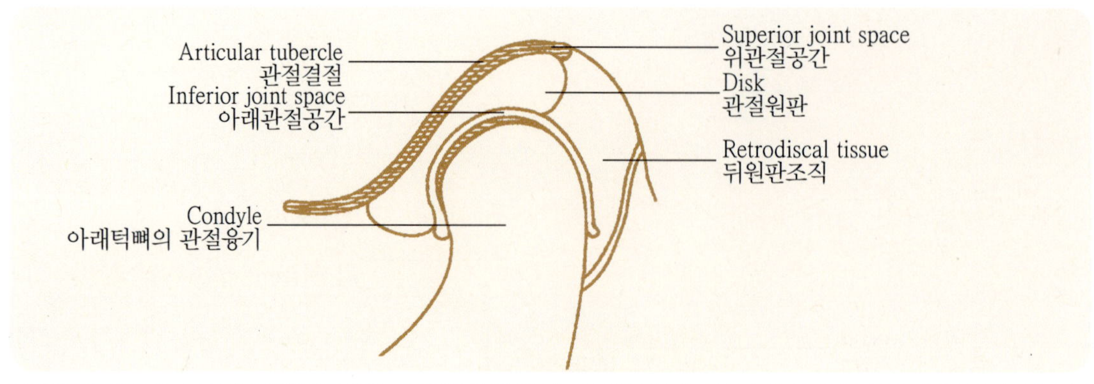

그림 4-3. 턱관절의 외측상(lateral view)

않고 전방쪽으로는 주머니인대와 가쪽날개근(외측익상근)이 접촉되어 디스크로 하여금 관절돌기와 함께 동시동작을 허용한다(그림 4-3). 후방쪽으로는 후원판 조직의 상방, 하방면에 접착되어 입을 열고 닫을 때 디스크의 전방 또는 후방 움직임을 허용한다.

2) 턱관절의 근육작용

아래턱뼈에 작용하는 근육들은 다양한 운동을 일으킬 수 있다. 아래턱뼈를 올리는 운동이 상승운동으로 입을 닫는 것을 의미하고, 하강은 아래턱뼈를 내리는 운동으로 입을 여는 것을 말한다. 전인(protraction)은 아래턱뼈의 전방이동을 뜻하고 후인(retraction)은 후방으로의 이동이며, 측방운동(lateral excursion)은 옆으로의 운동이다.

아래턱뼈를 상승시키는 중요한 근육은 관자근(측두근), 씹기근(저작근), 그리고 안쪽날개근(내측익상근)이다. 관자근의 수평섬유는 후인작용을 일으킨다. 가쪽날개근 하두의 기능은 아래턱뼈를 앞으로 끄는 것인데, 이 두 조합이 동시에 작용하여 입을 완전히 열 수 있는 최대 하강을 만들어낸다. 또한 목뿔위근(설골상근)과 목뿔아래근(설골하근) 등도 하강운동에 참여하고 있다.

목뿔위근육무리(설골상근군)은 두힘살근(악이복근, digastric), 붓목뿔근(경돌설골근, styrohyoid), 턱목뿔근(악설골근, mylohyoid), 턱끝목뿔근(이설골근, genioglossus)으로 구성된다(그림 4-4). 두힘살근은 두 개의 근육으로, 두개골의 꼭지돌기(유양돌기)로부터 아래턱뼈 앞부위의 내면(턱 뒤)까지 뻗쳐 있고, 아래턱을 하방과 후방으로 당긴다. 붓목뿔근은 목뿔뼈(설골)를 올릴 수 있으며, 목뿔아래근(설골하근)과 협조하여 삼킴(연하)과 발음시에 목뿔뼈

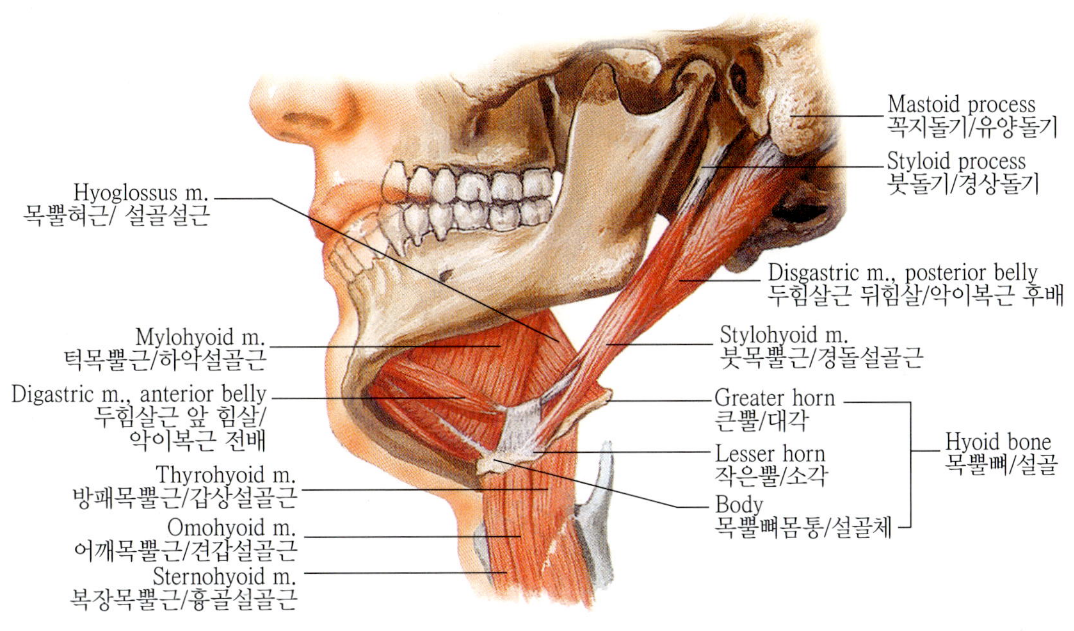

그림 4-4a. 턱관절을 움직이는 근육

를 움직이거나 안정시킨다.

   턱목뿔근(악설골근)은 삼차신경의 아래턱가지로부터 지배를 받는다. 이 근육의 수축은 구강의 저(바닥)를 상승시키고 설골에 부착된 구조로서 입을 열 때 두힘살근을 돕는다. 턱끝목뿔근(이설골근)은 턱 부위의 아래턱뼈의 내면으로부터 활주하여 턱목뿔근(악설골근) 바로 위에 위치한다. 이 근육은 C1의 가지로부터 지배를 받으며, 아래턱을 후방과 하방으로 당긴다. 근육의 긴장도와 질감, 예민감 등을 촉진을 통해 확인해본다. 가쪽날개근은 구강 내에서 볼쪽(협측) 점막부위를 따라 들어가면 턱관절 안쪽의 편도 가까이에서 촉진할 수 있다(그림 4-4b). 아래턱에서 작용하는 근육은 표 4-1에 나열하였다.

표 4-1. 턱관절에서 근육들의 작용

작 용	근 육
아래턱뼈 상승(입을 다문다)	관자근, 씹기근, 안쪽잘개근
아래턱뼈 하강(입을 벌린다)	가쪽날개근, 목뿔위근, 목뿔아래근
아래턱뼈 전진(전방 활주)	씹기근근의 얕은층섬유, 내측 및 가쪽날개근
아래턱뼈 후진(후방 활주)	관자근, 씹기근의 심층섬유
아래턱뼈 외측 활주	안쪽 및 가쪽날개근
목뿔뼈 상승	붓목뿔근, 턱끝목뿔근
목뿔뼈 하강	목뿔아래근

근육의 긴장도와 질감, 예민
감 등을 촉진을 통해 확인해보
자. 가쪽날개근은 구강 내에서
볼쪽 점막부위를 다라 들어가면
턱관절 안쪽의 편도 가까이에서
촉진할 수 있다(그림 4-4b).

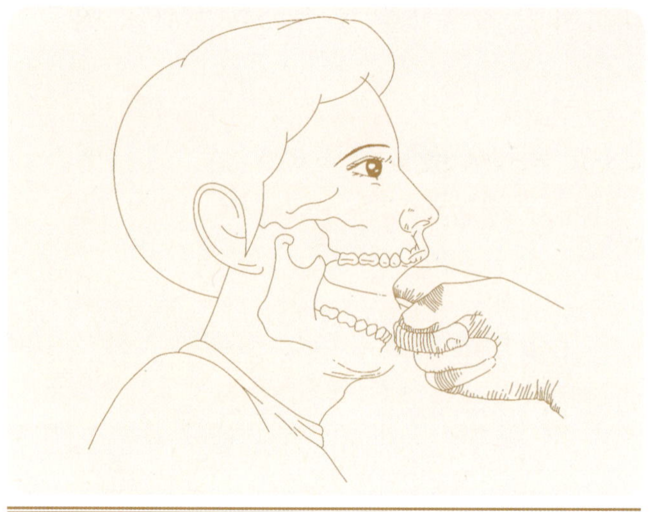

그림 4-4b. 구강내에서 가쪽날개근의 촉진

3) 턱관절의 인체공학적 이해

아래턱뼈의 활동이 정지된 휴식상태에서 상부치아와 하부치아가 열려 있는 공간을 자유공간(freeway space)이라고 한다. 이 공간은 3~5mm이며 아래턱뼈를 올리려는 근육의 긴장도와 중력의 작용에 의한 균형의 결과이다(그림 4-5).

따라서 이를 가는 알치증(bruxism)
이 있거나, 평소에도 이를 꽉 물고 있
는 현상(clench)을 보이는 환자는 자
유공간이 줄어든다. 또한 코의 문
제로 인하여 항상 입으로 호흡하는
환자(mouth breather)는 자유로공간
이 증가되는 모습을 보인다. 이렇게
자유로공간이 변형되면서 서서히
턱관절의 문제가 발생하게 된다.

턱관절의 기능장애는 근육과 이
와 관련된 연부조직의 기능적 구조

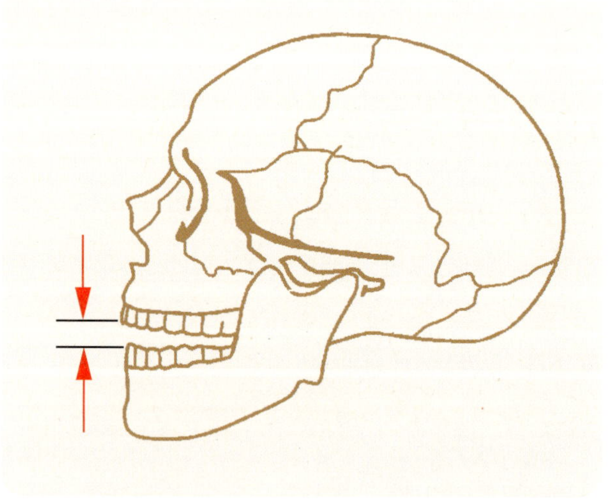

그림 4-5. 정상인에게서 보여지는 교합간의 자유공간

적 장애에서 비롯된 모든 증상을 의미한다. 흔히 접할 수 있는 증상은 씹기근육의 압통이 동반되는 머리와 목의 통증과 아래턱의 움직임에 따른 관절의 클릭음, 그리고 관절역학의 비기능적 형태를 들 수 있다. 턱관절질환을 발생시킬 수 있는 요인을 표 4-2에서 분류하였다.

표 4-2. 턱관절에 영향을 미치는 요인

비정상적 발육	관절낭 내의 질병	관절낭	기능부전상태	
			관절외부적	관절내부적
1. 형성 부전증근구축 2. 형성 증식증 3. 근돌기의 침해 4. 연골종양 5. 인대의 골화	1. 퇴행성 관절염 2. 골연골염 3. 염증성 관절염 4. 활막관절 연골증세 5. 감염 6. 전이성 악성종양	1. 좌상 2. 가동범위 감소 3. 가동범위 증가 4. 윤활주름	1. 근막통증 2. 근육 불균형	1. 디스크 변위 2. 디스크 유착

2. 턱관절의 검사

　어저스트먼트를 하기에 앞서 치료사는 항상 가동성검사를 선행하여야 한다. 치료사의 약지를 환자의 양쪽 귀바깥길(외이도)에 넣고 입의 개폐를 주문하고, 관절돌기의 움직임을 평가하여 움직임이 없는 쪽을 양성으로 본다(그림 4-6). 또한, 최대 개구시 세 손가락을 절치 사이에 넣을 수 있어야 한다(그림 4-7). 입을 벌릴 때 턱끝이 돌아가는 방향을 관

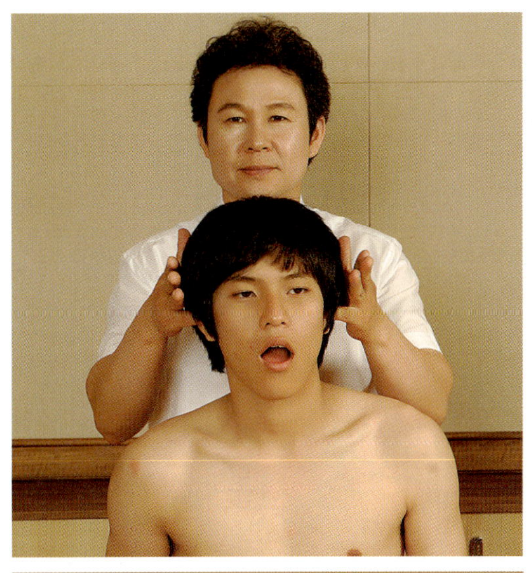

그림 4-6. 턱관절의 평가

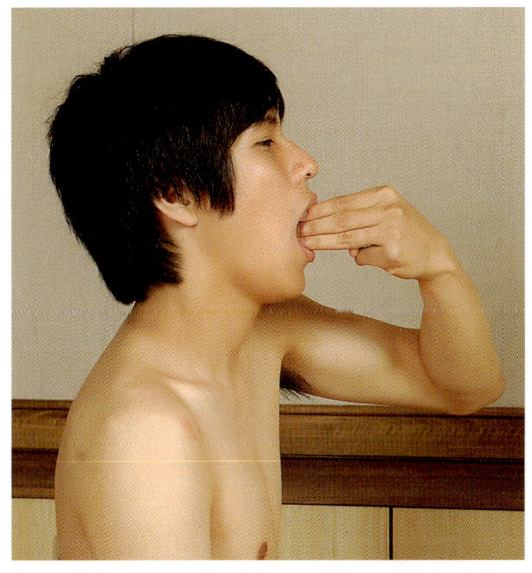

그림 4-7. 정상인은 세 손가락을 절치 사이에 넣을 수 있다.

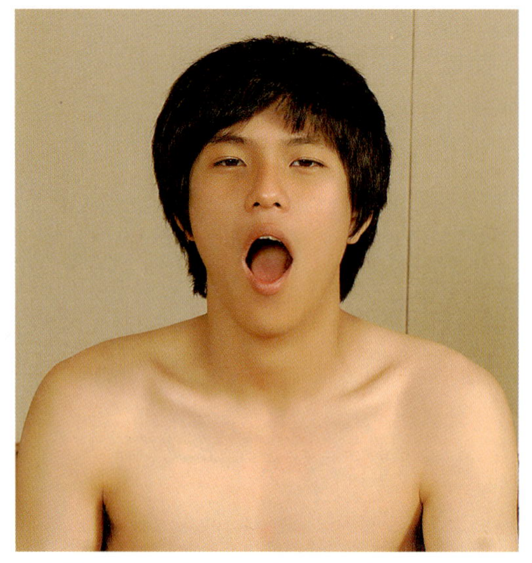

그림 4-8a. 정상인의 대칭인 입모양

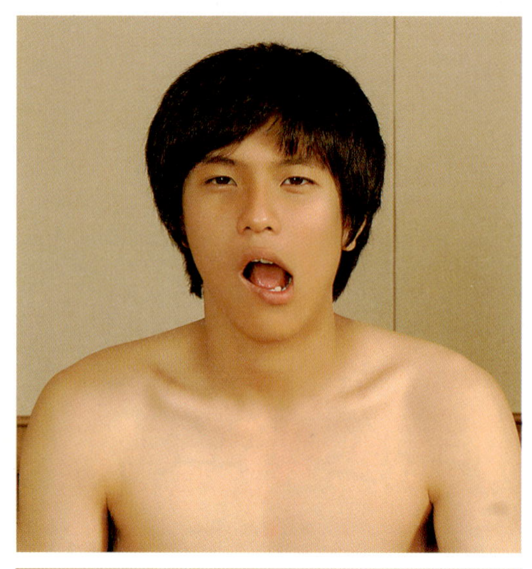

그림 4-8b. 턱끝이 편위되어 있다. 이 경우에는 환자의 좌측 TMJ에 질환이 있다.

찰한다. TMJ의 정상적 움직임은 입이 벌어지면서 관절돌기의 전방회전이 일어나고, 완전 개구시에는 관절돌기의 하방이동(translation)이 발생하는 두 개의 움직임이 조화를 이룰 때 가능하다. 따라서, 전방회전과 하방이동이 정상적으로 발생하는 곳에서 결함이 있는 쪽으로 턱끝은 돌아간다(그림 4-8a, 8b).

"이" 소리를 주문하여 교두교합 정렬상태를 관찰한다(그림 4-9a). 측방으로 편위된

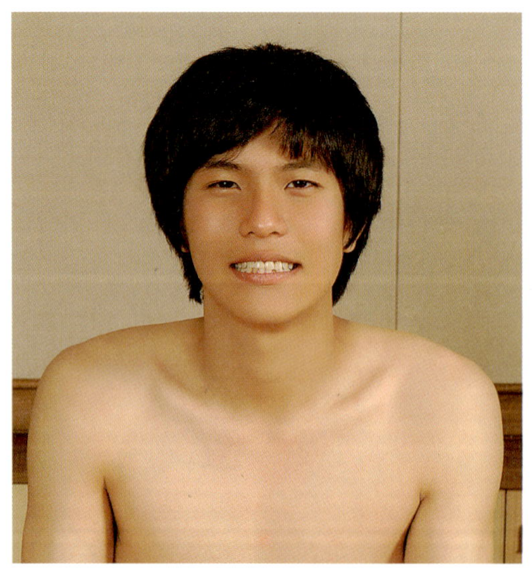

그림 4-9a. 정상인의 정렬

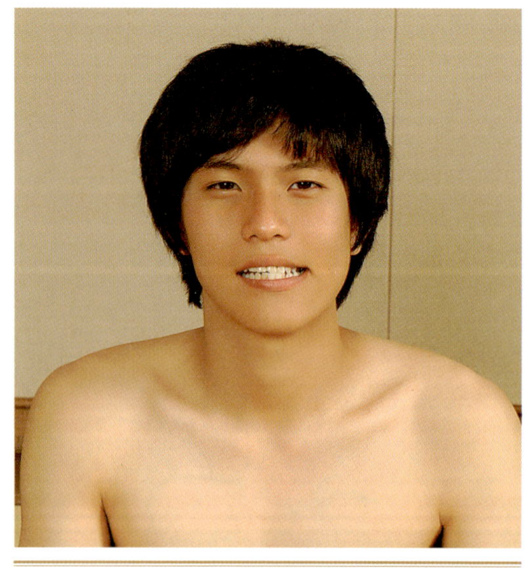

그림 4-9b. 교두교합 정렬상태가 편위되었다.

쪽은 TMJ질환을 의미한다(그림 4-9b).

　일반적인 구강내 검사를 통하여 치아나 구강내 손상을 평가해 본다. 환자에게 치아를 빠르고 강하게 다물어 보라고 주문한다. 정상적이라면 전반적인 치아표면에서 클릭음이 들리고 통증은 발생하지 않는다. 만일 국소부 통증이 있거나, 클릭음이 희미하게 들린다면 이것은 급성 부정교합, 치주질환, 치농양 등 치아에 문제가 있음을 의미하며, 치과의사와 상담할 필요가 있다.

3. 턱관절질환의 종류

1) Acute Closed Lock

　디스크의 전방전위를 의미하며, 입을 다문상태에서 열지 못하거나 열기가 어려운 상태를 말한다. 이 질환은 일반적으로 턱관절의 이완현상(laxity)이나 충격에 의해 발생할 수 있다. 환자의 증상이 다음과 같다면, acute closed lock을 고려한다.
　① 턱관절 주위의 통증과 민감함
　② 관절융기(Condyle)의 움직임시 관절잡음이 없는 아래턱뼈의 움직임 제한
　③ 통증 또는 우려하는 배열
　④ 급성적 부정교합
　⑤ 뒤통수뼈 하부통증, 이명, 연하장애

2) Acute Open Lock

　관질돌기가 정상적인 휴식위지(resting position)로 돌아올 수 없는 위치에 있는 상태로 디스크의 후방전위를 의미하며, 관절돌기는 전방으로 밀려나오는 것을 말한다. 급성적 손상은 과도하게 입을 열었을 때나 둔한 충격으로 나타난다.
　① 입이 열려 있다.
　② 턱관절 주위의 통증과 예민성
　③ 통증 또는 우려하는 배열

④ 입을 닫으려고 하는 감당할 수 없는 갈망(근육경련때문)
⑤ 두통, 귀속의 통증, 연하장애

3) 윤활주름

윤활주름폐색(활막주름폐색, synovial fold entrapment)는 갑자기 입을 크게 벌릴 때 혹은 다물 때 유발될 수 있다. 환부의 심한 통증과 함께 입 벌리기가 어렵다. 이것은 윤활주머니가 좁은 공간에 박히게 되어 경련(spasm)과 외측활주의 가동성 제한을 초래한다. 그러나, 부종(swelling)은 없다.

4) 탈 구

탈구(dislocation)가 되면 open lock 상태이며 입을 닫지 못한다. 관련된 근육과 인대의 결함, 관절융기(articular eminence)의 밋밋한 해부학적 구조 등은 반복되는 탈구를 야기한다.

5) 디스크유착

환자의 입을 벌리게 한다. 정상인 경우 디스크와 관절돌기가 동시에 회전되어야 하는데, 그렇지 못한 상태에서는 "딱" 하는 소리가 날 것이다. 이것은 디스크의 유착현상으로 인하여 디스크가 따라가지 못하는 상태에서 관절돌기만 전방으로 회전될 때에 나는 소리이다. 일상생활에 큰 지장은 없으나 하품만 해도 소리가 난다. 축농증이나 비염 등으로 인하여 항상 입을 벌리고 입으로 호흡하는 사람의 디스크는 관절돌기를 따라 전방으로 나와서 대부분의 시간에 눌려 있는 상태로 있다. 이러한 영향은 디스크의 마모를 훨씬 앞당겨 퇴행으로 가는 지름길이 될 수 있다.

위에서 설명한 전형적인 TMJ 질환 1~5까지의 치료는 오직 손만을 사용하여 신연(distraction)과 이행(traslation)을 동반한 매니플레이션을 적용하는 치료법이 가장 효과적으로 평가받고 있다. 그 중에서 디스크유착의 질환은 드롭 테이블에서도 치료가 가능하다.

4. 턱관절변위의 어저스트먼트

　교정치료에 앞서 관자근, 씹기근, 안쪽·가쪽날개근 등을 마사지하여 충분히 이완시켜 두어야 한다. 특히, 주의해야 할 점은 너무 강한 힘으로 유동술을 적용하는 것이다. 그러나, 몇 번의 임상경험은 손목의 적은 힘만으로도 더욱 효율적인 치료효과를 얻을 수 있다는 것을 습득하게 한다.

1) 입을 열지 못한다(closed lock)

　환자는 의자에 앉고 치료사는 외과용 장갑을 착용한 후 환측의 반대에 선다. 우선 환자의 머리를 치료사의 가슴에 밀착시키며 보조수인 왼손을 관자뼈에 접촉하고 사지는 관절돌기에 자연스럽게 놓아 관절돌기의 움직임을 감지하도록 한다(그림 4-10a).

　주동수인 오른손의 엄지는 환측에 깊숙이 넣어 어금니와 TMJ의 앵글을 견고하게 잡는다(그림 4-10b). 이 때부터 환자는 치료사의 엄지를 가볍게 물어서 TMJ의 연부조직을 이완시킬 수 있도록 한다.

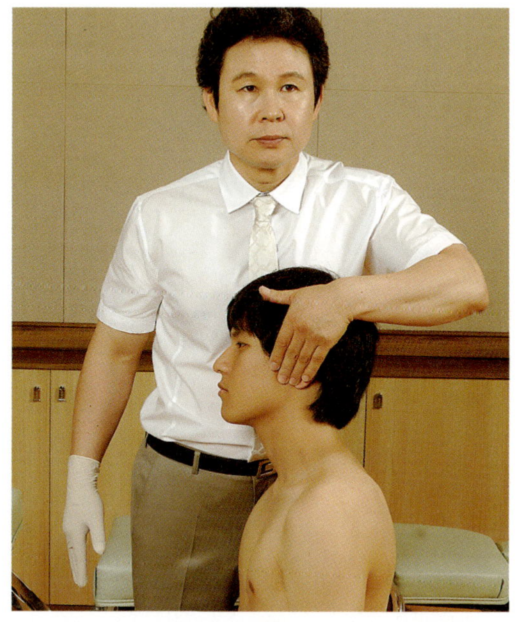

그림 4-10a. 좌위에서 보조수는 관자뼈와 관절돌기에 접촉

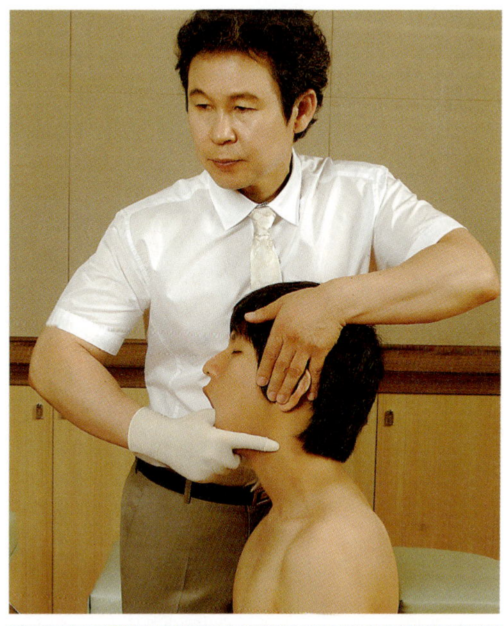

그림 4-10b. 엄지손가락의 구강내 접촉과 나머지 손가락의 아래턱뼈 고정을 보여준다.

① 주동수는 하방으로 부드럽게 신연하고 보조수는 관절돌기의 움직임을 감지한다.

② 하방신연 상태를 유지하며 전방으로 활주한다(그림 4-11).

③ ①과 ②의 긴장상태를 유지하고 주동수의 부드러운 신전회전(손목의 상방회전)을 적용한 뒤(그림 4-12), 환자에게 입을 닫으라고 주문하며 손가락을 뺀다. 이 때 디스크와 관절돌기는 동시에 후방의 원래위치로 들어가게 된다. 여러 번 반복한다.

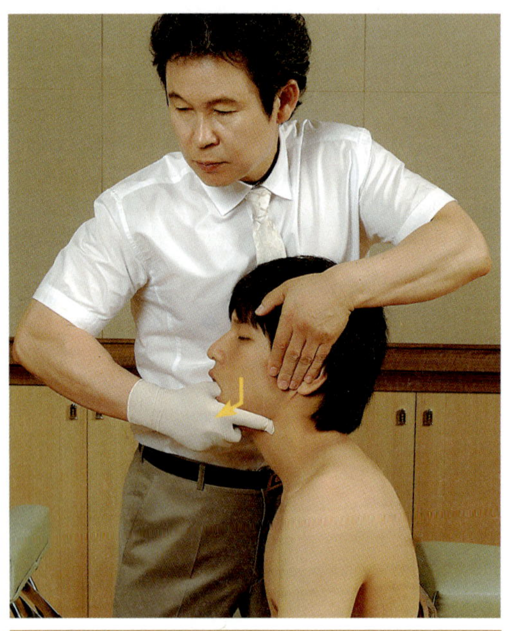

그림 4-11. 하방신연과 동시에 전방견인

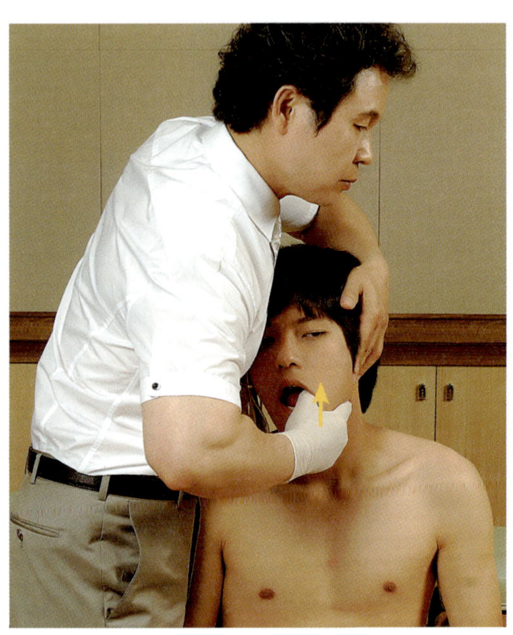

그림 4-12. 손목의 신전회전

2) 입을 닫지 못한다(open lock)

준비과정은 closed lock과 동일하다.

① 주동수는 하방으로 부드럽게 신연하고 보조수는 관절돌기의 움직임을 감지한다.

② 하방신연 상태를 유지하며 후방으로 활주한다. closed lock과 비슷하지만 디스크 아래에서 후방으로의 이행이 일어나도록 한다

③ ①과 ②의 긴장상태를 유지하고 주동수의 부드러운 신전회전을 적용한 뒤 환자에게 입을 닫으라고 주문하며 손가락을 뺀다. 여러 번 반복한다(그림 4-13).

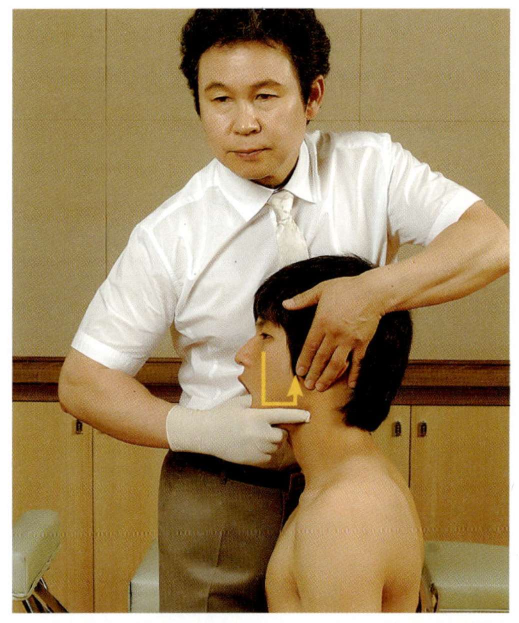

그림 4-13. 턱관절의 open lock 신연기법

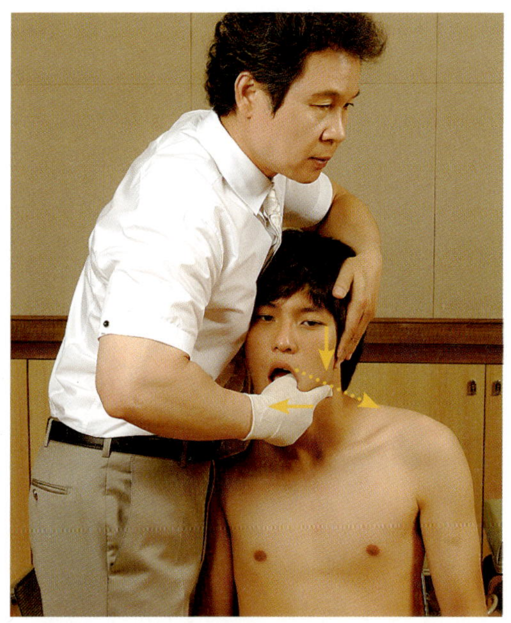

그림 4-14. 좌측 TMJ의 윤활주름폐색에 대한 근육신장요법

3) 윤활주름폐색(synovial fold entrapment)

준비과정은 위의 방식과 동일하다.

① 주동수는 하방으로 부드럽게 신연한 후에 내측방향으로 TMJ를 당긴다(환측의 반대).

② 이 때 환자는 힘에 저항하여 아래턱을 환측 방향(점선방향)으로 움직인다.

이 기법은 근육신장요법으로서 저작근의 심층섬유를 수축하는 작용을 일으켜 갇혀 있던 주머니가 이완되면서 치료효과가 나타난다(그림 4-14).

4) 탈구(dislocation)

환자는 의자에 앉고 치료사는 환자의 뒤에 교정방향 쪽으로 선다. 베게나 말아놓은 수건을 환자의 뒷목에 놓고 목뼈부위를 지지한다. 목의 신전된 정도에 따라 교정포인트의 깊이가 달라진다.

치료사의 엄지두덩(무지구, thenar)를 환측 아래턱의 가지(ramus)에 접촉하여 좀더 강한 티슈 풀을 하방에서 상방으로 한다. 보조수인 반대측 손은 접촉부를 강화한다. jamming(치아가 서로 맞물려 있음)을 방지하기 위하여 환자에게 입을 벌렸다가 천천히 닫으라고 주문한다.

입을 닫는 과정 중의 팽팽한 최대 긴장점에서 관절융기의 선을 따라 전방에서 후상방으로 짧게 트러스트한다(그림 4-15). 관절융기의 경사는 그림 4-16을 참고하자.

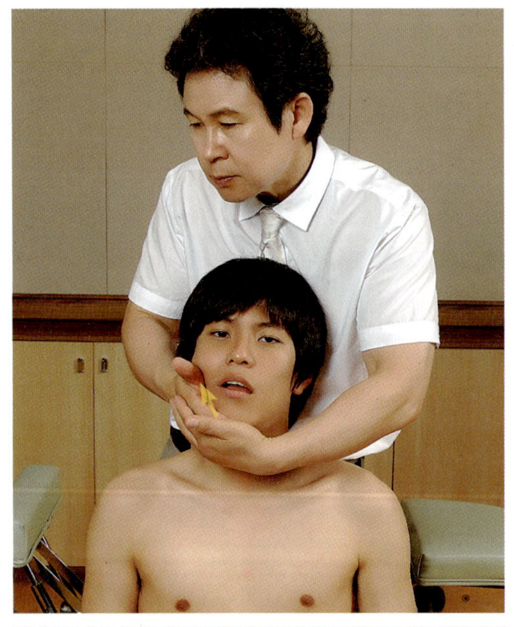

그림 4-15. 환자의 오른쪽 턱관절에 전방에서 후상방으로의 짧은 스러스트를 수행한다.

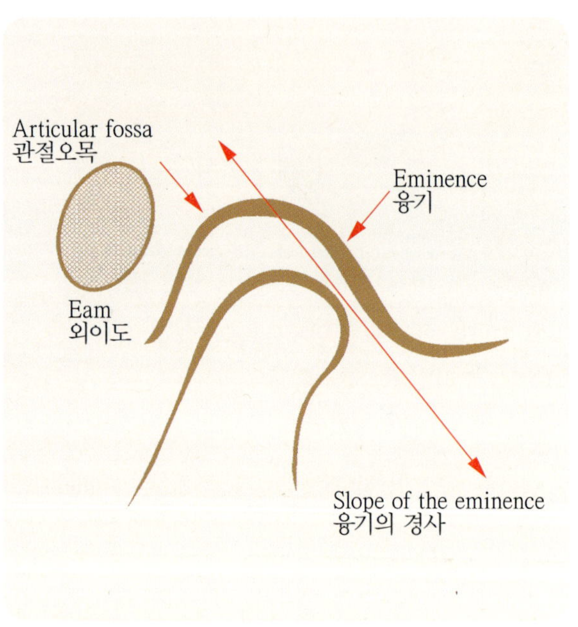

그림 4-16. 신연치료를 위한 드라이브 선(line of drive)을 설정하기 위하여 융기의 경사를 평가할 필요가 있다

5) 유착(adhesive)

헤드피스의 텐션을 아주 예민하게 설정한다. TMJ 치료의 중요한 부분은 환자 스스로 충분히 이완된 상태의 관절을 유지하는 데 있다. 이를 위하여 모든 치료기법의 첫 단추는 입을 조금만 열어 놓는 것이다. 왜냐하면 입을 닫은 상태에서는 관자근(측두근, temporalis), 씹기근(저작근, masseter), 안쪽날개근(내측익상근, medial pterygoid)의 이완상태를 유도하지 못하기 때문이다.

보조수로 건측의 얼굴을 부드럽게 지지한 후 관절돌기의 상부에 주동수를 접촉한 뒤

Table	C(목뼈부위)
P.P	앙와위에서 환측이 잘 보이게 약간 목 회전
D.P	환자의 머리 위
C.H	아래쪽 손
C.P	엄지두덩(No.10)
S.C.P	환측 관절돌기의 상부면
S.H	위쪽 손으로 건측 얼굴을 지지
L.O.C	아래턱가지(하악지, ramus)의 각을 따라 상방에서 하방

입을 조금 벌리라고 주문한다. 이것은 컨택을 확고하게 해주는 조건으로 작용한다. 아래턱가지의 각을 따라 상방에서 하방으로 가볍고 짧은 추력을 한다(그림 4-17). 그러나 이 기법이 최상의 치료법은 아니다. 학자들간에는 activator gun으로 하는 것을 권장하기도 한다(그림 4-18).

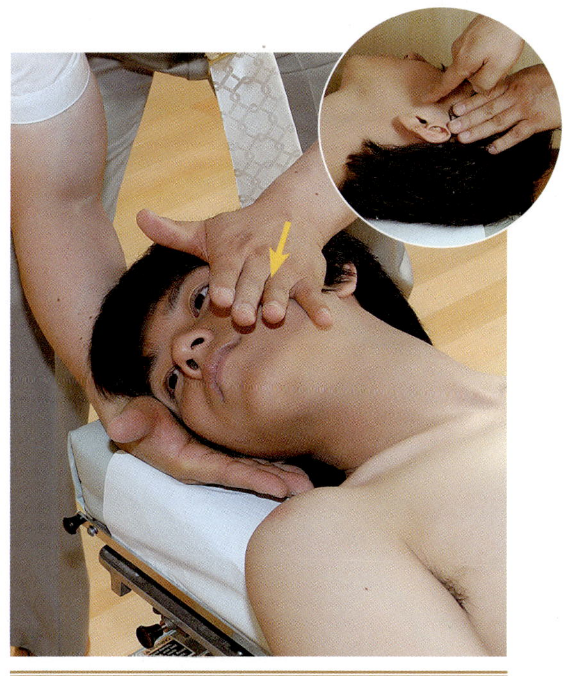

그림 4-17. 견고한 티슈 풀을 한 후 화살표 방향으로 추력한다(작은 사진은 관절돌기)

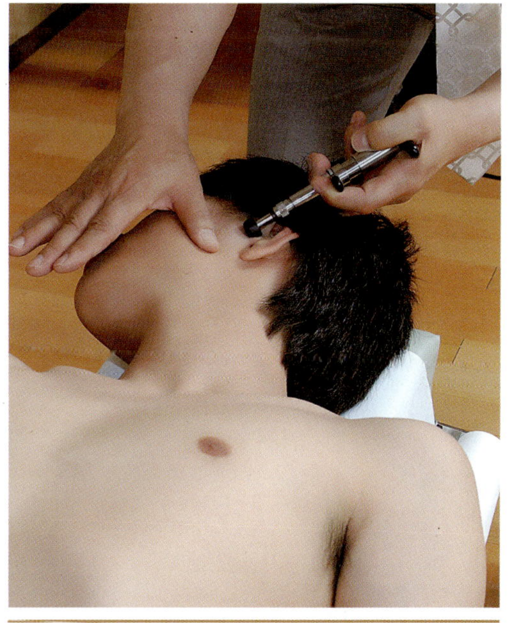

그림 4-18. 보조수로 교정방향을 향하여 팽팽하게 티슈 풀한 뒤 액티베이터 건으로 관절돌기의 상부돌출부를 컨택하여 치료한다.

5. 턱관절변위의 임상고찰

급성외상이나 이를 꽉 무는 습관 등은 필요 이상의 긴장된 교합상태를 조성하여 관절돌기가 후방으로 밀리는 원인이 된다. 이 때 유연한 디스크의 후면조직인 RDT(retro discal tissue)에 반복적인 자극을 주게 되어 출혈이 나타나는데, 이것은 이차적인 문제로 확대될 수 있다. 외상의 발생으로 인한 염증 등은 신속하게 치료해야 하며, 얼음찜질과 소염제 처방 등이 필요하다. 큰 사과를 먹거나 오징어를 씹지 말라는 충고도 잊어서는 안 된다.

대수롭지 않게 생각했던 염증성 부종은 씹기근육의 긴장을 부르고, 이것이 관자뼈의 굴곡 서블럭세이션을 유발시켜 궁극적으로는 머리뼈 결함으로 확대되는 시발점이 된다. TMJ에는 고유수용체의 수용기가 밀도 높게 존재하는 곳인데, 만약 이곳에 서블럭세이션이 발생한다면 이명, 균형감각의 소실, 안면통증, 목통증, 요통, 척주가쪽굽음증 등이 유발될 수 있다. Dr. Upledger가 창안한 CST(cranio sacral therapy)에서는 이것이 이차적으로 나타나는 보상적 증상이라고 해석하고 있다.

TMJ의 움직임의 축은 C1~C2가 된다. 그러므로 위쪽 목뼈의 서블럭세이션은 TMJ의 서블럭세이션을 야기시키며, 반대로 TMJ의 서블럭세이션은 위쪽 목뼈의 서블럭세이션을 일으킬 수 있는 밀접한 관계가 있다. 따라서 위쪽 목뼈, TMJ, 관자뼈의 진단과 치료는 병행할 것을 권장한다. TMJ의 치료에 있어 추력을 필요로 하는 케이스는 좌위에서 행해지는 탈골과 디스크의 유착 정도이다. 유동술(mobilization) 형태의 부드러운 활주(glide)를 적용하는 것이 대부분의 교정치료에 훨씬 효과적이다.

5

어깨관절의 진단과 어저스트먼트

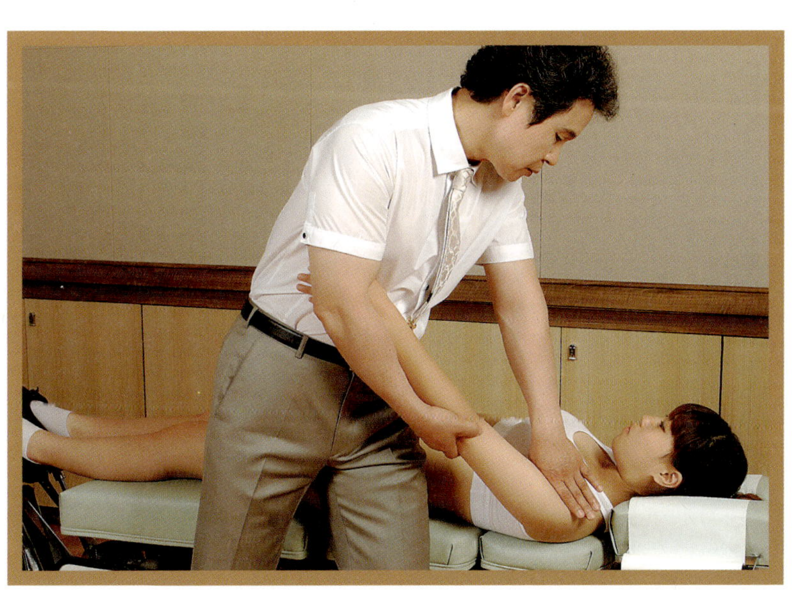

어깨는 인체의 모든 관절 중에서 가장 활동성이 많다. 원위부에 위치한 팔목과 손가락보다도 훨씬 자유스럽고 폭 넓은 가동성 때문에 그 만큼 쉽게 손상을 입을 수 있다.

어깨는 몸체로부터 오직 한 개의 뼈인 빗장뼈(쇄골, clavicle)에 의해 연결되어 있기 때문에 부상의 정도가 쉽게 증폭될 수 있는 특징이 있다. 많은 임상사례에서 볼 수 있듯이 어깨통증은 하부목뼈분절에서 활주하는 팔신경가지를 통해 관련될 수 있다. 다시 말해 목뼈의 서블럭세이션은 어깨통증을 일으키는 중대한 원인이 될 수 있다. 그러므로 어깨통증의 원인이 목뼈에 있는지, 어깨관절의 문제인지, 어깨관절을 지지하는 연부조직에 있는지를 정확하게 진단하는 것이 필요하다(표 5-1).

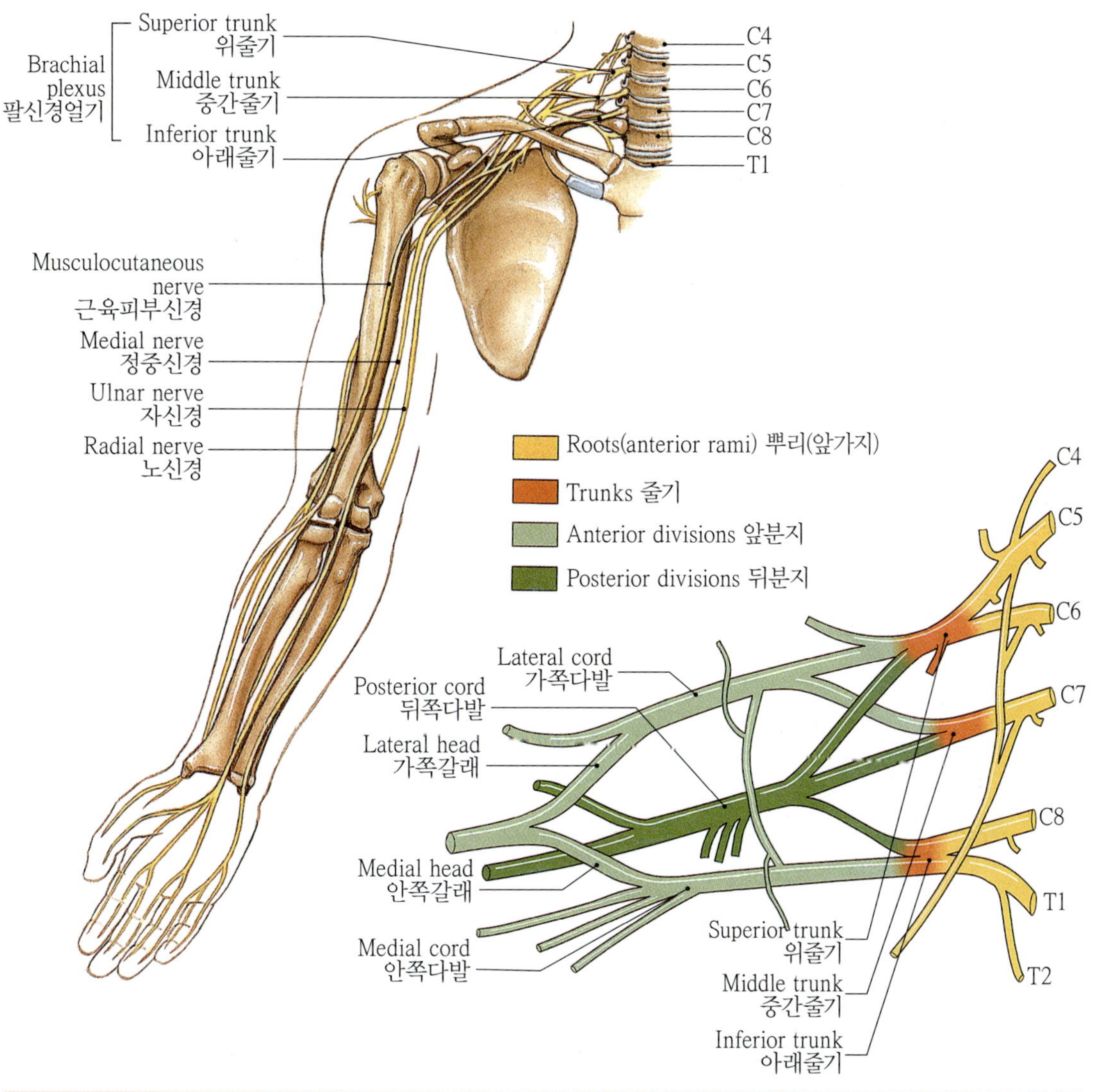

그림 5-1. 팔신경얼기의 구조

표 5-1. 목신경얼기와 팔신경얼기의 구분

분절	신경	분포
목신경얼기(Cervical plexus)		
C1~C4	목신경고리(팔-다리)	다섯 개의 바깥뒤통수근(XII 신경을 지나는 복장방패근, 복장목뿔근, 어깨목뿔근, 턱끝목뿔근, 방패목뿔근)
C2~C3	작은뒤통수신경, 가로목신경, 빗장위신경, 대관절신경	가슴위쪽, 어깨, 목, 귀의 피부
C3~C5	가로막신경	가로막
C1~C5	목신경	어깨올림근, 목갈비근, 목빗근, 등세모근(XI 신경과 같이 있음)
팔신경얼기(Brachial plexus)		
C5, C6	겨드랑신경	어깨세모근과 작은원근
C5~T1	노신경	어깨피부 팔과 아래팔의 폄근(위팔세갈래근, 위팔노근, 노쪽손목폄근, 자쪽손목폄근, 손가락폄근과 엄지벌림근) 팔 뒤가쪽의 피부
C5~C7	근육피부신경	팔의 굽힘근(위팔두갈래근, 위팔근, 부리위팔근) 아래팔 가쪽 피부
C6~T1	정중신경	아래팔의 굽힘근(노쪽손목굽힘근, 긴엄지굽힘근) 엎침근(네모엎침근, 원엎침근) 손가락굽힘근 손의 앞가쪽 피부
C8, T1	자신경	아래팔의 굽힘근(노쪽손목굽힘근, 긴엄지굽힘근) 엎침근(네모엎침근, 원엎침근) 손가락굽힘근 손의 앞가쪽 피부

어깨통증은 내부장기나 기관의 질환에 의해 나타날 수도 있다. 협심증이 있는 환자의 경우 턱이나 목, 그리고 왼쪽 어깨와 팔 부위에 관련통을 야기한다. 그러므로 환자의 병력과 주 증상에 관심을 가지고 내재된 질환의 관련 가능성을 고려해 본다.

어깨증상은 갑작스런 사고로 인하여 발생할 수 있다. 어깨에 과도하게 작용하는 신전, 외전, 외회전 충격은 연부조직을 손상시키며 어깨의 불안전성을 조성한다.

자동차 사고, 접촉성 사고, 작업현장에서의 외상은 어깨관절의 서블럭세이션이나 탈구를 유발시킨다. 그러나 어깨관절의 과사용과 관절내의 퇴행성 변화, 합병증 등의 내재된 원인에 의해 발생하는 사례가 적지 않다.

일반적으로 어깨의 가동범위의 감소나 변이(reduction or alteration of shoulder range of motion), 어깨근육둘레띠(회선건판, rotater cuff) 약화(weakness), 염좌와 좌상(spain and strain injury), 어깨의 근막통증 이상(myofascial pain disorder of the shoulder), 오십견증후군(frozen shoulder syndrome) 등의 증상이 있다면 어깨와 관련된 부위를 평가하도록 한다.

1. 어깨관절의 구조

1) 어깨위팔리듬

팔을 몸통 옆에서 머리 위로 외전시키기 위해서는 어깨뼈(견갑골)의 동작이 동반되어야 한다. 처음 30도의 외전에서 어깨뼈는 등세모근(승모근), 마름모근(능형근), 앞톱니근(전거근)의 수축으로 인하여 갈비뼈구조에서 안정화된 자세로 있으며, 빗장뼈와 위팔뼈 역시 중립위치에 있다(그림 5-2a).

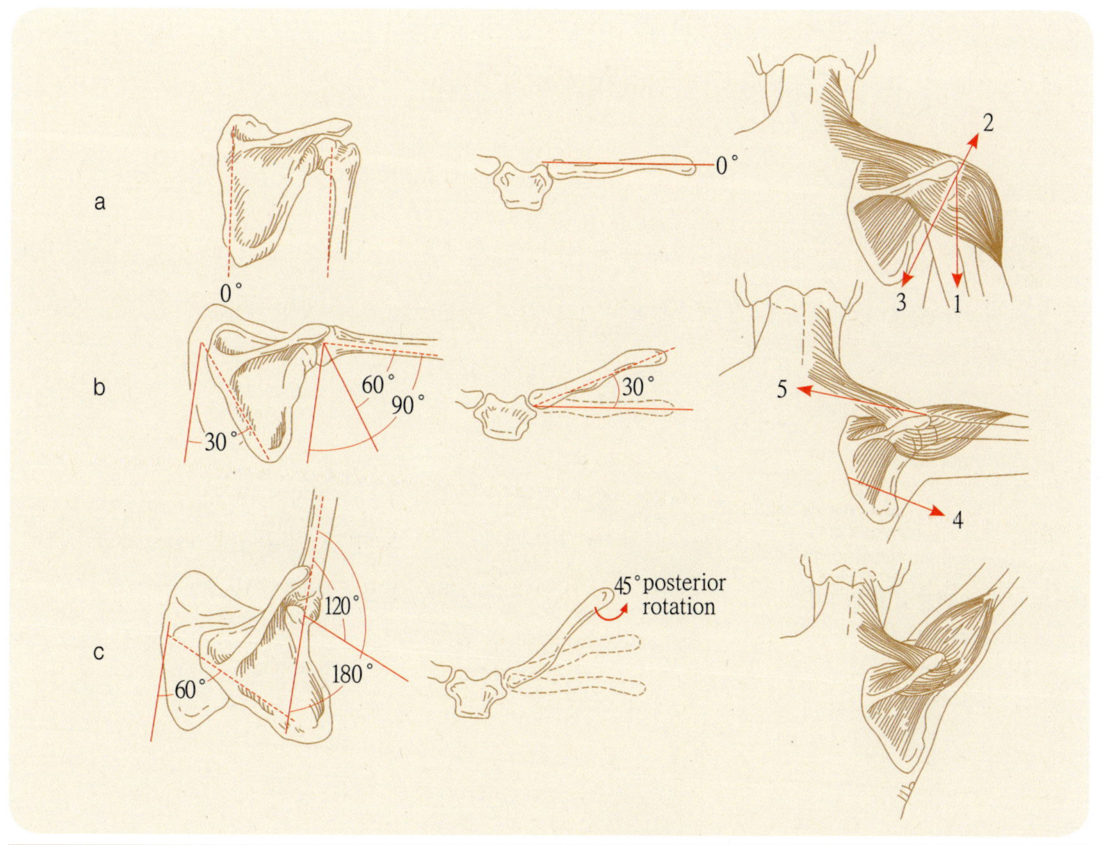

그림 5-2. 어깨위팔리듬

어깨관절은 90도 외전은 60도의 위팔뼈 회전과 어깨뼈의 30도, 빗장뼈의 30도 상승되는 커플링 모션에 의해 이루어진다(그림 5-2b).

어깨관절의 180도 외전은 120도의 위팔뼈 외전과 어깨뼈의 60도 외전에 의해 이루어진다(그림 5-2c). 외전시에 나타나는 어깨뼈의 회전은 관절오목(관절와)을 직접 위팔뼈머리(상완골두) 아래로 이동시키면서 안정적인 역학기능을 향상시킨다.

(1) 오목위팔관절

오목위팔관절(관절와상완관절, glenohumeral joint)은 윤활구와관절(synovial ball and socket joint), 혹은 절구관절(구상관절, spheroid joint)이다. 이 관절은 유리연골로 둘러싸인 2개의 관절이 마주한 형태로 이루어져 있다. 오목위팔관절은 굴곡·신전, 외전·내전, 그리고 내측회전·외측회전의 3가지 운동이 가능하다(그림 5-3a, 3b).

절구관절인 어깨관절은 최소한의 압박상태에 있기 때문에 많은 움직임이 가능하지만, 늘 손상 가능성을 안고 있고 매우 불안정하다. 활주(gliding), 구르기(rolling) 동작은 복합적으로 발생하는데 회전운동이 가장 빈번하게 가동되는 표면동작이다. 그밖의 동작을 위해 위팔뼈의 구는 관절오목을 따라 편위되어야 한다.

(2) 봉우리빗장관절

팔의 외전은 축회전이 있을 때 가능해진다. 다시 말해 10도씩 팔이 외전될 대 빗장뼈는 4도씩 상승되어야 한다. 팔의 정상적인 90도 외전 동작 후에는(위팔뼈의 60도, 어깨뼈의

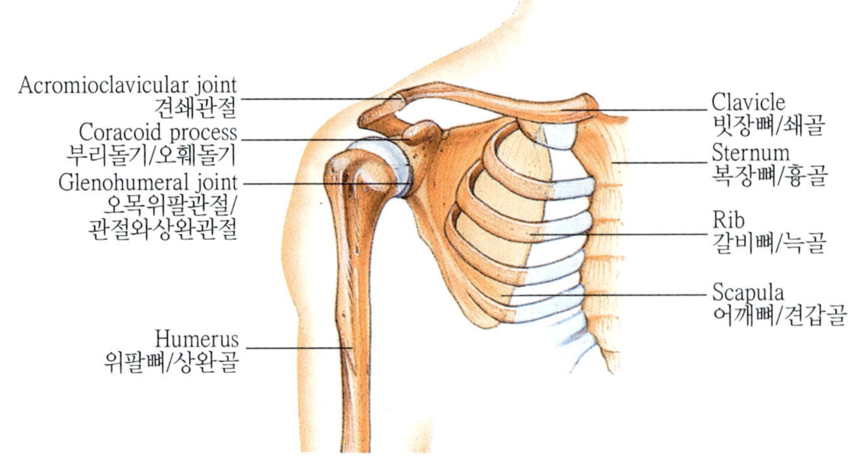

그림 5-3a. 위팔뼈와 어깨뼈(앞면)

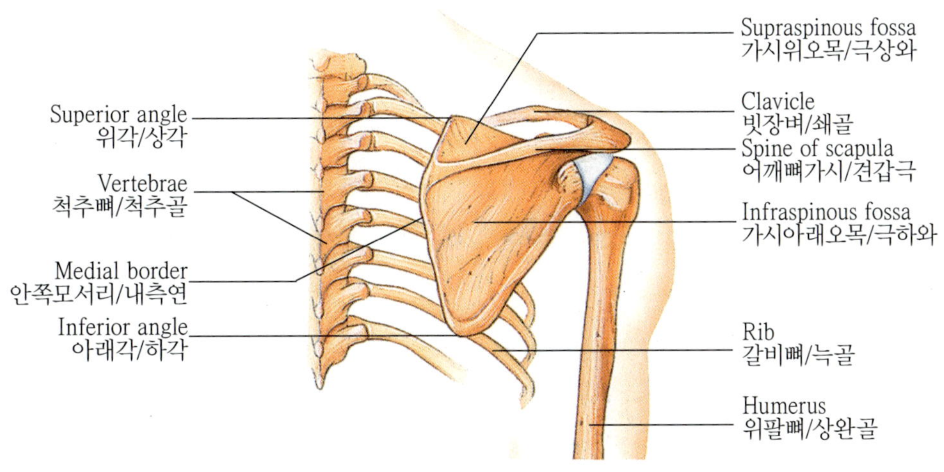

그림 5-3b. 위팔뼈와 어깨뼈(뒷면)

30도), 빗장뼈는 60도를 회전하여 어깨뼈를 보조한다. 이와 같은 회전은 빗장뼈의 'S'형태에 의해 얻어진다. 봉우리빗장관절은 관절을 기능적으로 분할하는 반월형 연골로 이루어졌다. 회전운동은 원뿔인대(원추인대)를 통하여 어깨봉우리와 반월형 연결 사이에서 발생한다. 또한 경첩동작은 반월형 연골과 빗장뼈 사이에서 발생한다.

　봉우리빗장관절(견봉쇄골관절, acromioclavicular joint)은 빗장뼈의 봉우리끝(견봉단, 원위부의 끝)과 봉우리볼기(견봉돌기)로 구성된 관절이다. 원추인대, 어깨세모근인대(삼각근인대), 봉우리빗장인대(견봉쇄골인대), 부리봉우리인대(오훼견봉인대)로 이루어진 인대지지구조를 형성하고 있다(그림 5-3a).

(3) 복장빗장관절

　3가지의 운동성인 상승과 하강, 돌출(protraction)과 퇴축(retraction) 그리고 회전(rotation)이 가능한 복장빗장관절(흉쇄관절, sternoclavicular joint)은 윤활관절로 분류한다. 이와 같은 운동 중 가장 자유로운 상하 운동시에는 관절연골이 경첩관절(hinge joint)면 사이에 있는 흉쇄골판으로 이루어진다. 관절의 안정성은 갈비빗장인대(늑골쇄골인대)와 복장빗장인대(흉쇄인대)에 의해 지지된다(그림 5-4).

　어깨관절 동작 시에 갈비빗장인대는 축(fulcrum)과 같이 작용하면서, 복장빗장관절에서는 많은 활주가능성이 발생한다. 복장빗장관절에서 반월형 연골은 2개의 기능적인 단

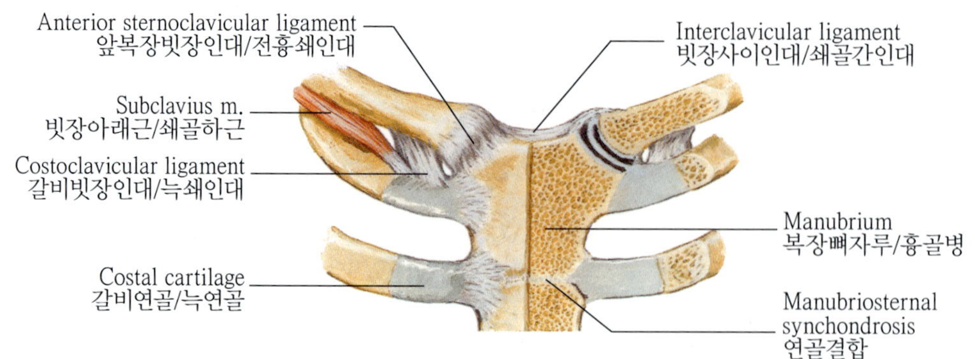

그림 5-4. 복장빗장관절의 구조

위로 관절을 분류한다. 전방에서 후방으로의 활주는 복장뼈와 반월형 연골 사이에서 야기되고 상부에서 하부로의 활주는 빗장뼈와 반월형 연골에서 발생한다.

(4) 어깨가슴관절

어깨가슴관절(견갑흉부관절, scapulothoracic articulation)은 해부학적인 관절이 아닌 생리학적 관절이다. 그러나 어깨뼈와 가슴뒷벽(후흉부벽) 사이의 관계를 형성하며 기능적인 차원에서 어깨뼈의 안정성기여에 크게 작용하고 있다.

이 관절은 척추의 가시돌기선에서 대략 2인치 정도 외측에 있고, 두번째 갈비뼈에서 일곱번째 갈비뼈 사이에 위치한다. 어깨뼈의 운동은 여러 근육군들의 작용에 의해 야기되며, 상승·하강·외전 및 내전으로 구성된다(그림 5-3b).

2) 어깨관절을 구성하는 인대

정상적인 인대는 어깨관절의 다양한 움직임에 따라 수축력과 신장력이 탄력적으로 작용한다. 만일, 촉진시에 동통이 유발된다면 인대의 손상과 관련이 있다.

복장빗장관절의 관절주머니는 앞뒤복장빗장인대(전후흉쇄인대, anterior and posterior sternoclavicular ligament)에 의해서 전방측과 후방측으로 보강된다. 이 인대는 빗장뼈에서 복장뼈를 향한 하방내측방향으로 기울어져 있기 때문에 갑자기 큰 힘으로 위팔뼈를 끌어당겼을 때 유발될 수 있는 상방 및 외측 탈구를 방지하고 있다(그림 5-5).

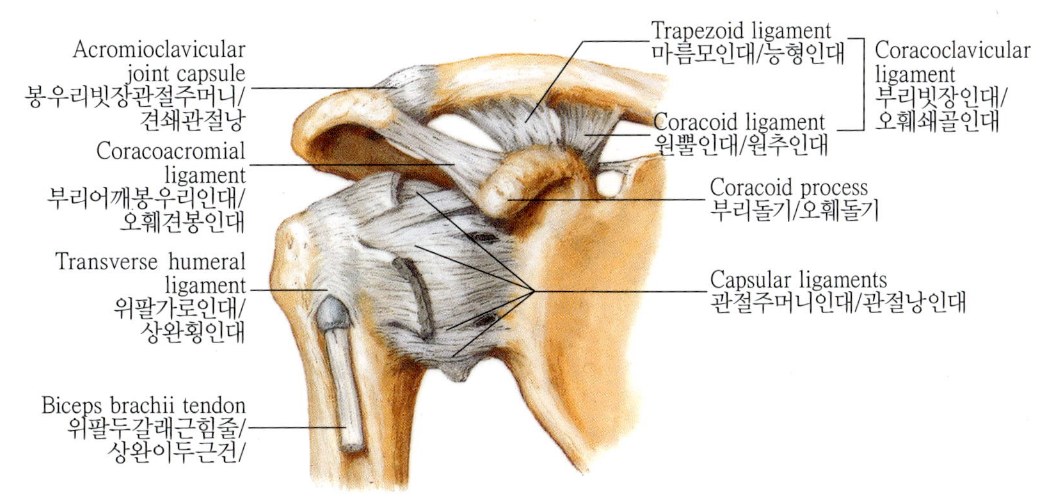

그림 5-5. 어깨관절을 구성하는 인대

(1) 갈비빗장인대

갈비빗장인대(늑쇄인대, costoclavicular ligament)는 빗장뼈와 제1갈비뼈 사이를 하방 내측으로 연결하고 있으며, 빗장뼈의 상승움직임에 관여하고 있다(그림 5-4).

갈비빗장인대의 전방섬유질들은 빗장뼈의 외측움직임을 저지하는 반면 후방섬유들은 내측으로의 밀림을 막아준다.

(2) 빗장사이인대

빗장사이인대(쇄골간인대, interclaviucular ligament)는 한쪽 빗장뼈에서 다른쪽 빗장뼈를 연결하는 인대이며, 복장뼈에도 일부분이 붙어 있다. 위팔뼈의 외측탈구를 방지한다(그림 5-4).

(3) 부리빗장인대

부리빗장인대(오훼쇄골인대, coracoclavicular ligament)는 어깨뼈가 빗장뼈하부의 내측으로 전위되는 것을 막아준다. 부리빗장인대는 매우 강한 인대로서 두 곳으로 양분되어 있다. 외측 전면부는 마름모(능형인대, trapezoid ligament)이고, 내측 후면부는 원뿔인대(원추인대, conoid ligament)이다. 이 두 인대는 어깨뼈의 내측 전위를 막아주는데, 부리빗장인대는 부리돌기(오훼돌기)의 상방과 후방쪽을 지나기 때문에 빗장뼈의 운동력이 없어도 어깨뼈의 전방이동을 막아준다. 마름모인대는 정반대의 운동인 어깨뼈의 후방이동을 제한한다(그림 5-5).

3) 어깨관절의 가동범위

어깨의 정상적인 운동성이 소실된다면 일상생활에서 손을 사용해야 하는 모든 일에 절대적인 영향을 미친다. 스포츠 활동이나 직업상의 일은 물론, 머리를 빗는 사소한 일 조차도 불편할 것이다. 통증을 피하기 위해 보상적으로 야기되는 동작의 변형은 비정상적 자세를 조성하고 상지대의 팔꿈관절과 팔관절에 심한 긴장을 줄 수 있다.

어깨관절의 운동은 엉덩관절과 같이 굴곡, 신전, 외전, 내전, 외회전, 내회전, 회선 (circumduction)이 가능하다. 어깨의 가동범위는 표 5-2에 요약하였다.

표 5-2. 어깨관절의 가동범위

동 작	범 위
굴곡	180도
신전	45도
외전	180도
내전	45도
내회전	55도(중립자세에서) 80도(팔을 90도 외전한 상태에서)
외회전	45도(중립자세에서) 90도(팔을 90도 외전한 상태에서)
수평외전	50도(팔을 90도 외전한 상태에서)
수평내전	120도(팔을 90도 외전한 상태에서)

4) 어깨관절에서 작용하는 근육

많은 활동성에 비해 불안정한 구조를 이루고 있는 어깨관절은 엉덩관절과는 상당한 차이가 있다. 이들 관절은 모두가 자유로운 운동성을 지닌 절구관절이지만, 엉덩관절은 인체 내에서 가장 강한 인대와 깊은 볼기뼈절구, 그리고 골반대의 조직과 연골의 상호적 작용에 의해 안정성과 운동성을 조성하는 반면, 어깨관절은 위팔뼈머리에 비교할 때 관절와가 너무 작기 때문에 잦은 손상과 탈골이 쉽게 발생한다.

이러한 구조적 결합과 안정성의 지지는 관절주머니인대(capsular ligament)와 그 외의 여러 인대로 구성된 연부조직에 의해 이루어진다.

어깨관절에는 많은 인대들이 연결되어 있고 관절의 안정성에 기여하는 부가적인 근원을 제공하며 뼈들을 연결한다. 어깨관절의 다양한 움직임에 따라 이러한 인대들은 팽팽히 당겨지거나 느슨하게 늘어날 수 있다.

　갑작스런 사고 시에는 누구나 인대의 손상을 염려하게 된다. 인대손상의 등급은 다음과 같이 구분하는데, 1등급은 약간 접질린 상태로서 인대의 부분적 신장(경도)을 의미하며, 스트레인(좌상, strain)이라 한다. 2등급은 좀더 심하게 접질린 상태로서 인대의 부분적 절단(중등도)을 뜻하며, 스프레인(염좌, sprain)이라고 한다. 3등급은 인대가 절단되어 관절의 위치가 이탈되는 현상으로 파열(rupture)이라고 한다. 손상되지 않은 인대의 경우 동통 없이 촉진될 수 있다는 것을 기억하라.

　어깨관절의 주변에는 9개의 관절주머니가 있다. 관절주머니의 반복되는 자극은 염증반응을 야기시킨다. 봉우리밑윤활주머니(견봉하활액낭, subacromial bursa)와 어깨밑윤활주머니(견갑하활액낭, subscapular bursa), 그리고 어깨세모근밑윤활주머니(삼각근하활액낭, subdeltoid bursa)는 임상적으로 매우 중요하다(그림 5-6a).

　봉우리밑윤활주머니와 어깨세모근밑윤활주머니는 가시위근의 힘줄 위로 어깨봉우리돌기와 어깨세모근 아래로 펼쳐진다(그림 5-6b). 이 활액낭은 어깨봉우리 아치 아래의 충돌(impingement)에 민감하게 반응하며 가시위근힘줄염(극상근건염, supraspunatus tendinitis) 후에 염증이 나타나기도 한다. 어깨밑윤활주머니는 어깨밑근 아래에 위치하고 전방측 관절주머니와 연결되어 있다. 이 윤활주머니의 팽창현상은 관절삼출(articular diffusion)과 함께 유발된다.

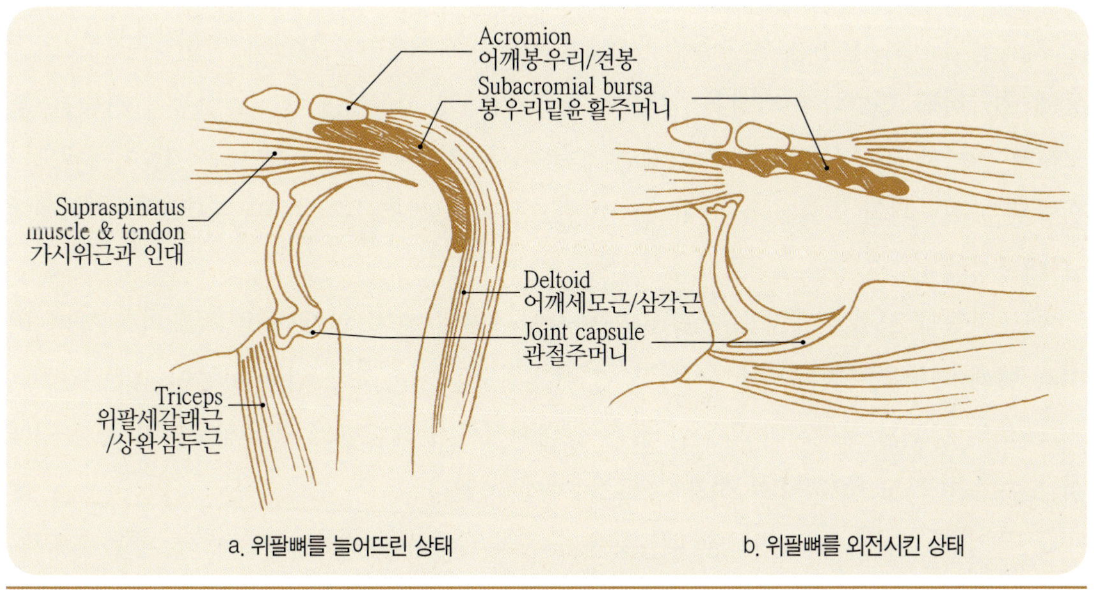

그림 5-6. 어깨봉우리밑윤활주머니

어깨관절의 다양한 움직임과 안정화의 조건을 이해하기 위해서는 관련된 많은 근육의 해부학적 위치와 기능을 우선적으로 복습해야 한다. 이것은 어깨관절 복합체에 영향을 주는 기능부전 조건들을 이해하는 데 큰 도움이 되기 때문이다.

어깨관절의 외전동작은 두 단계의 움직임으로 구분될 수 있으나, 다양한 형태의 근육 활동과 동작은 서로 연결되어 있다.

첫 번째 단계는 0도에서 90도의 외전시에 위팔뼈를 들어올리는 어깨세모근과 가시위근의 동시동작이 일어난다. 이 때 외전 각도를 조금 더 크게 하기 위해서는 어깨뼈와 팔이음뼈가 움직임에 관여해야 한다.

두 번째 단계로 상부 및 하부 등세모근, 앞톱니근이 동시에 어깨뼈를 기울게 하여 어깨뼈아래각이 외회전되고 어깨봉우리가 거상되면서 90도에서 180도 사이의 움직임이 발생하게 된다.

어깨관절의 전방굴곡은 어깨세모근의 전방섬유, 부리위팔근 및 큰가슴근의 빗장갈래가 수축되면서 일어난다. 60도까지의 굴곡은 어깨뼈와 팔이음뼈가 작동하기 전에 일어날 수 있다. 등세모근 상부와 중부섬유, 그리고 앞톱니근은 어깨뼈를 기울이고 어깨봉우리극 거상시키면서 복장빗장관절과 어깨빗장관절에서 축회전을 일으킨다. 내회전은 어깨밑근, 넓은등근, 큰원근, 큰가슴근 및 전면 어깨세모근의 수축에 의해 이루어진다. 그러나 내회전의 최대가동성을 이루기 위해서는 작은가슴근과 앞톱니근의 견인력에 의해서 어깨뼈가 외전될 때 가능할 것이다.

가쪽돌림근(외회전근)은 안쪽돌림근(내회전근)과 비교해볼 때 확실히 약한 구조로서 손상에 취약하여 빈번하게 좌상을 입게 된다. 그러나 팔이음뼈(상지대)의 정상적 기능을 도모하기 위해서 임상적으로 매우 중요한 근육이다. 가시아래근, 작은원근 및 어깨세모근 후방부는 위팔뼈의 외회전에 관여하고, 마름모근과 등세모근은 최대운동범위에서 어깨뼈를 내전시킨다.

어깨관절의 신전은 등세모근 중부와 마름모근의 수축에 의한 작은 정도의 어깨뼈 외전과 함께 큰원근, 넓은등근 그리고 후면 어깨세모근의 수축에 의해 이루어진다.

근육의 강도는 자발적인 운동이 없는 상태에서부터 최대한의 근육강도까지 표 5-3에서 보여주는 척도 중 하나를 적용함으로써 등급화된다.

근육의 강도가 3등급 이하일 때, 장애가 존재하며(중력상태에서 활동 불가), 활동을 위해서 치료사의 보조가 필요하다.

표 5-3. 근육강도의 평가

근 기능수준	척 도		
	등급	%정상	Lovett 척도
어떤 근 수축의 증거도 없다.	0	0	0 (zero)
약간의 수축, 그러나 운동은 없다.	1	10	T (trace)
무중력 상태에서 완전한 운동범위를 보임	2	25	P (poor)
중력에서 완전한 운동범위를 보임	3	50	F (fair)
중력과 약간의 저항에 대해서 완전한 운동범위를 보임	4	75	G (good)
중력과 최대한의 저항에 대해서 완전한 운동범위를 보임	5	100	N (normal)

　어깨관절의 기능적 통합성과 주된 힘은 관절주머니의 전상부와 후근 근처에 있는 일부의 근육과 건의 작용에 의하는데, 이것을 어깨근육둘레띠(회선근개, rotator cuff)이라 부른다. 어깨근육둘레띠는 가시위근(극상근, supraspinatus), 가시아래근(극하근, infraspinatus), 작은원근(소원근, teres minor), 어깨아래근(견갑하근, subscapularis)으로 구성된다.

　이것은 어깨뼈오목의 외측편위(excursion)를 막아 탈구를 방지하며 위팔뼈의 하방움직임을 순조롭게 만든다. 하방탈구를 막는 요소로는 관절오목의 경사도를 들 수 있는데 위팔뼈가 하방으로 내려가게 될 때, 외측방으로 힘이 가해지면서 관절주머니의 상단부와 부리위팔인대의 상단부를 견고하게 조이도록 한다. 또한 가시위근이 어깨세모근 하부측 섬유질들과 동시에 작용하면서 하방탈구를 방지한다.

　어깨통증환자의 흔한 병인이 되는 연부조직의 손상은 어깨관절의 안정화와 정상적인 운동에 많은 영향을 미친다. 따라서 서블럭세이션의 정확한 진단과 어저스트먼트를 통하여 통증제거와 가동성을 회복할 수 있다. 어깨관절에서 작용하는 근육은 표 5-4와 같다.

표 5-4. 어깨관절에서 작용하는 근육

동 삭	범 위
굴곡	어깨세모근의 전방부, 부리위팔근, 큰가슴근의 빗장가지
신전	넓은등근, 큰원근, 어깨세모근의 후방부
외전	어깨세모근의 중부, 가시위근, 앞톱니근
내전	큰가슴근, 넓은등근
외회전	가시위근, 작은원근, 어깨세모근의 후방부
내회전	어깨밑근, 큰가슴근, 넓은등근, 큰원근, 어깨세모근 전방부
어깨뼈 고정	등세모근, 앞톱니근, 마름모근
어깨뼈 내측활주	큰작은마름모근
어깨뼈 상승	등세모근, 어깨올림근

2. 오십견증후군의 진단과 어저스트먼트

병원을 찾아오는 환자들의 증세는 다양하다. 그 중에서 어깨의 통증은 아주 일반적인 증상이면서도 치료하기가 쉽지 않은 질환이기도 하다.

오십견은 대개 가벼운 부상으로 시작되며, 며칠 사이에 통증이 소멸되기 때문에 환자들은 대수롭지 않게 생각하여 간과하게 된다. 그러나 일상생활 속에서 반복되는 어깨관절의 움직임은 관절간의 마찰을 유발하고, 이 마찰의 영향은 관절주머니에 염증을 야기시키고 통증을 일으킨다. 관절 내의 비상사태를 감지한 인체는 더 이상 반복되는 관절의 마찰을 저지하고 안정성을 도모하기 위하여 관절내부로 칼슘을 유인하여 관절을 고착화(얼어붙게)시킨다.

시간이 경과하면서 인체는 이 칼슘을 외부에서 침입한 이물질로 이해하게 되어 osteo clastic(뼈를 녹여버리는)이라는 세포활동이 시작된다. 즉 관절주머니나 관절의 지방세포쪽으로 칼슘을 밀어부쳐 녹이는 활동을 진행한다.

그러나 이러한 변화는 부종을 일으키게 되어 또 다시 상처조직을 더욱 많이 생성시키는 악순환을 부른다. 이 현상은 혈액공급을 방해하여 영양분을 받아들일 수 없는 최악의 상태로 이어져 지방세포의 퇴화와 미세혈관의 퇴행으로 진행되어 결국에는 관절의 고착(fixation)이 발생하는데, 이것이 오십견(frozen shoulder)이다.

오십견은 1~2년의 기간을 통해 서서히 진행되며, 통증이 빈번하고 심해질때, 혹은 가동성을 상실했을 때 환자는 비로소 병원을 찾는다. 오십견으로 인하여 나타나는 보상작용으로 관련측의 어깨를 올리려는 것을 쉽게 발견할 수 있다. 어깨관절의 외전동작이 통증에 의해 순조롭지 못할 때 어깨 전체를 올려서라도 높은 곳의 물건을 집어야 하기 때문이다. 이러한 보상작용에 익숙해지면서 상부등세모근과 어깨올림근에 트리거포인트가 야기되고, 목이 뻣뻣하게 굳어져 어깨는 물론 경부까지 가동범위가 제한된다.

우리의 잘못된 상식은 가동범위를 너무나 의식하여 계획 없는 운동을 강행시키는 데 있다. 이 커다란 실수는 상처조직과 유착현상을 더욱 심각하게 조성시킨다. 암슬링(arm sling)을 하도록 하고 운동을 중단시켜 통증이 감소된 후에 치료를 시작해야 한다. 분명히 인지해야 될 점은 치료의 아이디어이다. 가동범위의 정상화는 계획 없는 운동이 아닌 준비된 어저스트먼트를 통하여 얻을 수 있다.

환자에게 4단계의 교정치료를 적용할 때 중요한 점은 1단계가 완전히 정상화된 후에 다음 단계로 진행하는 것이다.

1) 앞으로 굴곡(forward flexion)

보통 30도에서 시작하며 110도에 이르는 가동성 회복이 나타날 때까지 교정한다. 절대로 다른 단계의 치료를 함께 해서는 안 된다.

Table	D(등뼈부위) 가볍게 조절
P.P	앙와위
D.P	환측에 선다. 환자의 우측에 선다면 치료사의 우측 넙다리가 테이블 모서리에 닿도록 선다(그림 5-5).
C.H	위쪽 손
C.P	새끼두덩(소지구, No.2) 또는 No.8
S.C.P	전면 관절주머니(위팔뼈의 내측면)
S.H	아래쪽 손
S.S.P	환측의 위팔(상완)
L.O.C	전방에서 후방

환측의 아래팔을 치료사의 외측 겨드랑이에 끼우고 보조수로 위팔을 잡는다. 환자의 팔을 천천히 올려서(굴곡) 통증이 나타나면 통증이 없는 각도까지 내린다. 주동수는 견고하게 컨택을 유지하고, 보조수의 견인이 동시에 이루어지게 하는 팽팽한 긴장점에서 가볍게 추력하면 clicking을 느낄 수 있다.

일단 clicking을 느끼게 되면 그 날은 더 이상 교정하지 않는다. 만일, 이것을 무시하고 재차 추력을 한다면 pain cycle이 시작될 뿐이다. 그러나, clicking을 느끼지 못했을 경우 3~4회 thrust할 수 있다(그림 5-6).

보통 한번의 clicking을 느끼면 가동범위를 회복하게 된다. 교정도 하나의 충격이므로 반드시 20분간의 얼음찜질이 요구된다.

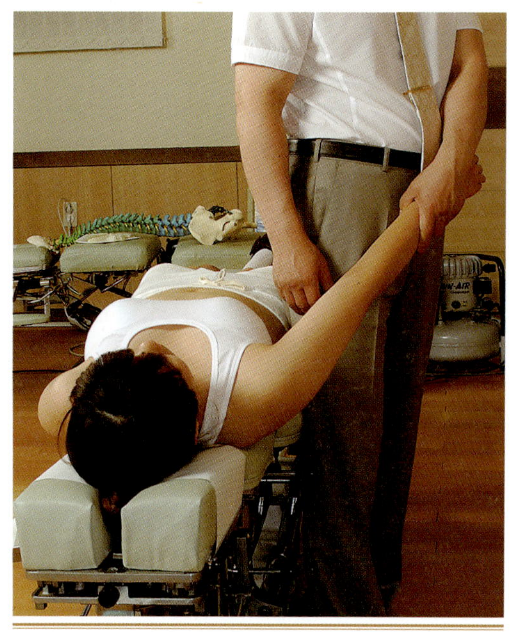

그림 5-7. 치료사는 척추를 교정할 때와는 반대로 환자의 외측을 향해 비스듬히 선다.

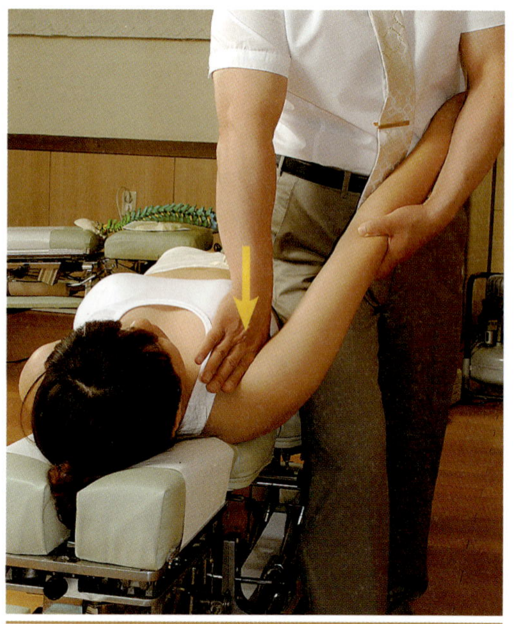

그림 5-8. 전방에서 후방으로 즉, 천장에서 바닥쪽으로 추력한다.

2) 신전(extension)

굴곡치료가 잘 되어 110도까지 가동성을 회복하면, 나머지(70도) 가동성은 스스로 회복할 수 있기 때문에 두 번째 단계인 신전치료를 실시한다.

교정치료는 10도에서 시작하여 30도를 회복할 때까지 계속된다.

Table	D(등뼈부위) 가볍게 조절
P.P	복와위
D.P	환측의 옆(굴곡치료와 같은 자세)
C.H	위쪽 손
C.P	No.2 또는 No.8
S.C.P	후면 관절주머니
S.H	아래쪽 손
S.S.P	환측의 위팔
L.O.C	후방에서 전방

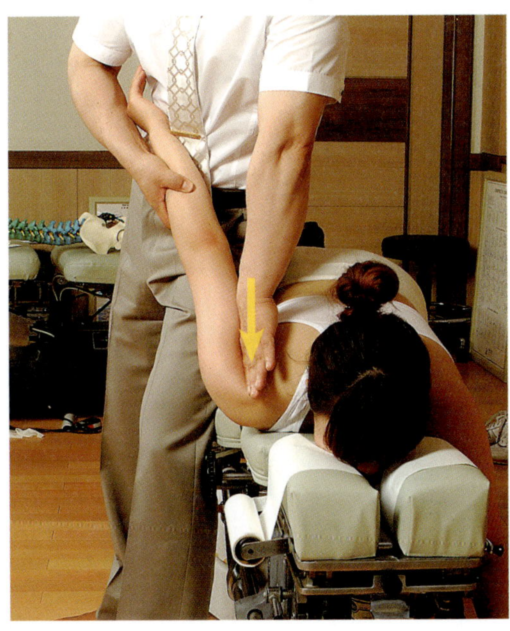

그림 5-9. 추력의 방향은 그림 5-8과 같이 바닥을 향한다.

굴곡치료와 마찬가지로 통증이 없는 각도에서 하·외방으로 견인시킨 후 최대 긴장점에서 직하방으로 추력한다. Clicking과 얼음찜질의 내용은 위에서 설명한 지침을 따른다.

3) 외전(abduction)

신전가동성을 30도까지 회복했다면 세번째 단계인 외전치료를 적용한다. 치료는 40도에서 시작하여 120도를 회복할 때까지 계속된다.

Table	D(등뼈부위) 가볍게 조절
P.P	앙와위
D.P	환측의 옆(팔보다 위쪽에 선다)
C.H	내측 손
C.P	No.2 또는 No.8
S.C.P	상부 관절주머니
S.H	가쪽 손
S.S.P	환측의 위팔
L.O.C	위팔뼈머리에 대하여 90도 직후방

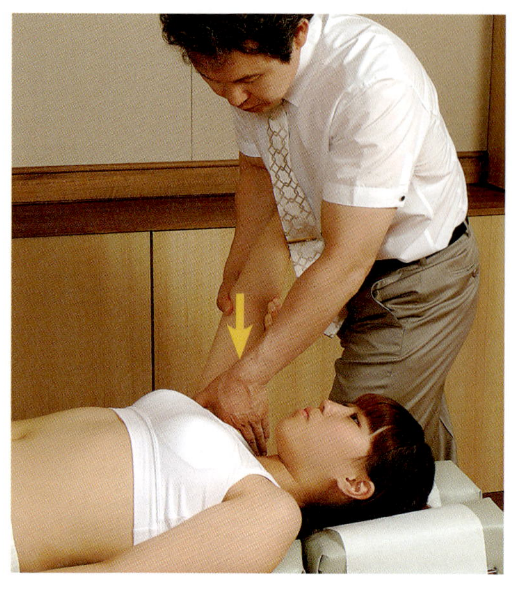

그림 5-10. 위팔뼈머리에 대한 주동수의 접촉각도는 90도이며, 관절후면을 향해 추력한다.

　치료사의 팔이 긴 경우에는 겨드랑이에 환자의 팔을 고정시킬 필요가 없다. 그러나, 동양인은 대부분 팔이 짧기 때문에 이런 자세가 요구된다. 주동수는 환측 팔에 기준하여 90도 각도로 컨택한다. 최대 긴장점에서 직하방으로 추력한다(그림 5-10).

4) 외회전(external rotation)

　치료의 마지막 단계는 외회전의 가동범위를 회복시키는 것이다. 45도에서 시작하여 90도까지 회복할 수 있도록 진행한다.

Table	D(등뼈부위) 아주 가볍게 조절
P.P	앙와위에서 환측 위팔의 외전, 팔꿈관절의 굴곡
D.P	환측의 옆
C.H	내측 손
C.P	주동수 전부위
S.C.P	어깨뼈가시, 상부등세모근, 빗장뼈를 감싸잡는다.
S.H	외측 손
S.S.P	환측의 아래팔
L.O.C	주동수-상방으로, 보조수-하방으로

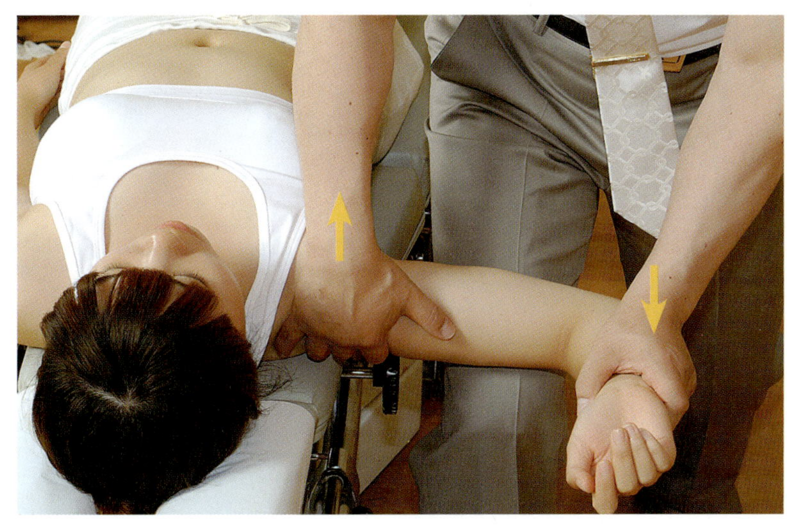

그림 5-11. 위팔뼈머리에 대한 주동수의 접촉각도는 90도이며, 관절후면을 향해 추력한다

환측의 팔을 자연스럽게 이완하기 위해서는 치료사의 내측 넙다리부위에 환자의 위팔세 갈래근 부위가 놓여지도록 한다. 주동수는 위팔뼈를 잡는 것이 아니고 어깨뼈가시와 상부 등세모근, 그리고 빗장뼈를 전체적으로 감싸 잡는다. 보조수는 마치 택시를 잡으려는 것 같은 동작을 취한 환자의 아래팔부위를 부드럽게 잡는다. 주동수는 천장방향으로 당기고 보조수는 바닥방향으로 슬그머니 밀어서 최대 긴장점을 조성한다.

마치 가위를 벌리는 모습으로 양손 모두 얇은 thrust를 여러 번 반복한다(그림 5-11). 이 방법은 드롭 테이블이 없어도 가능하다.

3. 어깨뼈변위의 진단과 어저스트먼트

1) 어깨뼈변위의 진단

Dr. Hearon은 오십견을 치료할 때 위에서 언급한 4단계의 치료에 포커스를 맞추었다. 그런데 어깨뼈의 서블럭세이션은 오십견으로 진행되는 첫단계일 수도 있다. 따라서 이 서블럭세이션을 제거하지 못한 채 4단계의 치료를 마무리했다면 인체는 또 다시 상처조직을 형성하여 어깨관절의 고착을 야기시킬 수 있다.

정상적인 위팔의 외전은 30도를 넘어서부터 어깨뼈도 2:1의 비율로 동시에 외전되어야 한다. 만일 어깨뼈가 가슴뒷벽에 유착되었을 때는 이러한 움직임에 제한이 올 수 있다. 그러나, 시상부에서의 명령체계는 위팔관절에 과운동성(hypermobility)을 조성해서라도 선반위의 물건을 내릴 수 있게 만들고 있다. 이것은 관절 내에 심한 마찰을 유발시켜 관절낭염과 윤활주머니염·힘줄염 등이 발생하고 부종과 함께 혈류의 유입을 막아 퇴행성으로 진행되며, 심한 통증과 가동성제한을 야기시키는 악순환의 고리로 작용된다.

여기에서 주목해야 될 점은 오십견의 치료에서 어깨뼈의 서블럭세이션은 4단계의 치료 못지 않게 매우 중요하며, 가장 먼저 검사와 치료가 수행되도록 해야 한다. 환자를 관찰하거나 X-ray 상에서 어깨뼈 아래각의 위치가 15mm 이상 차이를 보이면 문제가 있다.

그림 5-12a에서 좌측 어깨뼈가 상방으로 올라감에 따라 동측의 어깨 역시 들려져 있다. 그림 5-12b는 촉진상에서 양쪽 검지의 높낮이가 다르게 나타나는 것을 볼 수 있다. 어깨의 능동적 가동범위의 대칭성과 유연성의 평가는 많은 정보를 제공한다.

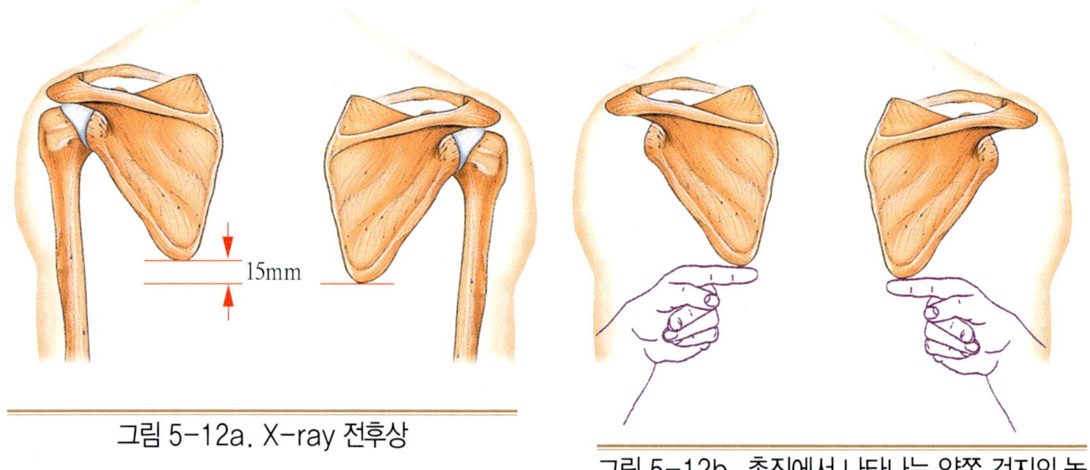

그림 5-12a. X-ray 전후상

그림 5-12b. 촉진에서 나타나는 양쪽 검지의 높낮이를 주목하라

어깨뼈의 정상적인 움직임은 어깨를 귀방향으로 움추릴 때에 등세모근과 어깨올림근이 수축되면서 어깨뼈의 거상이 발생한다. 동시에 마름모근이 어깨뼈를 척추쪽으로 끌어당긴다. 가슴을 펴고 어깨를 뒤로 당길 때 어깨뼈의 안쪽모서리가 등뼈의 중심부쪽으로 이동된다.

복와위 상태에서 환자의 어깨뼈를 덮어쥐고 상하좌우의 미끄러짐을 평가해본다. 만일 상방에서 하방으로의 활주가 경직된 느낌을 준다면 어깨뼈의 상방 서블럭세이션을 의미하는데, 이 경우에는 상부 등세모근과 어깨올림근의 결합을 고려해야 한다. 어깨뼈의 외방유착은 앞톱니근, 내방유착은 마름모근, 그리고 하방유착은 하부 등세모근·넓은등근이 관련된다. 이 모두는 근육검사를 통하여 평가할 수 있다.

> 어깨뼈의 내방변위와 외방변위의 기준은 어깨뼈 아래각이 척추방향으로 변위된 경우에는 내방, 척추에서 멀어지는 외측을 향한 변위는 외방변위라고 한다.

2) 어깨뼈변위의 어저스트먼트

Table	D(등뼈부위)
P.P	복와위. 가능하면 환측 아래팔을 굴곡하여 허리위에 둔다.
D.P	변위된 방향에 따라
C.H	양손
C.P	손목부위(No.11)
S.C.P	어깨뼈
S.H	주동수의 손목안정화
T.P	리스팅의 반대방향으로
L.O.C	리스팅에 따라

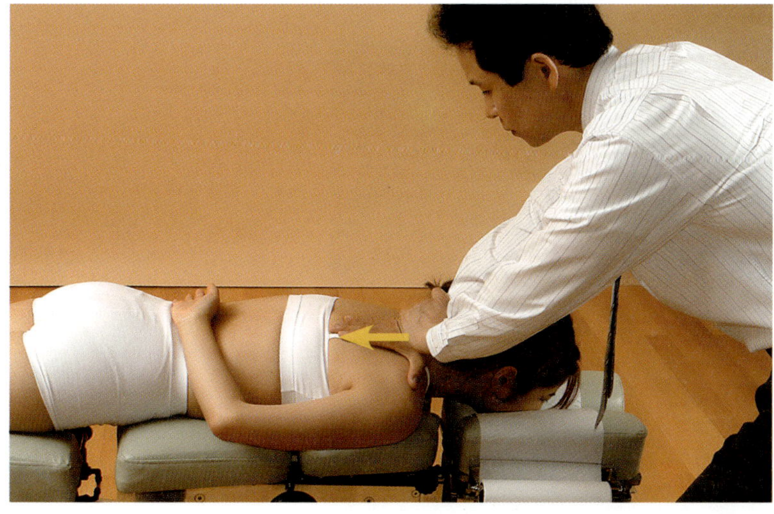

그림 5-13a. 어깨뼈의 상방 변위에 대해 하방으로 추력을 가하고 있다.

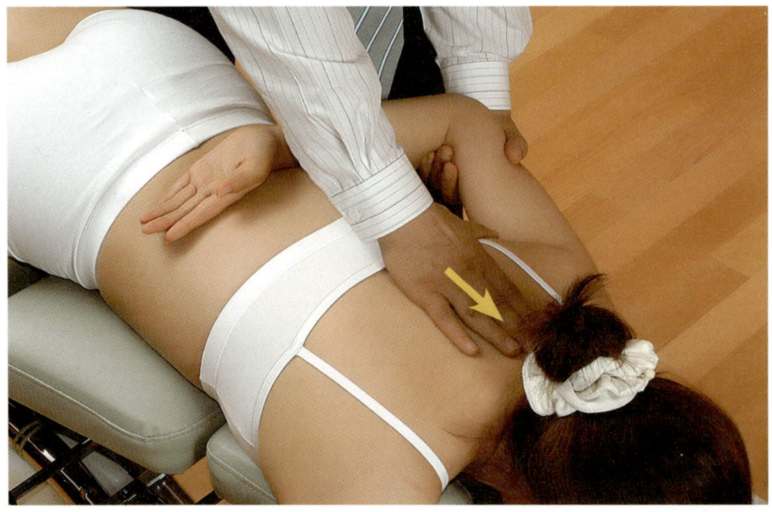

그림 5-13b. 어깨뼈의 하방
변위를 상방을 향해 추력
하고 있다.

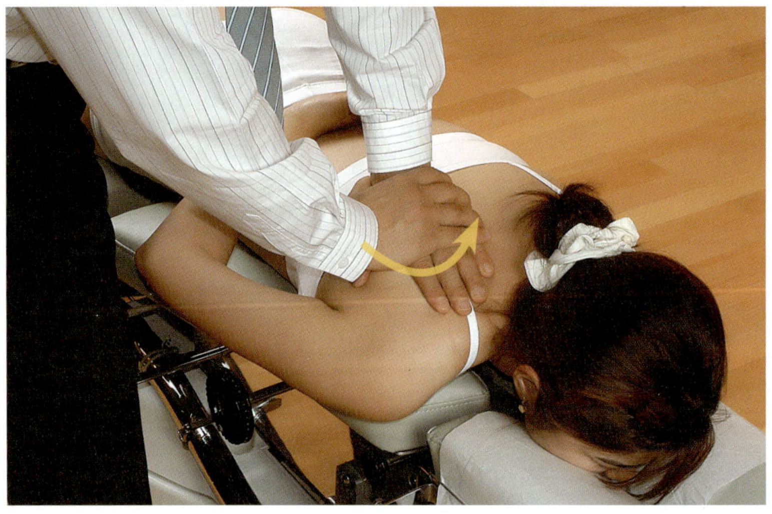

그림 5-14a. 어깨뼈의 내방
변위에 대하여 시계방향
의 토크(torque)가 적용되
었다.

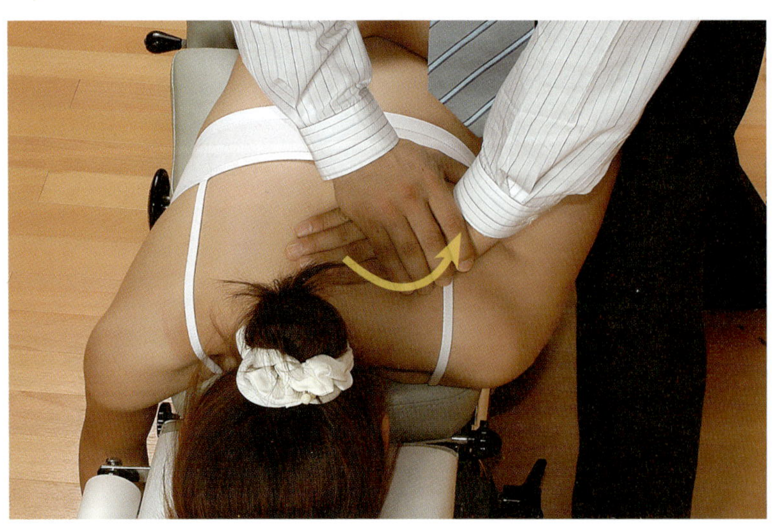

그림 5-14b. 어깨뼈 외방변
위에는 왼쪽의 경우 반시
계방향의 토크(torque)가
적용된다.

3) 어깨뼈변위의 임상고찰

어깨뼈의 외전운동은 양측 어깨뼈아래각의 외회전 움직임이 자연스럽게 일어날 때 가능하다. 그러나 어깨뼈의 유착이 관련된 측은 좀 더 외측방향으로 움직이려 하고, 통상 외측으로 고착되는 양상을 보인다. 이러한 작용은 마름모근의 과도한 긴장을 부추기고 어깨뼈의 안쪽모서리를 따라서 촉발점(trigger point)이 발현된다.

어깨뼈 사이에서 나타나는 통증을 등뼈나 갈비척추관절(늑추관절) 서블럭세이션의 증상으로 생각할 수 있다. 그러나, 이 통증은 오십견증후군에 대한 전형적인 반응이다.

4. 어깨근육둘레띠 변위의 진단과 어저스트먼트

어깨근육둘레띠(회전근개, rotator cuff)의 급성·만성 상해는 어깨관절의 불안정성을 유발할 수 있다. Rathbun(1970)의 연구에서는 어깨관절 내부의 압박이 어깨근육둘레띠의 힘줄에 미치는 영향을 발표하였는데 어깨근육둘레띠의 힘줄은 넓고 평평한 구조로서 작업시에 받는 강한 저항에 의해 혈관압박을 받게 되어 퇴행성변화를 쉽게 일으킬 수 있다고 하였다.

수영선수는 물의 저항에 대한 강한 내전동작에 가시위근의 힘줄이 압박받게 되는데 이는 바디빌터에게도 흔히 나타난다.

강하고 반복적인 내전을 필요로 하는 중장비기사의 경우 레버나 크랭크핸들을 조종하는 데 큰 힘을 요한다. Hagberg(1994)의 유행병 연구에 따르면 용접공이나 중장비 기술자 같은 육체노동자들이 사무직 근로자들과 비교했을 때, 어깨근육둘레띠와 두갈래근 힘줄의 누적된 손상이 11배 이상 발생한다고 하였다.

어깨관절의 주된 힘은 어깨근육둘레띠에 의해 좌우되는데, 가시위근의 주된 운동은 외전이며, 가시아래근, 작은원근은 외측회전, 그리고 어깨밑근은 내측회전 기능을 맡고 있다. 이 근육들의 힘줄은 어깨관절을 잡고 있어서 관절의 안정성에 기여하고 있다. 어깨의 능동적인 가동범위와 근력테스트를 통하여 어깨근육둘레띠의 이상 유무를 검사할 수 있다(그림 5-15a).

어깨근육둘레띠의 파열이 있을 경우 오십견의 증상과 거의 흡사한 양상을 보인다. 이것은 임상인에게 엄청난 함정일 수 있다. 왜냐하면 어깨를 가동시킬 때 이 두 질환에서

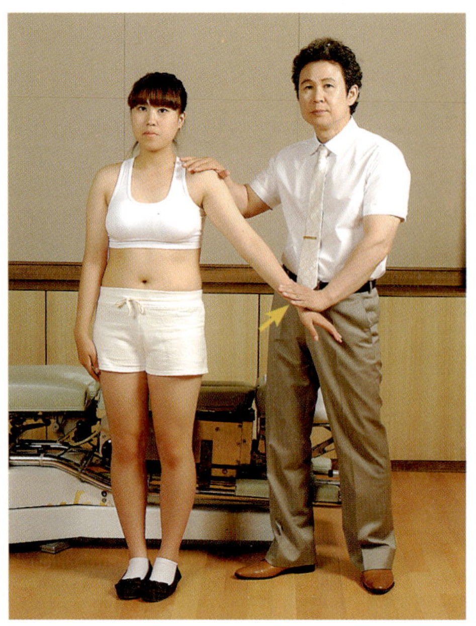

그림 5-15a. 가시위근의 검사

는 똑같이 통증이 나타나고 가동성 제한이 따르기 때문이다. 만일 치료사가 환자의 팔을 잡고 어깨 위로 들어올리려 했을 때, 오십견 환자라면 심한 통증으로 인하여 이 움직임이 불가능하다. 그러나 어깨근육둘레띠가 파열된 환자는 통증은 동일하게 나타나지만 아주 힘들게 팔을 들어올리는 것을 확인할 수 있다. 하지만 환자의 등줄기에서 식은땀이 흐를 정도의 통증을 감수해야 한다.

가동성 검사에서 이러한 양상을 보인다면 관련된 쪽 팔을 90도 외전한 상태에서 서서히 내리도록 주문하는 Codman's test를 해본다(그림 5-15b). 양성일 경우 환자는 이

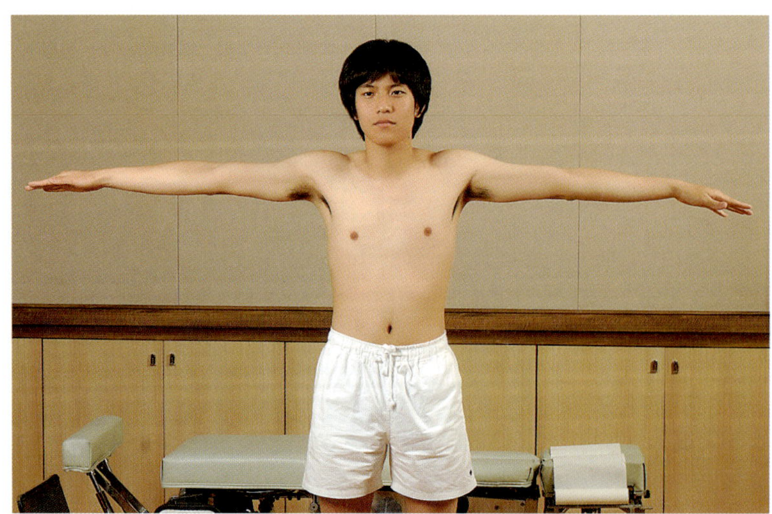

그림 5-15b. Codman's test

동작을 수행할 수 없어 심한 통증과 함께 힘 없이 팔을 떨어진다.

다른 방법으로는 가벼운 아령을 쥐게 하고 엄지가 바닥을 향하게 손목을 내회전하여 팔을 외전하도록 주문해본다. 마치 바디빌더들이 뒤어깨세모근의 발달을 위하여 허리를 굴곡한 상태에서 외전하는 운동법과 비슷하다. 양성이라면 이 동작은 불가능하다.

환자의 상태가 이 정도라면 MRI 촬영이 요구된다. MRI상에서 어깨근육둘레띠의 완전 파열이 확인되었다면 수술이 필요하다(그림 5-16a, 16b, 16c). 그러나 이러한 환자의 증상을 오십견으로 오진하고 치료를 계속 진행한다면 환자는 치료시기를 놓치게 되어 증상을 더욱 악화시키는 결과를 낳게 된다.

이와 같이 신중하지 못한 임상인의 진단은 환자에게 치명적인 손상을 줄 수 있다. 어깨근육둘레띠의 손상이 완전 절단이 아닌 50% 정도라면 보존적인 치료법으로 훌륭하게 회복될 수 있다. 따라서 도수치료, 레이저요법, 충격파 요법, 물리치료, 재활운동 등이 권

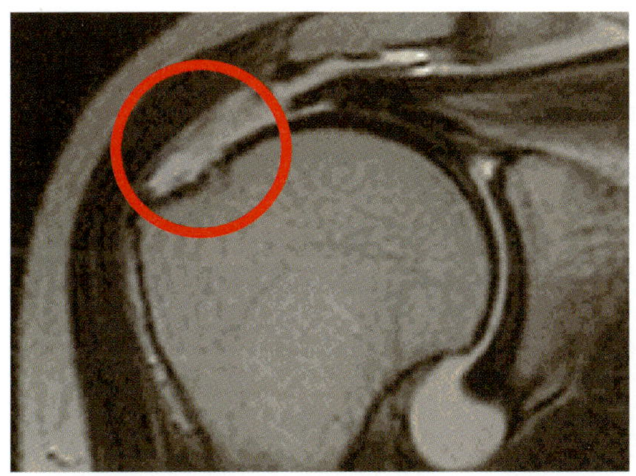
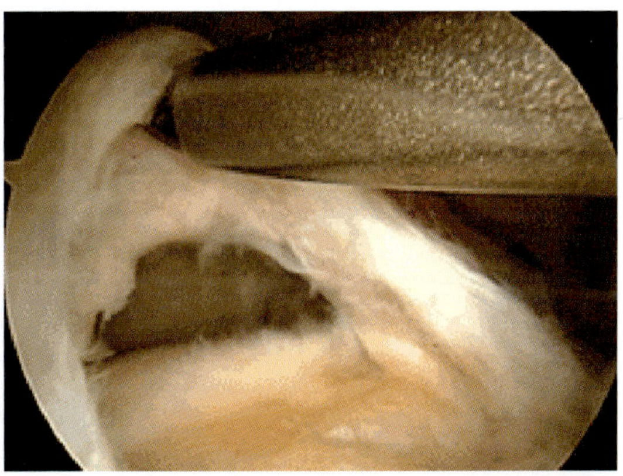

그림 5-16a. 파열된 어깨근육둘레띠, MRI(왼쪽) 및 관절경 소견(오른쪽), 어깨근육둘레끼가 내측으로 말려 들어가 있다.

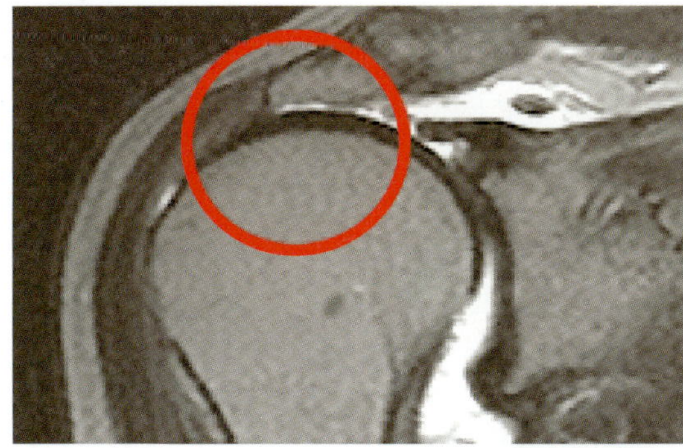
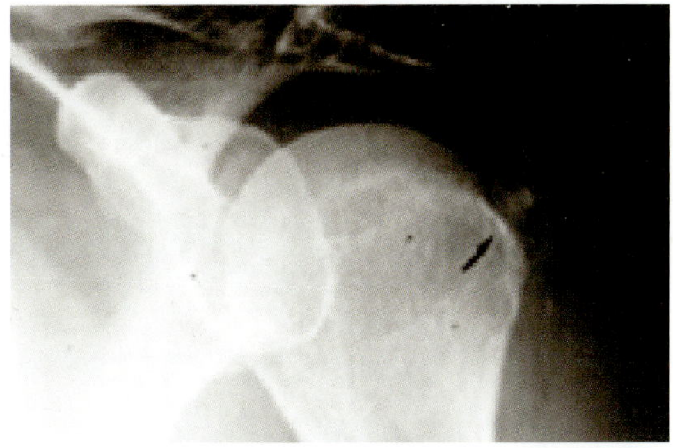

그림 5-16b. MRI 영상에서 어깨근육둘레띠가 파열된 모습

그림 5-16c. X-ray 화상에서 볼 수 있는 어깨돌림근의 석회화 침착

장될 수 있다. 특히 재활운동에서는 환자가 앙와위 자세에서 환측의 팔을 곧게 펴고 건측의 손으로 환측의 팔꿈치를 잡아 천천히 위로 올려 180도에 가깝게 운동을 한다. 그리고 그 상태를 유지하며 다시 천천히 원래의 위치로 팔을 내린다.

다른 방법으로는 환측의 팔을 등 뒤로 하여 수건을 잡고 건측의 손으로 상방을 향하여 서서히 당겨준다.

이번에는 기립자세에서 보조수로 환측의 팔꿈치를 잡고 위로 들어 올려주고 건측을 향하여 내전시켜 본다. 이러한 재활운동법은 어깨근육둘레띠의 정상적 기능을 찾아주는 아주 좋은 운동이 된다. 어깨근육둘레띠나 다른 어깨근육의 약화 증상이 나타나면 전하방위팔뼈, 후방위팔뼈, 외방위팔뼈, 내방위팔뼈의 서블럭세이션을 고려해본다.

5. 위팔뼈전하방변위의 진단과 어저스트먼트

1) 위팔뼈전하방변위의 진단

어깨의 전상부 및 가시위근힘줄에서 촉진될 수 있는 압통점이 있거나 장축신연의 부가적 움직임이 소실되었을 경우 전하방 서블럭세이션을 고려해야 한다. 환자는 앞어깨세모근의 약화현상을 보이며 어깨의 전방굴곡과 회전운동이 통증에 의해 제한될 수 있다. 앞어깨세모근의 검사는 환자가 앙와위 상태에서 양팔을 굴곡하여 손바닥이 테이블을 향

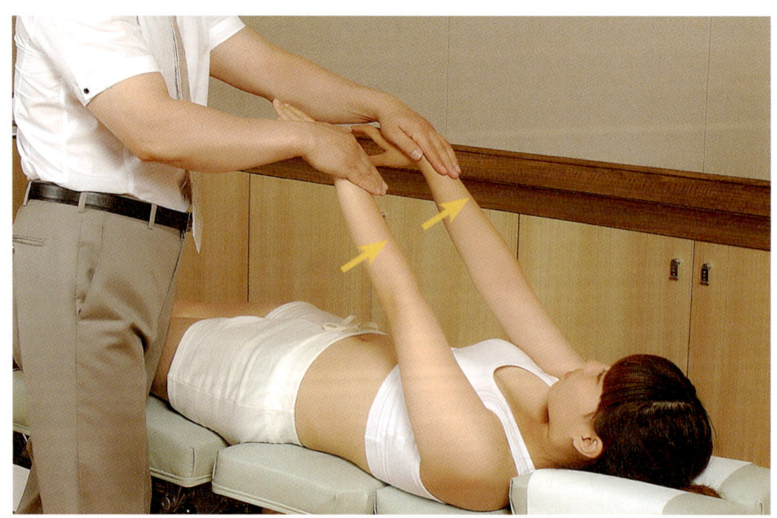

그림 5-17. 앞어깨세모근의 검사

하게 한다. 검사자는 환자의 양쪽 손등위를 접촉하여 고정하고 밑으로 당길 때 환자는 이에 저항한다(그림 5-17). 전하방 서블럭세이션이 관련된 측에서 약화현상을 보인다.

2) 위팔뼈전하방변위의 어저스트먼트

Table	D(등뼈부위)
P.P	앙와위
D.P	가위자세. 영향을 받고 있는 측
C.H	위쪽 손
C.P	No.8
S.C.P	위팔뼈머리의 전면부
S.H	아래쪽 손
S.S.P	위팔뼈 원위부를 잡고 약간 견인
L.O.C	전방에서 후방 및 약간 상방으로

환자의 체중에 맞추어 가슴부위드롭테이블을 설정하고, 환자의 상태가 편안하게 되도록 헤드피스를 들어올린다. 환자에 따라서는 헤드피스에 머리가 닿지 않도록 밑으로 내릴 필요가 있는 경우도 있다.

척추를 교정할 때와는 반대로 아래쪽에 위치했던 다리는 위쪽으로 옮겨놓아 치료사의 상체가 환자에 대하여 반 정도 외측을 바라보는 자세를 취하도록 한다. 이 자세는 주동수의 접촉을 자연스럽게 유지해주고 교정각도를 정확하게 지지해준다(그림 5-18a).

보조수는 위팔뼈의 원위부를 잡아 상방으로 굴곡하면서 약간 견인한다. 동시에 주동수는 교정방향과 일치하도록 위팔뼈머리의 전면부에 컨택하여 긴장감 있게 상방으로 티슈 풀한다. 전방에서 후상방으로 트러스트한 후 근육검사를 다시 해본다. 어깨 통증의 소멸과 근육의 강화현상을 보이면 치료는 성공적이다(그림 5-18b).

다른 방식의 교정은 환자를 의자에 앉게 한다. 치료사는 환자의 뒤에서 자신의 가슴을 환자의 등에 밀착시키고 양손으로 환측의 팔꿈치를 감싸서 깍지끼운다. 팔꿈치를 상방으로 티슈 풀한 뒤 상하좌우로 자극을 가하여 통증이 없는 각도를 감별해 본다. 이것은 윤활주머니에 충격을 주지 않고 교정할 수 있는 이상적인 각도를 찾기 위함이다. 최상

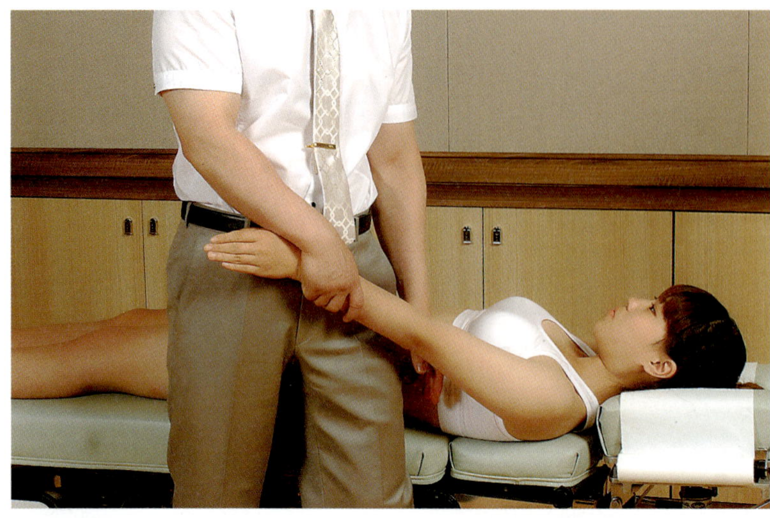

그림 5-18a. 치료사는 척추 교정시와는 반대로 환자의 외측을 향하여 선다.

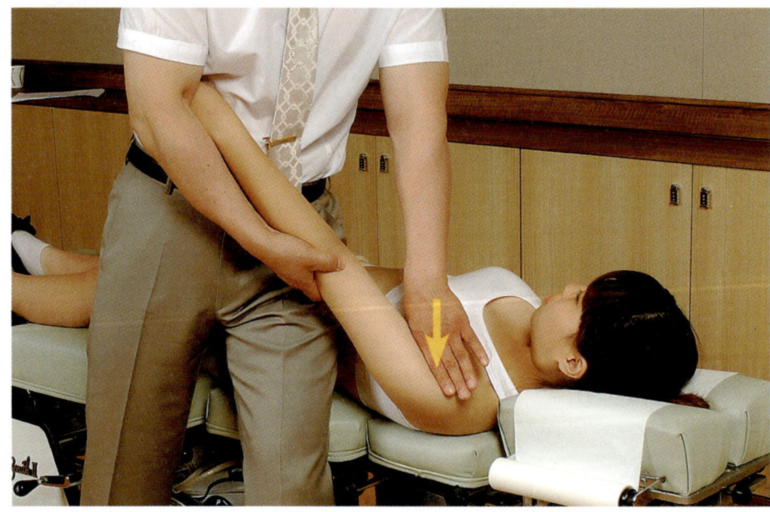

그림 5-18b. 오목위팔관절 전방에서 후방으로 추력

의 각도가 정해졌다면 후방 및 상방으로 짧은 추력을 가한다. 교정시에 관절음이 난다(그림 5-19).

3) 위팔뼈전하방변위의 임상고찰

어깨증상을 보이는 환자들을 진단한 임상사례를 보면 위팔뼈전하방변위가 흔하게 관련된다. 어깨의 서블럭세이션이나 탈구시에도 상완골은 대부분 전방과 하방으로 변위된다. 어깨가 전하방 서블럭세이션되었다면 가시위근힘줄이 늘어날 수 있고, 이 변위가 방치되면 퇴행성 질환으로 진행될 수 있다. 치료시기를 놓치지 말아야 환자의 예후가 밝아진다.

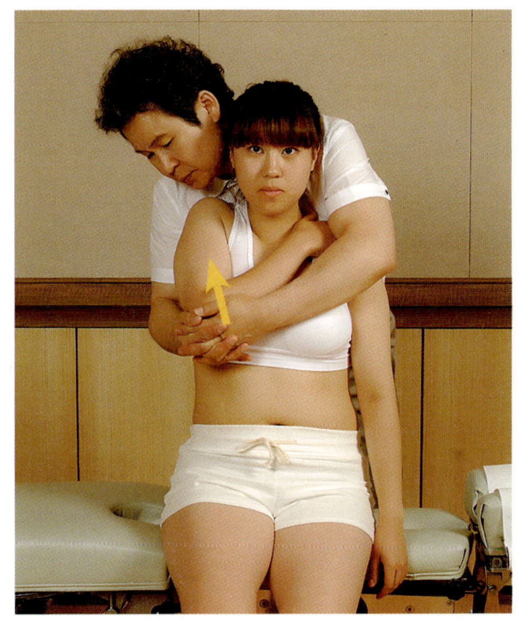

그림 5-19. 좌위에서 오목위
팔관절 전방에서 후방으
로 추력

6. 위팔뼈후상방변위의 진단과 어저스트먼트

1) 위팔뼈후상방변위의 진단

어깨세모근(삼각근, deltoid)의 후면부위에 통증이 있고, 팔의 외전과 외회전(팔을 뒤로 돌릴 때)에 제한이 있다. 어깨근육둘레띠(회전근개, rotator cuff)의 건과 어깨뼈오목위팔인대(견갑와상완인대)의 하외측부 압통, 후방에서 전방으로 움직임이 소실되어 있다. 큰원근(대원근, teres major)의 검사에서 약화현상을 보이며, 환자가 앞으로 넘어지면서 자신을 보호하기 위해 팔을 앞으로 뻗었을 때의 충격으로 위팔뼈머리가 관절오목에서 후방으로 밀릴 수 있다.

X-ray상에서 6mm 이상 후방밀림이 있다면 위팔뼈후방 서블럭세이션과 관련이 있다. 큰원근의 검사는 환자가 앙와위에서 환측의 손을 엉덩이밑에 넣어 고정시키고 굴곡되어 있는 팔꿈치를 바닥쪽으로 내리려고 한다. 검사자는 환측의 어깨와 팔꿈치 아래부위에 접촉하여 환자의 힘에 대하여 저항한다(그림 5-20). 양성이라면 약화현상을 보인다.

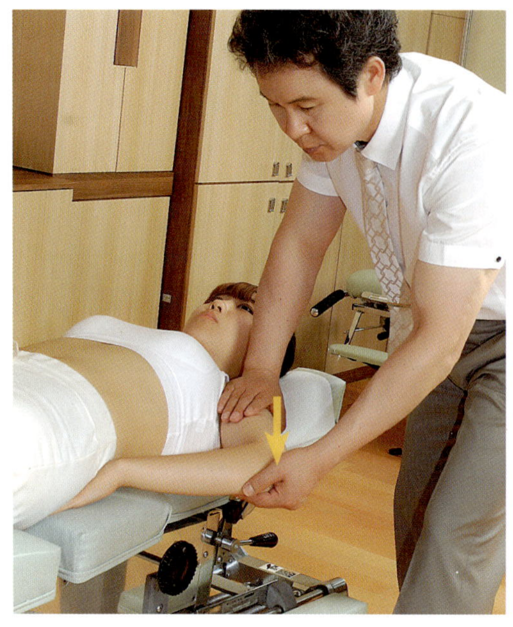

그림 5-20. 큰원근의 검사

2) 위팔뼈후방변위의 어저스트먼트

Table	D(등뼈부위)
P.P	복와위
D.P	가위자세. 영향을 받고 있는 쪽
C.H	위쪽 손
C.P	새끼두덩(소지구, hypothenar)
S.C.P	위팔뼈머리의 후면부
S.H	아래쪽 손
S.S.P	위팔뼈머리 면쪽부위나 손목을 잡고 약간 견인
L.O.C	후방에서 전방, 내방에서 외방으로

환자의 체중에 맞추어 드롭텐션을 가볍게 설정한다. 치료사는 위팔뼈전하방변위의 교정자세를 취하고, 주동수의 No.2(소지구)로서 위팔뼈머리의 후면에 접촉한다. 보조수는 위팔뼈면쪽부위나 손목을 잡고 신전시키며 견인한다. 최대의 긴장점에서 가볍게 추력한다(그림 5-21).

교정 후의 평가에서 임상효과는 바로 나타난다.

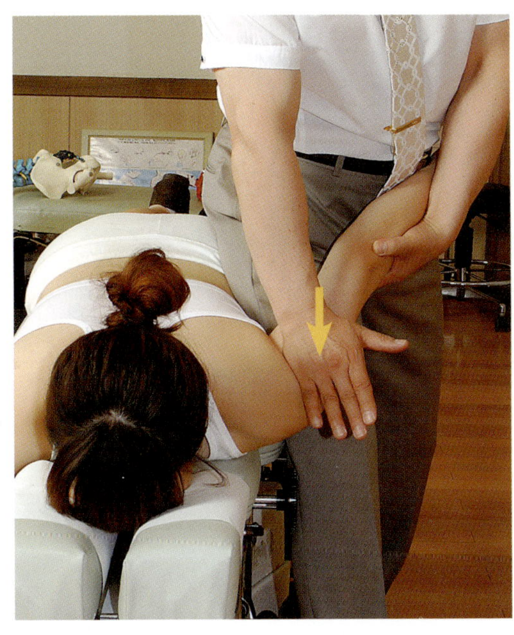

그림 5-21. 오목위팔관절의
후방에서 전방으로의 어
저스트먼트

3) 위팔뼈후방변위의 임상고찰

위팔뼈의 후방서블럭세이션은 어깨근육둘레띠(회전근개)를 이루고 있는 가시위근에 대하여 심한 스트레스를 가중시킨다. 왜냐하면 어깨관절의 후방부에는 관절의 안정성을 뒷받침할 인대구조가 없기 때문이다. 근육과 힘줄의 좌상은 어깨의 굴곡과 내전, 내회전 시 더욱 큰 통증을 야기한다. 정확한 어저스트먼트 후에 운동치료를 병행할 수도 있다.

7. 위팔뼈내회전변위의 진단과 교정

1) 위팔뼈내회전변위의 진단

환자는 어깨를 외회전하기 힘들다. 환자에게 목의 후면부를 가로질러 반대편의 어깨뼈상부에 손이 닿는지를 확인해보는 Apley's test를 해본다. 만일, 이 검사가 불가능하다면 위팔뼈 내회전(internal rotation humerus) 서블럭세이션을 의미한다.

2) 위팔뼈내회전변위의 어저스트먼트

Table	D(등뼈부위)
P.P	앙와위
D.P	가위자세. 영향을 받고 있는 쪽
C.H	양손
C.P	양손의 엄지
S.C.P	위팔뼈 근위부
L.O.C	외측회전

환자의 체중에 맞추어 드롭텐션을 가볍게 설정한다. 환측의 팔을 벌려 치료사의 넙다리내측부로 위팔뼈먼쪽부위를 꼭 쥘 수 있도록 하고, 양손으로 손가락이 엇갈린 상태에서 환자의 위팔뼈몸쪽부위를 견고하게 잡는다.

마지막으로 양손을 사용하여 환자의 위팔뼈를 외측회전시킴과 동시에 양쪽 무릎관절을 곧게 펴서 어깨오목위팔관절(견갑와상완관절)에 장축신연을 생성시킬 때 드롭테이블은 경쾌하게 떨어진다(그림 5-22).

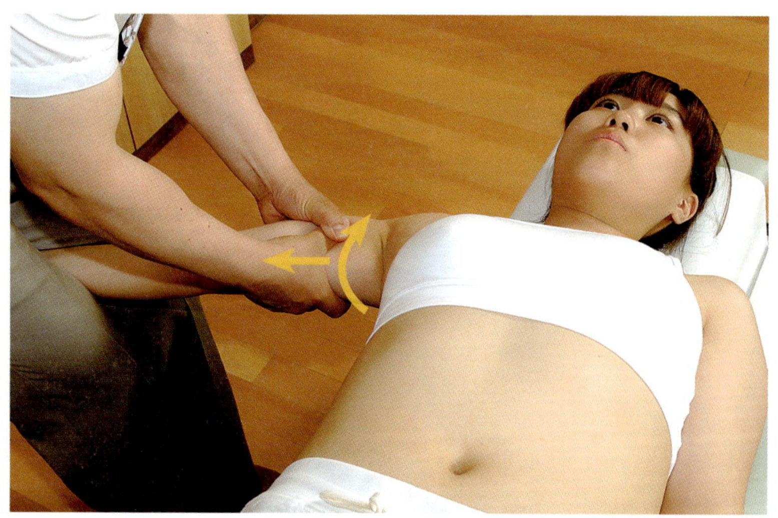

그림 5-22. 오목위팔관절의
외측회전 어저스트먼트

3) 위팔뼈내회전변위의 임상고찰

위팔뼈의 신전·내전·내측회전을 수행할 수 있는 넓은등근(광배근)과 큰원근(대원근)은 위팔뼈(상완골)의 두갈래근오목(이두근구와)에 정지점이 있다. 또한 어깨밑근(견갑하근)도 위팔뼈의 작은결절에 정지점이 있다. 따라서 위팔뼈의 내회전 서블럭세이션은 이들 근육에 과도한 긴장을 줄 수 있다.

만일 외회전을 주로 하는 가시아래근(극하근)과 작은원근(소원근)이 어깨뼈뒤부위에서 대칭적인 균형을 조성하지 못하고 신장된다면 위팔뼈의 내회전 서블럭세이션을 일으킬 수 있는 원인이 된다. 근육의 강화와 이완을 위한 운동치료법이 어저스트먼트와 함께 요구되는 이유를 알 수 있을 것이다.

8. 위팔뼈외회전변위의 진단과 어저스트먼트

1) 위팔뼈외회전변위의 진단

환자는 어깨의 내회전 동작이 힘들다. Apley's test에서 얼굴 앞을 가로질러 반대편의 어깨에 닿는 것이나, 등쪽으로 아깨뼈 아래각에 닿기가 어려운 경우에는 위팔뼈의 외회전(external rotation humerus) 서블럭세이션을 고려한다.

2) 위팔뼈외회전변위의 어저스트먼트

준비자세는 위팔뼈내회전변위의 교정자세와 동일하다.
외회전상태로 고착된 위팔뼈를 반대방향인 내측회전과 동시에 장축신연을 생성한다(그림 5-23).

3) 위팔뼈외회전변위의 임상고찰

축구나 럭비·유도·레슬링과 같은 접촉성 스포츠와 라켓을 이용한 테니스나 배드민턴

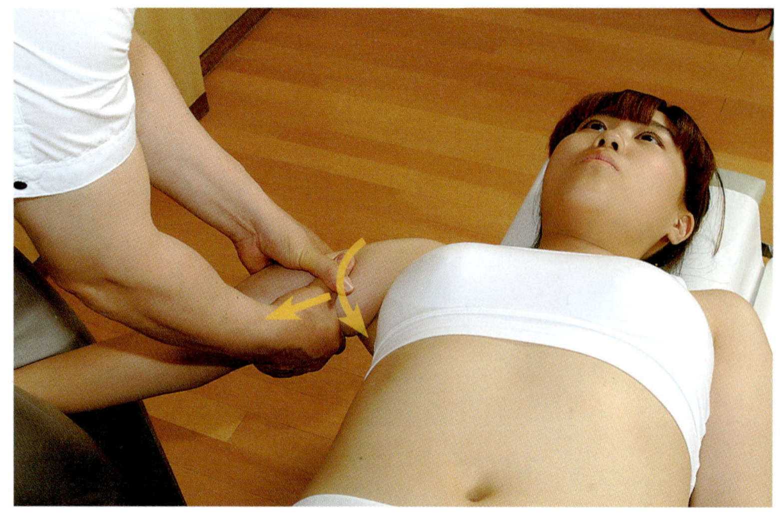

그림 5-23. 오목위팔관절의
내측회전 어저스트먼트

에서도 위팔뼈에 외회전 및 전하방의 충격을 가할 수 있다. 스포츠현장에서 순간적으로 이루어지는 엄청난 회전력과 견인력도 어깨에 치명적인 손상을 줄 수 있다.

9. 위팔뼈탈구의 진단과 어저스트먼트

1) 위팔뼈탈구의 진단

위팔뼈의 탈구(shoulder dislocation)는 대부분 전하방(AI)으로 야기된다. 전형적인 탈구의 모습은 환측의 팔로 자신의 배를 감싸고, 반대측 손은 환측의 팔을 들고 있다.

가장 먼저 선행되는 검사는 노동맥(요골동맥)의 맥박검사와 손과 손가락의 가동성 및 감각검사이다. 이것은 팔신경얼기(완신경총)에서 분리되어 나와 겨드랑이(액와부)를 거쳐 손가락까지 활주하는 위팔신경(상완신경)과 혈액의 순환에 이상이 없는지를 파악하기 위해서다. 만일 맥박과 손의 감각, 가동성이 나타나지 않는다면, 골절을 의미하며 X-ray 촬영이 요구된다. 또한 교정은 절대로 해서는 안 된다.

뼈가 부러지지 않고 탈구가 되었다면 부종(swelling)은 없다. 왜냐하면 위팔뼈가 부러지면서 뼈의 날카로운 조각들이 혈관에 박혀 혈관이 파열될 때 부종이 나타나기 때문이다.

탈구된 후 오랜 시간이 경과되면 교정이 쉽지 않다는 것과 여러 가지 합병증에 관련될 수 있다는 것을 인지해야 한다. 위팔뼈탈구 시의 전형적인 합병증은 겨드랑동맥과 신경의 손상, 관절오목앞모서리(관절와전연)골절, 어깨근육둘레띠 파열, 외상 후 오십견 등을 들 수 있다. 치료사는 절대 아프거나 갑작스런 움직임을 않겠다는 약속을 하며, 환자가 안심할 수 있도록 특별히 배려해야 한다.

2) 위팔뼈탈구의 어저스트먼트

준비자세는 위팔뼈외회전변위의 교정자세와 동일하다.

치료사는 환측에 서서 보조수로 환측의 팔꿈치를 잡고 주동수는 겨드랑이에 넣어 위팔부위를 잡는다. 양손은 동시에 외회전과 하방견인(꼬리쪽견인)을 부드럽게 수행하여 관절을 분리시킨다(그림 5-24). 이것은 위팔신경과 빗장밑동맥(쇄골하동맥)의 꼬임을 풀어주는 작용을 한다.

두번째 동작은 그림 5-24의 상태를 유지하면서 주동수는 좀더 외측으로 밀고, 보조수는 내측으로 역방향압력을 가하며 위팔관절의 외측분리를 확실하게 유도한다(그림 5-25).

세번째 동작은 지금까지의 긴장감을 유지한 상태에서 위팔뼈을 주동수와 보조수가 동시에 상방(머리방향)으로 들어올린다. 이 때에는 추력이 아닌 리프팅 동작이 이루어져야 한다(그림 5-26).

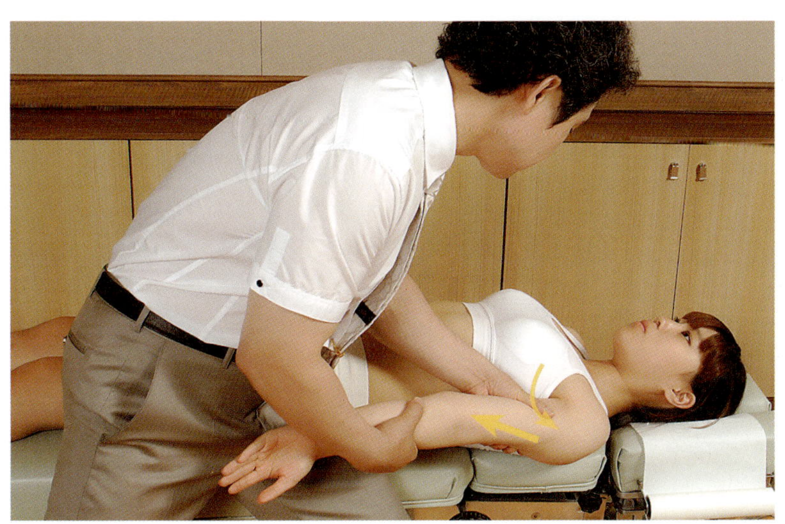

그림 5-24. 환측위팔뼈의 외회전 및 하방견인

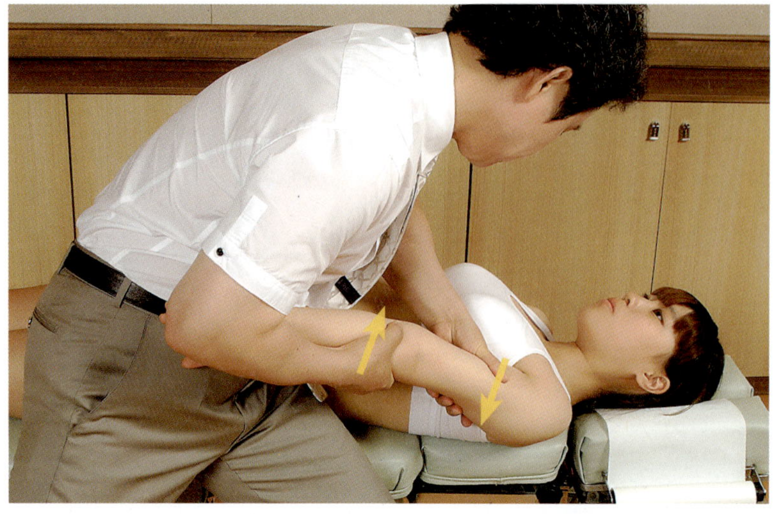

그림 5-25. 주동수와 보조수의 힘은 상반된 방향으로 작용한다.

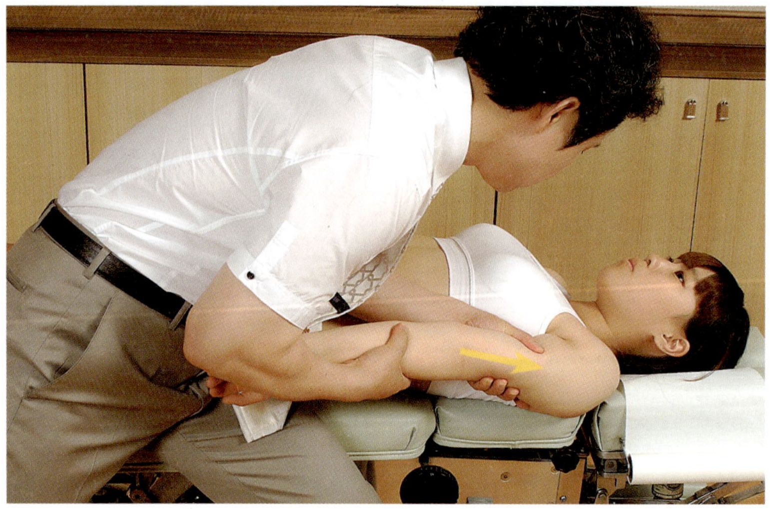

그림 5-26. 위팔뼈머리의 상방리프팅

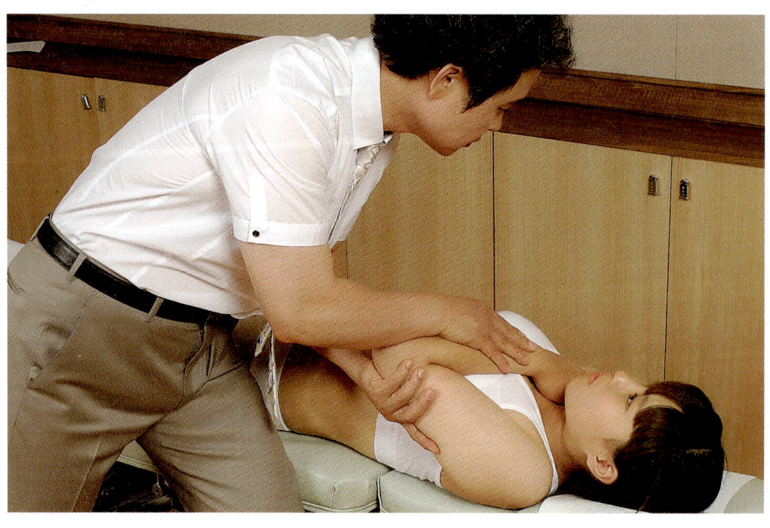

그림 5-27. 반대편 어깨에 환측의 손을 접촉하여 내회전운동을 유도한다.

마지막으로 환측 손을 반대쪽 어깨에 접촉시키면 위팔뼈머리의 내회전이 일어나는데 그때서야 "퍽"하는 소리와 함께 본래의 위치로 돌아온다(그림 5-27).

3) 위팔뼈탈구의 임상고찰

교정 후에는 맥박과 손의 움직임, 감각 등을 다시 검사해본다. body taping을 하여 약 2주간 고정시킨 후 암 슬림(arm sling)을 한다. 최초에 이러한 치료가 제대로 실행되지 못하면 재발성 어깨탈구가 야기된다.

10. 봉우리빗장관절변위의 진단과 어저스트먼트

1) 봉우리빗장관절변위의 진단

봉우리빗장관절(견봉쇄골관절, acromioclavicular joint)의 이탈은 추락시 어깨부상과 어깨봉우리의 외상, 어깨를 이용하여 무거운 물건을 운반할 때 나타날 수 있다. grade I 은 봉우리빗장인대의 열상을 유발하고, grade II는 부리빗장인대의 열상까지 야기한다. grade I과 II는 매니플레이션을 포함한 보존적 치료로 회복이 가능하다.

봉우리빗장관절의 가장 일반적인 변위의 유형은 상방변위(superior displacement)이다. 외측으로부터 오는 충격이나 어깨뼈의 손상이 발생될 때 상대적으로 나타날 수 있다. 이는 빗장뼈와 부리돌기를 연결하고 있는 부리빗장인대가 늘어나면서 관절이 변위되는 것이다.

환사는 봉우리빗장관절의 상부면에 압통이 있고 빗장뼈 먼쪽부위의 상방에서 하방으로의 부가적 움직임에 제한이 있다. 어깨의 내전, 내회전, 외회전 운동 시 서항을 주었을 때 봉우리빗장관절에 통증이 나타난다.

X-ray 평가에서 정상적인 관절의 간격은 평균 11~13mm인데, 그 이상은 병적 관절로 분류한다. 그림 5-28a에서는 환자를 촉진할 때 볼 수 있는 봉우리빗장관절의 위치이탈을 보여주고 있다. 그림 5-28b는 X-ray상에서 관련측 어깨뼈의 하방 기울임과 화살표가 가리키는 봉우리빗장관절의 이탈이 보여진다.

환자를 살펴봤을 때 심한 부상이 의식되면 봉우리빗장관절을 잡고 상방으로 올려본다.

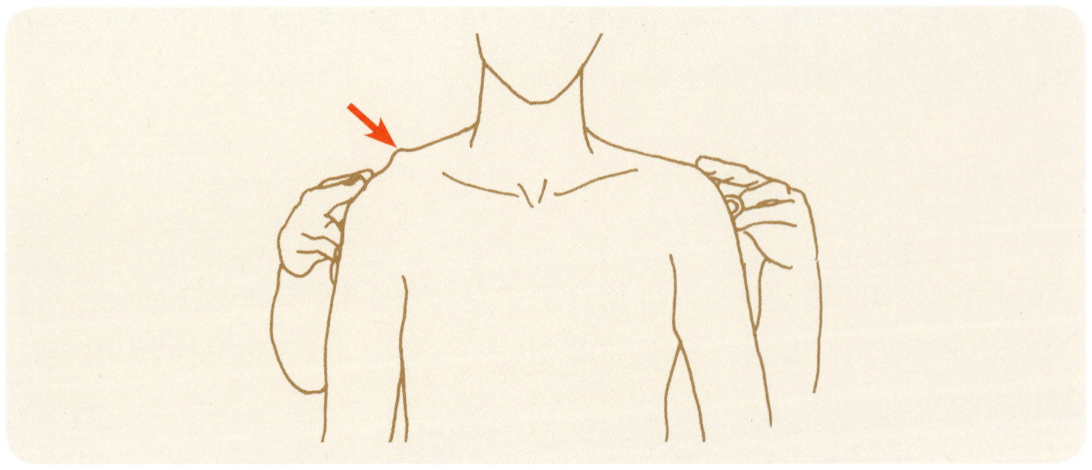

그림 5-28a. 촉진시에 볼 수 있는 봉우리빗장관절의 돌출된 모습

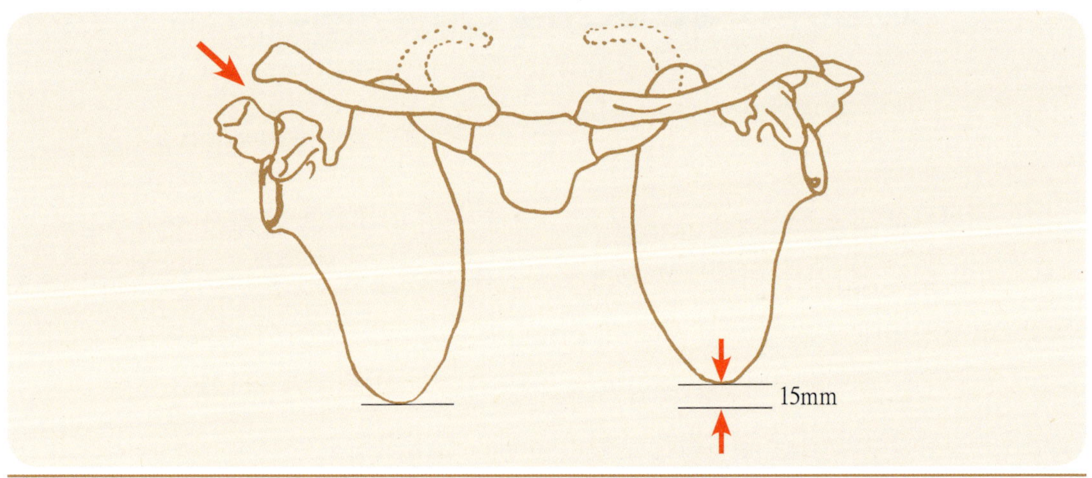

그림 5-28b. X-ray 상에서 화살표와 동측의 어깨뼈가 낮아진 것을 주목하라

환자는 통증을 호소하고 관절은 들려진다. 수술이 필요한 경우도 있지만, 정확한 어저스트먼트와 함께 스포츠테이핑을 하여 관절을 고정시킨 후 암슬링(arm sling)을 한다. grade 1의 경우 재활운동은 반드시 필요하며 주관절을 굴곡하여 외전 움직임을 수행하는데 90도 이상을 올리지 못하게 교육해야 한다. 인대의 손상회복은 3~6개월이 소요된다.

2) 봉우리빗장관절변위의 어저스트먼트

환자는 의자에 앉는다. 치료사는 환자의 뒤에 서서 환측의 팔을 90도 외전시키고 팔꿈관절을 굴곡시켜 놓으며, 보조수의 아래팔로는 환자의 팔꿈치 부분을 받치고 손으로는 환자의 아래팔부분을 받쳐주어 고정한다. 주동수의 시지부(No.8)로서 견고한 접촉을 한다.

보조수는 상방으로 약간 들어 올리고 주동수는 역방향인 하방으로 약간 내려서 최대 긴장점을 조성한 후 전하방으로 추력한다(그림 5-29).

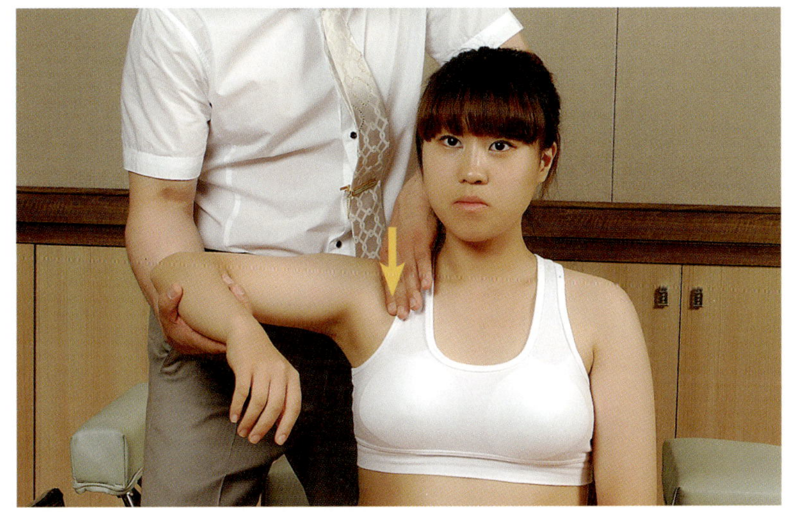

그림 5-29. 좌위에서 봉우리 빗장관절의 상방에서 하방으로의 어저스트먼트

교정 후 손을 떼지 말고 계속 압박을 준다. 이 때 환자는 슬며시 일어나 접촉부위에 압박을 가중시킨다. grade I의 경우 한번의 어저스트먼트로 끝나지만 grade Ⅱ, Ⅲ의 경우는 여러 번의 어저스트먼트를 필요로 한다. 또한 환부에 거즈를 대고 어깨뼈에서 큰가슴근 쪽으로 스포츠테이핑을 2~6주간 적용하며, 암 슬링은 보통 3주 정도 계속한다. 교정시에 관절음은 나지 않는다.

3) 봉우리빗장관절변위의 임상고찰

봉우리빗장관절의 변위는 부리위팔근(오훼완근, coracobrachialis)과 관련된다. 환자는 앙와위에서 양쪽 팔꿉관절을 손바닥이 자신의 얼굴을 바라보게 하여 굴곡하고, 치료사는 환자의 머리 위쪽에서 굴곡된 환자의 두갈래근위에 양손을 접촉하여 후하방으로 누르는데, 환자는 이에 저항한다.

부리위팔근의 약화된 모습은 봉우리빗장관절의 서블럭세이션을 의미한다(그림 5-30). 봉우리빗장관절의 재활훈련은 근육검사와 같은 방식으로 수행할 수 있다. 먼쪽

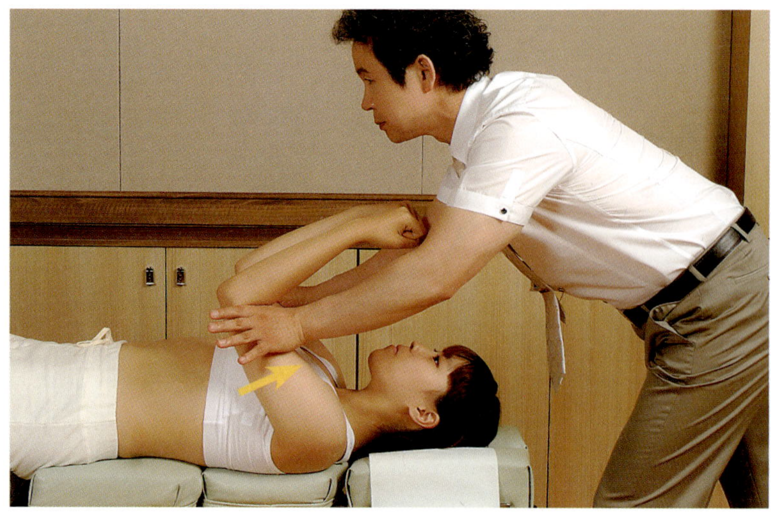

그림 5-30. 부리위팔근의 검
사

빗장뼈의 전방변위는 봉우리빗장관절의 섬유인대와 어깨봉우리 및 빗장뼈상의 등세모근
정지부에 압박을 가할 수 있다. 어깨의 능동적 또는 수동적 굴곡이나 외전시에 통증이
발생하거나 봉우리빗장관절상에 압통점이 발견되면 전방면쪽빗장뼈일 가능성이 있다.

11. 복장빗장관절변위의 진단과 어저스트먼트

1) 복장빗장관절변위의 진단

복장빗장관절(흉쇄관절, sternoclavicular joint)의 손상은 대부분 외측으로부터 오는 충격
(lateral impact)으로 인하여 발생된다. X-ray진단에서 양측 복장빗장관절의 높낮이가
5mm 이상 차이가 있다면 관절의 병적 분리가 있음을 시사한다. 그림 5-31a는 정상적
인 복장빗장관절의 위치를 보이는 반면, 그림 5-31b는 우측 복장빗장관절이 변위된 형
태를 보인다.

서블럭세이션의 유형은 상방·하방·전방·후방 등으로 유발될 수 있으나 일반적으로
전방·상방변위가 가장 많은 발생률을 보인다. 해부학적인 면에서 복장빗장관절은 후방
에 위치하고 있는 갈비뼈 때문에 후방변위는 거의 발생되지 않지만, 큰 사고가 났을 때는
간혹 사망의 원인으로 작용하기도 한다.

실례로 교통사고시에 부딪히는 충격으로 머리나 목은 앞으로 튕겨지는 반면 복장빗장

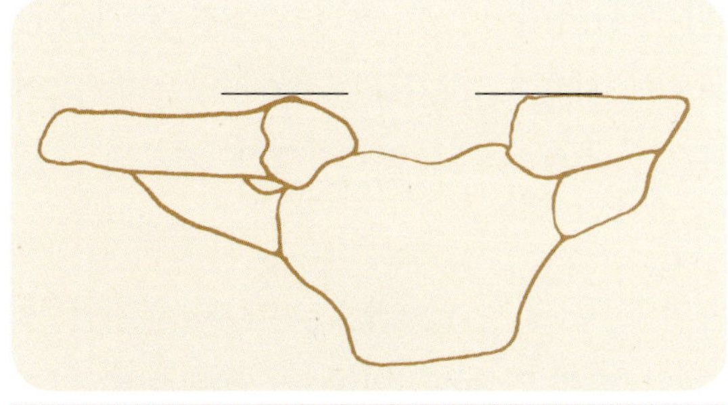

그림 5-31a. 정상배열인 복장빗장관절

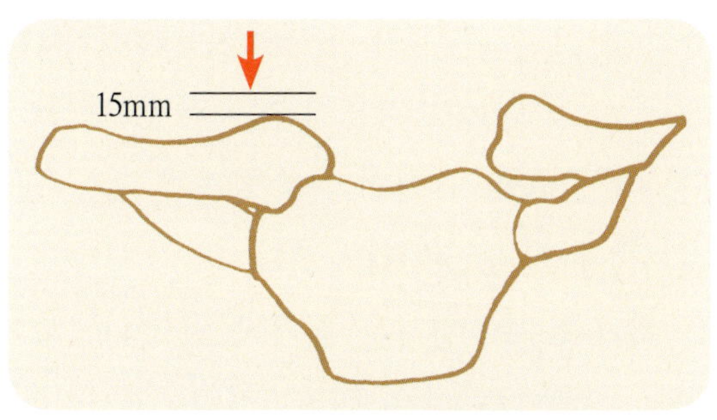

그림 5-31b. 변위된 복장빗장관절

관절과 전면의 상부갈비뼈는 안전벨트에 의해 고정되어 있어 후방으로 밀릴 수밖에 없는 파괴적인 손상을 입었을 때 나타난다. 결과적으로, 이러한 사고는 목동맥(carotid)과 목 정맥(jugular)을 아주 심하게 압박하여 훼손시킬 수 있다.

그림 5-32a에서는 치료 전 촉진시 양쪽 검지의 높낮이 차를 확인할 수 있다. 그러나, 치료 후 촉진에서는 그림 5-32b처럼 양쪽 검지의 대칭적인 모습을 확인할 수 있다.

성공적인 치료의 결과는 6주 내에 관절이 안정되며 3개월 내에 완전히 치유되어 정상적 관절로서의 기능을 갖게 된다. 치료를 받지 못했거나 정확한 치료가 아니었다면, 이 관절은 움직일 때마다 통증이 유발되며 휴식시에는 감소되는 불안정성 관절로 남게 된다.

만일 치유되지 않는 상태에서 활동을 계속한다면 관절간의 자극으로 인하여 복장빗장관절에는 화농현상이 발생하여 혹(fibrous lump)이 생기면서 관절의 안정성을 도모하려는 변화가 야기된다. 이 혹은 촉진시에 예민함을 보이지만 만성상태가 되면 예

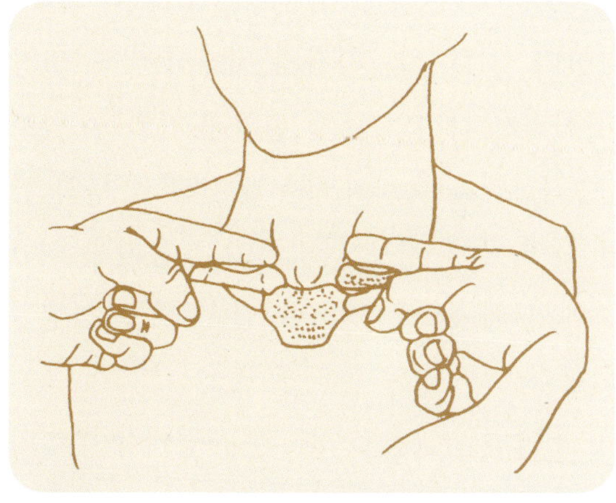

그림 5-32a. 치료 전 : 검사자의 양쪽 검지를 주목 하라.

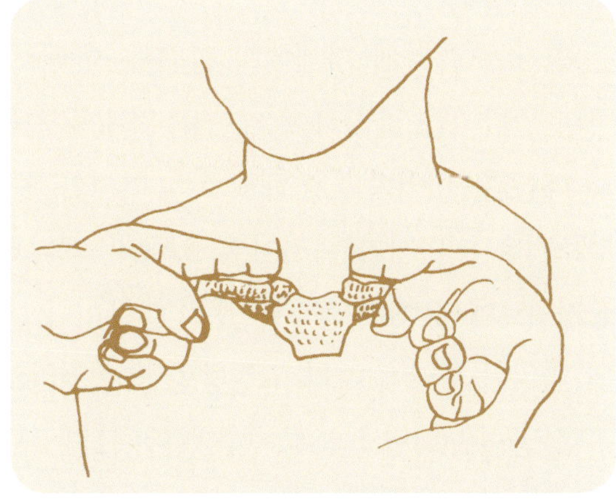

그림 5-32b. 치료 후 : 대칭적인 검지의 모습

민함은 사라진다. 이 상태에서 복장빗장관절의 서블럭세이션에 관련이 있는 큰가슴근(pectoralismajor)이 양호한 상태라면 복장빗장관절에 대한 교정치료는 하지 않는다. 그러나, 이 근육의 약화현상이 발견될 때는 교정치료를 수행하도록 한다. 혹은 치료에 의해 서서히 사라질 것이다.

큰가슴근의 검사는 환자가 앙와위에서 환측의 팔을 펴서 굴곡한다. 이 때 엄지가 발쪽을 향하도록 팔을 내회전한다. 검사자는 환자의 손등을 잡고 외방 및 하방으로 당긴다. 환자는 이에 저항한다(그림 5-33).

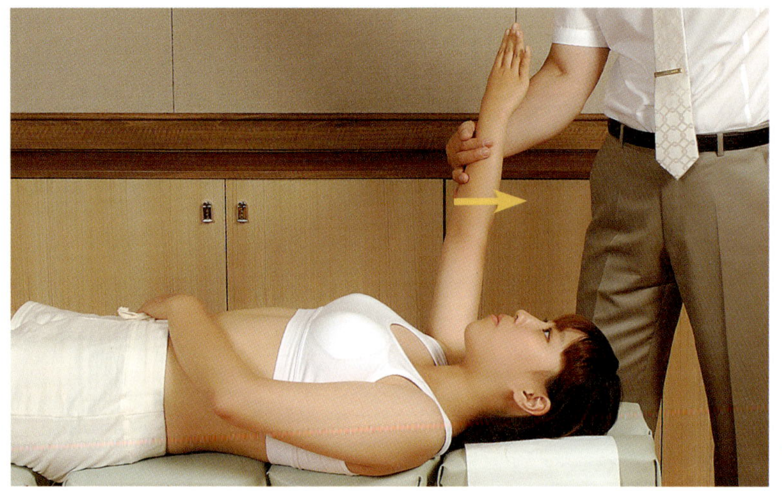

그림 5-33. 큰가슴근의 검사

2) 복장빗장관절변위의 어저스트먼트

환자는 측와위 자세에서 환측을 아래로 향한다. 치료사는 환자의 뒤에서 바짝 밀착하며 넙다리를 굴곡하여 테이블 위에 올려놓아 환자가 자신의 등을 편하게 기댈 수 있도록 해준다. 머리쪽의 아래팔로는 머리와 목이 수직상태를 유지하도록 잘 받쳐서 목의 연부조직을 이완시키는 것이 중요하다. 왜냐하면 목이 들릴 경우 목빗근이 작용하게 되어 교정치료에 장애가 될 수 있기 때문이다. 내측에서 외측으로 견고한 티슈 풀을 선행한 뒤 변위된 형태에 따라 교정방향을 설정하도록 한다.

상방변위(그림 5-34), 하방변위(그림 5-35), 전방변위(그림 5-36)의 교정에서 추력의 방향과 치료사의 자세를 보여주고 있다. 환자가 숨을 들어마시고 완전히 내쉬었을 때 추력을 한다. 이 때 환자는 전기충격을 받는 듯한 느낌을 받는다. 또한 경우에 따라 관절음

P.P	측와위
D.P	환자위 뒤
C.H	아래쪽 손
C.P	주동수 No.1 또는 No.10
S.C.P	빗장뼈 몸쪽부위
S.H	위쪽의 손과 아래팔
L.O.C	변위의 방향에 따라 반대방향으로

이 심하게 날 수도 있다. 일반적으로 임상효과는 즉시 나타난다. 교정된 상태가 유지되지 않을 경우에는 테이핑이 요구된다. 치료 뒤에는 항상 근육테스트를 다시 해본다.

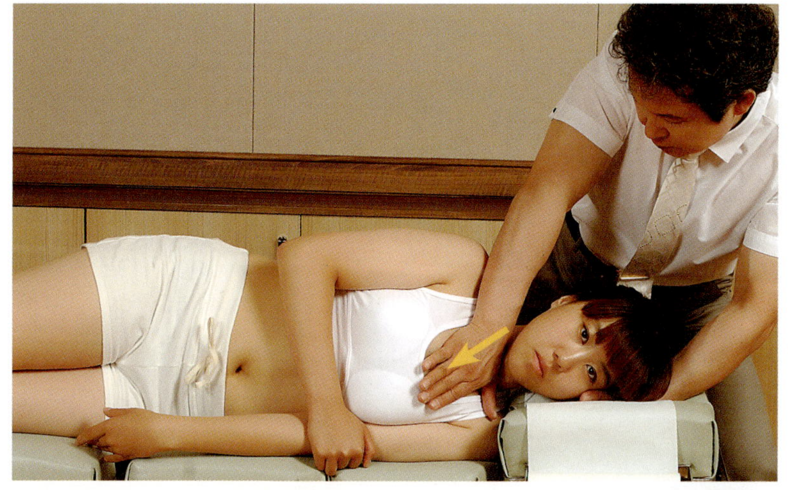

그림 5-34. 복장빗장관절에서 상방에서 하방으로의 어저스트먼트

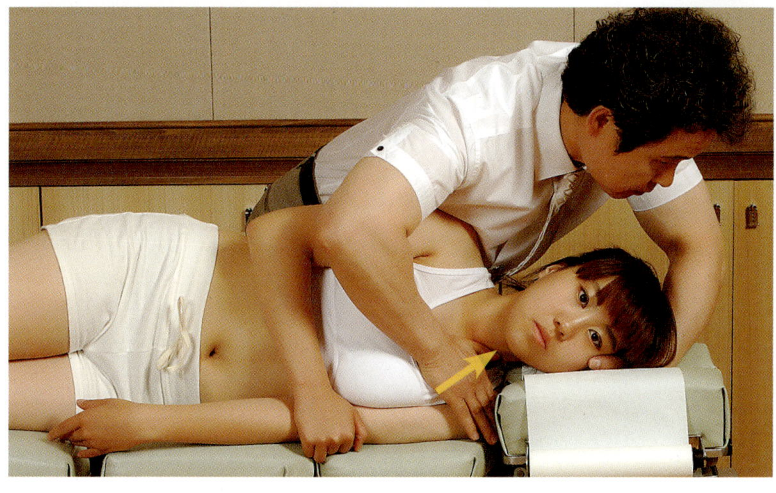

그림 5-35. 복장빗장관절에서 하방에서 상방으로의 어저스트먼트

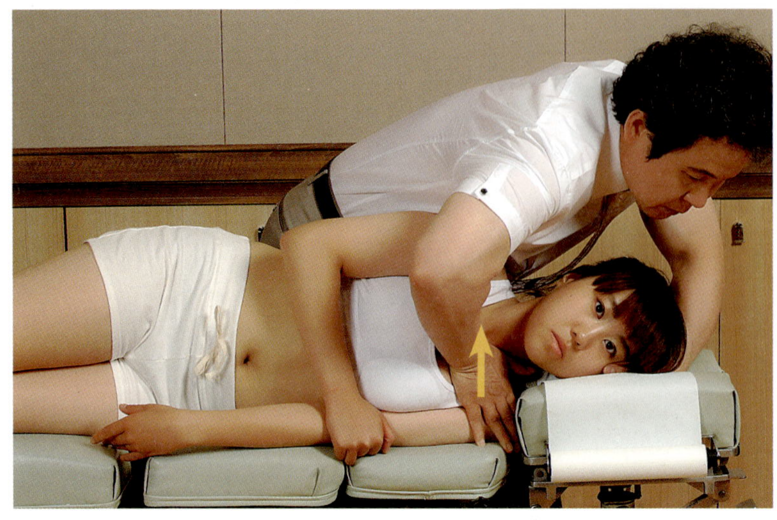

그림 5-36. 복장빗장관절의 전방에서 후방으로의 어저스트먼트

치료가 성공적이라면 치료 전과 비교해볼 때 큰가슴근이 강화된 모습을 보인다.

3) 복장빗장관절변위의 임상고찰

지속적 또는 재발성 어깨통증이나 앞장에서 설명한 위팔뼈와 어깨뼈 등에 대한 어저스트먼트방법으로 효과가 없는 어깨관절 서블럭세이션의 경우 봉우리빗장관절과 복장빗장관절에서의 빗장뼈의 불안정성을 의미한다고 Polkinghorn(1995)은 보고했다. 빗장뼈는 어깨의 움직임에 따라 어깨뼈에 안정성을 제공한다. 만일 이 관절에 문제가 발생한다면 어깨뼈복합체의 동적 연결성에 결정적인 영향을 미치게 된다. 복장빗장관절의 서블럭세이션은 건측과 비교해볼 때 쉽게 감별할 수 있다.

12. 위팔두갈래근힘줄전위의 진단과 어저스트먼트

1) 위팔두갈래근힘줄전위의 진단

위팔두갈래근힘줄(상완이두근건, bicipital tendon)의 이탈은 던지기와 관련된 스포츠상해가 대부분이다. 이 증상은 평소에 운동을 하지 않던 사람이 어느 행사에 참가하여 갑자기 공을 던질 때 발생되기 쉽다. 또한, 운동선수의 경우에도 준비운동이 부족한 상태에서 빠른 공을 던질 때 유발될 수 있다.

일반적으로 공을 던지기 위해 위팔을 머리 위로 올렸을 때는 위팔두갈래근힘줄은 내측으로 밀리지만, 던지는 순간에 외측으로 빠진다. 전형적인 증세로는 던지는 힘이 현저하게 약해지고 던지려고 할 때 통증과 함께 clicking이 느껴진다. 앞어깨세모근의 중간부위에 손가락을 접촉하여 가로방향의 촉진을 해보면 움푹 패인 협곡을 찾을 수 있다. 이곳이 바로 힘줄(tendon)을 담고 있는 고랑(구, groove)이다(그림 5-5).

위팔두갈래근의 검사를 통하여 힘줄의 전위 여부를 감별할 수 있다. 환자는 앙와위에서 환측의 팔꿈관절을 굴곡한다. 검사자는 환자의 팔꿈치를 자신의 넙다리부위에 놓고 양손으로 손목을 고정한다. 검사자는 구부린 아래팔을 당기고 환자는 이에 저항한다. 만일, 힘줄의 전위가 있다면 환자의 두갈래근근은 약화현상을 보일 것이다(그림 5-37).

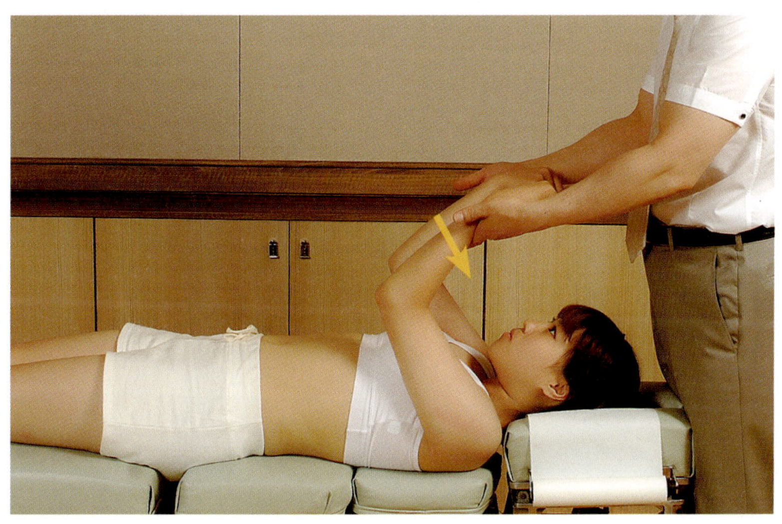

그림 5-37. 위팔두갈래근의 검사

2) 위팔두갈래근힘줄전위의 어저스트먼트

P.P	좌위
D.P	환측에 대각선으로 선다.
C.H	환측 팔의 반대쪽 치료사의 손
C.P	엄지(주동수)
S.C.P	두갈래근힘줄의 외측면
L.O.C	외측에서 내측으로

환측의 팔꿈관절을 굴곡시켜 놓고 촉진을 통하여 세로형의 협곡을 찾는다(그림 5-38). 컨택부위를 찾았다면 보조수로 손목을 잡고 주동수의 엄지로 외측에서 내측으로의 티슈 풀을 행한다(그림 5-39). 주동수의 접촉을 긴장감 있게 유지시키며 손목을 잡고 있는 보조수를 이용하여 환측의 이팔을 몸통에 붙인다(그림 5-40a). 그리고 반대편 어깨에 환측의 손을 접촉한다(그림 5-40b).

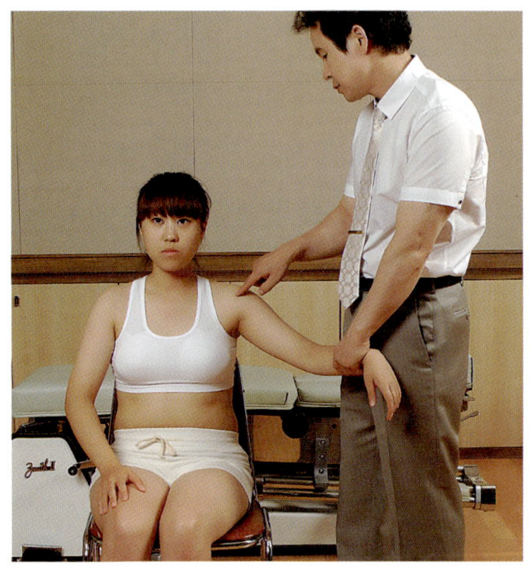

그림 5-38. 좌위에서 컨택부위를 가리키고 있다.

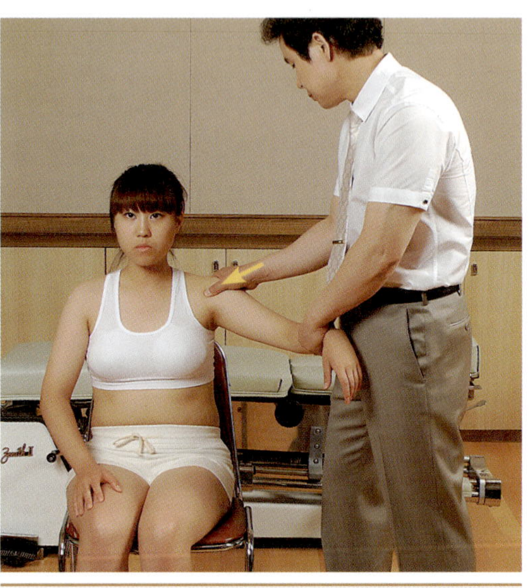

그림 5-39. 주동수로 외측에서 내측으로의 티슈 풀을 적용한다.

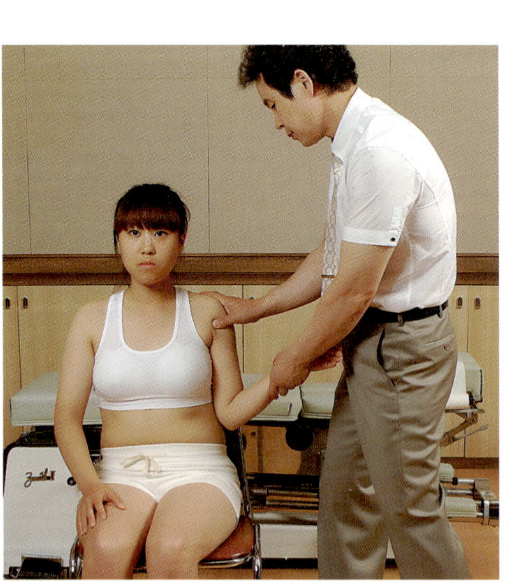

그림 5-40a. 주동수의 컨택은 유지된 채 보조수로 환측 팔을 몸통에 접촉한다.

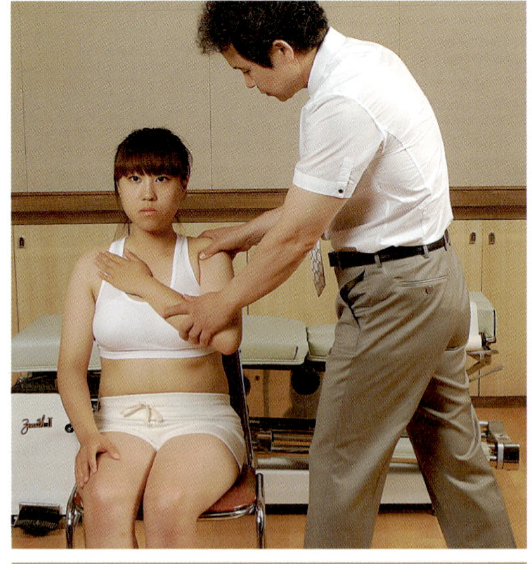

그림 5-40b. 반대편 어깨에 환측의 손을 접촉한다.

　　이러한 동작은 위팔의 내전과 내회전을 조성하기 위해서이다. 추력은 2번 적용하는데, 첫번째는 지금까지의 자세에서 공을 던지는 자세로 설정하여 추력한다(그림 5-41a). 이 동작은 위팔의 외전 및 외회전 상태를 조성한 후에 추력한 것이다. 다음 동작에서 보조수를 사용하여 환측의 팔을 다시 반대편 어깨에 붙인 다음(그림 5-41b), 팔을 외회전시키고 몸통에 붙여서 두번째의 추력을 가한다(그림 5-41c).

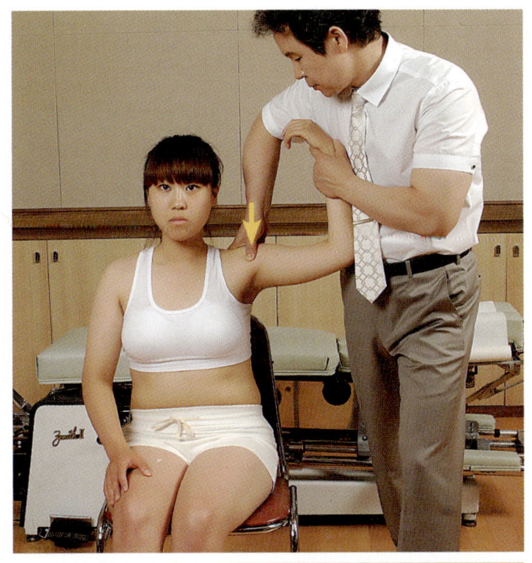

그림 5-41a. 공던지기 자세에서 첫 번째의 추력

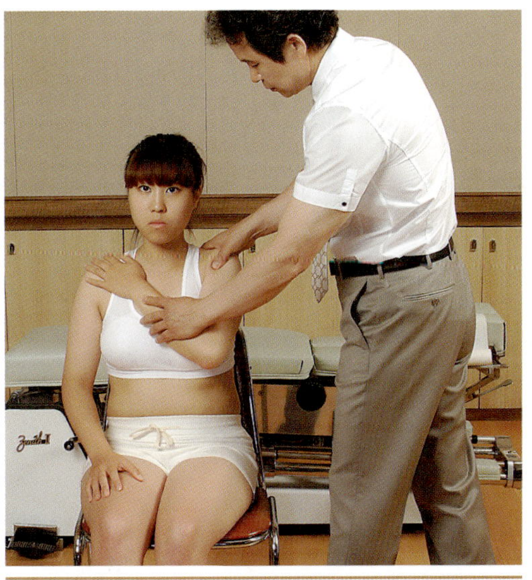

그림 5-41b. 추력 후에 반대편 어깨에 환측의 손을 접촉

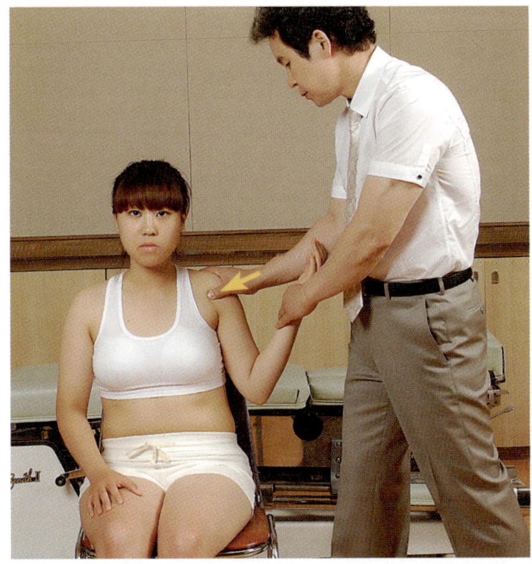

그림 5-41c. 외회전과 동시에 환측 팔을 몸통에 접촉한 후 두 번째의 추력

어저스트먼트가 끝난 후에는 항상 근육검사를 다시 해본다. 근육의 기능과 힘이 강해진 상태가 되었다면 치료는 성공적이다. 환자는 약 2주 동안 던지는 동작을 절대해서는 안 된다. 어깨관절을 지지할 수 있는 테이핑요법이 도움이 될 수 있으며, 암슬링(arm sling)을 하여 고정시키는 것이 중요하다.

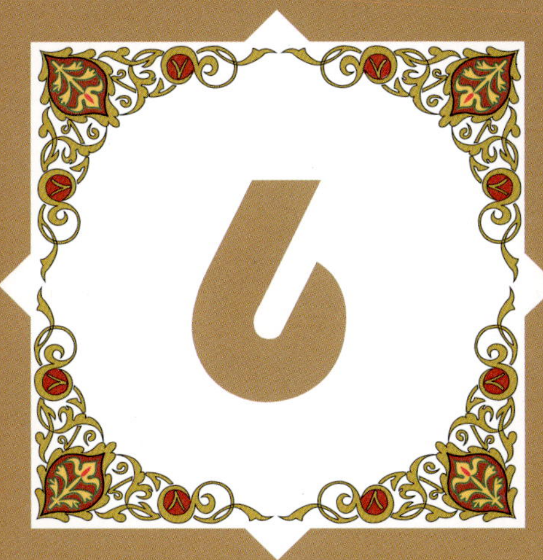

팔꿉관절의 진단과 어저스트먼트

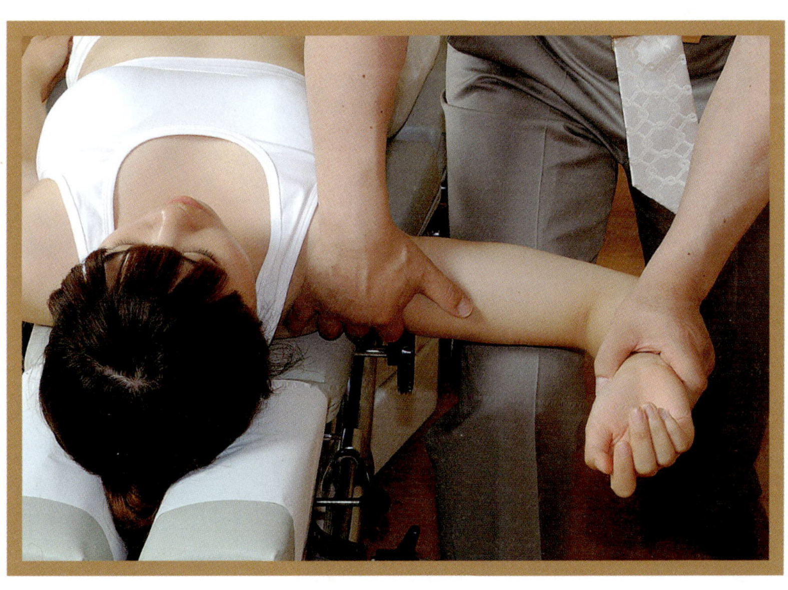

1. 팔꿈관절의 구조와 기능

1) 팔꿈관절의 구조

위팔뼈(상완골)·자뼈(척골)·노뼈(요골)로 이루어진 위팔자관절(상완척골관절), 위팔노관절(상완요골관절)은 2개의 기능적 단위로 이루어지며, 굴곡과 신전을 가능하게 하는 단축경첩관절과 손목과 위팔의 회외·회내를 가능하게 하는 차축관절로 분류하고 있다.

자뼈(척골)는 2개의 아래팔뼈 중에서 내측에 위치한다. 몸쪽끝은 팔꿈치머리(주두)이고, 팔꿈치를 구부렸을 때 피하에서 쉽게 만져진다. 위팔의 도르래(활차, trochlea)는 자뼈의 도르래패임(활차절흔, trochlear notch)과 관절을 이루고, 위팔뼈의 작은머리(소두)는 노뼈머리(요골두)의 반대편에 놓인다(그림 6-1). 갈고리돌기(구상돌기)의 외측에는 노뼈패임(요골절흔, radial notch)이 있어서 노뼈머리(요골두)를 수용하고 있다. 노뼈몸쪽끝(요골근위단)은 둥글게 퍼진 원판모양의 노뼈머리(요골두)를 형성하고 있다. 이 몸쪽끝(근위단)의 거친면에는 위팔두갈래근이 닿는다.

팔꿈관절로 활주하는 감각신경지배는 팔꿈치를 가로질러 가는 근육피부신경(근피신경), 노신경(요골신경) 및 자신경(척골신경)에 의해 공급되지만, 주요 가지들은 근육피부신경과 노신경에 의해 공급되고 있다.

곁인대(측부인대)는 주머니의 안쪽과 바깥쪽에서 발견되고 내외측 운동성을 유지하는

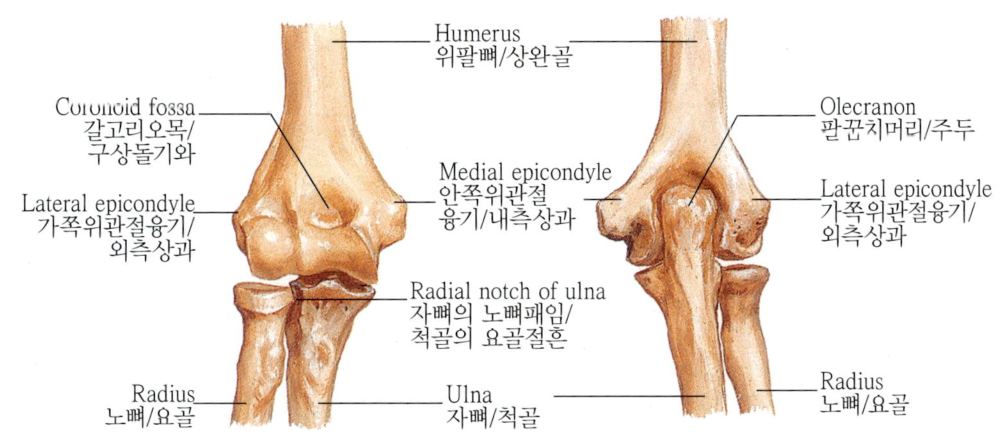

그림 6-1. 팔꿈관절의 구조(오른쪽)

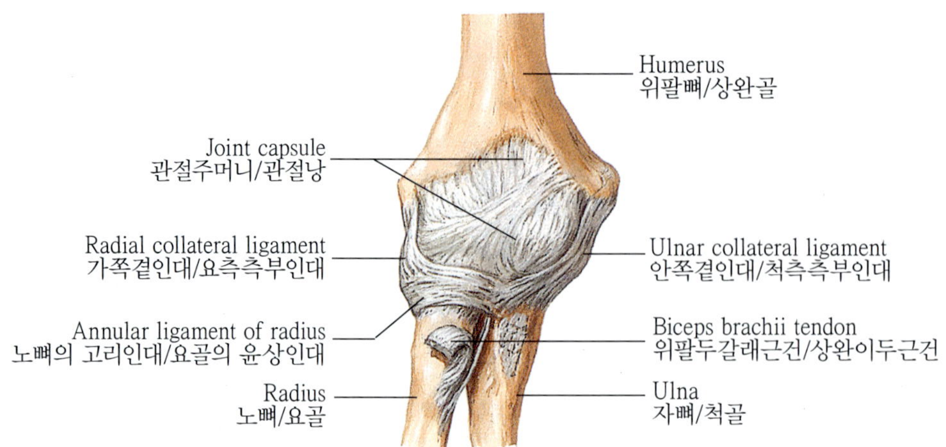

그림 6-2. 팔꿈관절의 인대

것으로 안정성에 기여한다. 이 인대는 안쪽곁인대(내측측부인대), 가쪽곁인대(외측측부인대), 고리인대(윤상인대)로 구성된다(그림 6-2).

안쪽곁인대(내측측부인대, medial collateral ligament)는 안쪽위관절융기(내측상과)에서 기시하여 넓게 퍼진 모양으로 갈고리돌기(구상돌기)와 팔꿈치머리주두에 부착된다. 노쪽곁인대(요측측부인대, lateral collateral ligament)는 가쪽위관절융기(외측상과)에서 기시하여 고리인대(윤상인대)에서 정지하고 있다.

2) 팔꿈관절의 가동범위

팔꿈관절은 3개의 관절로 이루어져 있는데, 그것은 위팔자관절(상완척골관절, humeroulnar), 위팔노관절(완요관절, humeroradial) 그리고 몸쪽노자관절(근위요척관절, proximal radioulnar joint)이다. 위팔자관절과 위팔노관절은 팔꿈관절 운동에서 아래팔의

표 6-1. 팔꿈관절의 가동범위(각도)

운 동	각 도
굴 곡	130~140
신 전	0~5
회 외	90
회 내	90

굴곡 및 신전에 관계가 있고, 몸쪽노자관절은 먼쪽노자관절과 결합되어 회내와 회외를 관장한다.

팔꿈치에서 3개의 관절은 단일 관절주머니로 싸여진 형태이다. 팔꿈관절의 유연한 운동성은 대부분의 팔기능에 필수적이기 때문에 팔꿈관절 가동범위의 제한이나 변이는 사소로운 활동에도 불편을 초래한다. 팔꿈관절 가동범위의 평균치는 표 6-1과 같다.

3) 팔꿈관절에서 작용하는 근육

아래팔의 근육군은 얕은근육무리, 중간근육무리, 깊은근육무리로 분류한다.

얕은근육무리에는 원엎침근(원회내근, pronator teres), 긴손바닥근(장장근, palmaris longus), 노쪽손목굽힘근(요측수근굴근, flexor carpi radialis), 그리고 자쪽손목굽힘근(척측수근굴근, flexor carpi ulnaris)이 있다.

중간근육무리는 단 1개의 근육인 얕은손가락굽힘근(천지굴근, flexor digitorum superficialis)으로 구성된다.

깊은근육무리는 깊은손가락굽힘근(심지굴근, flexor digitorum profundus), 긴엄지직굽힘

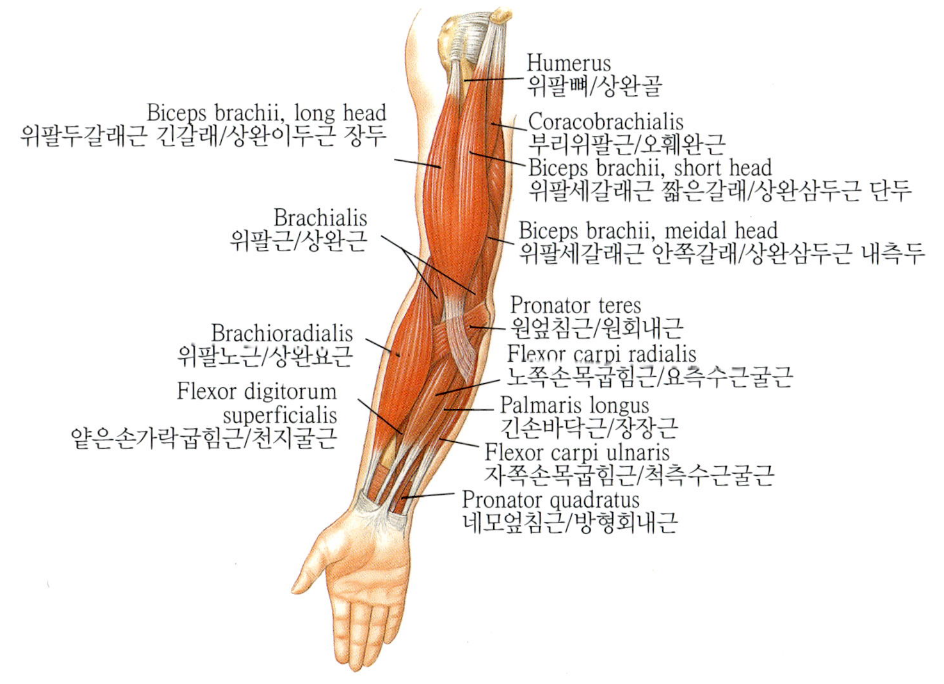

그림 6-3a. 얕은근육층의 굽힘근과 폄근(앞면)

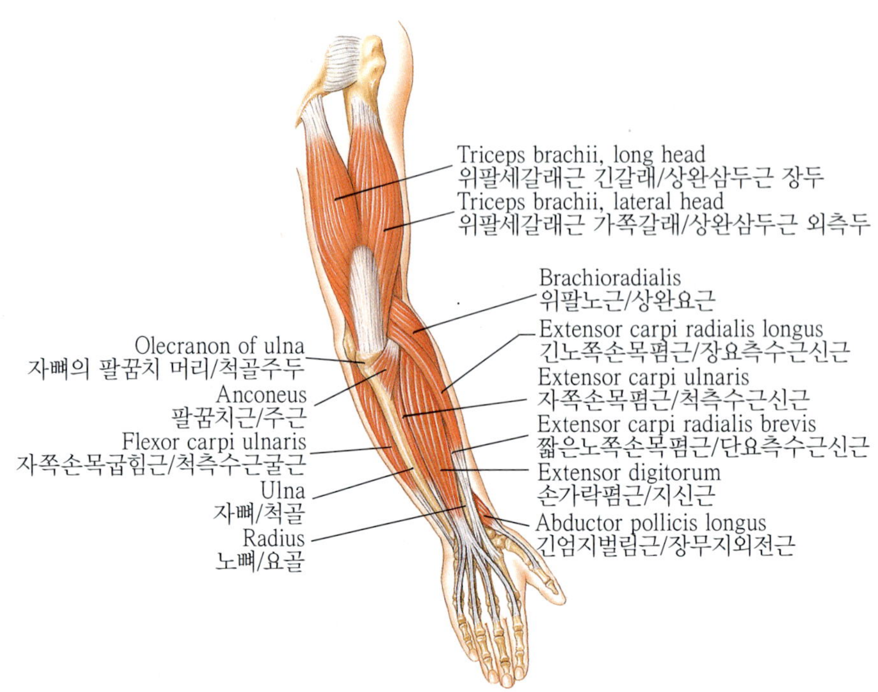

그림 6-3b. 얕은근육층의 굽힘근과 폄근(뒷면)

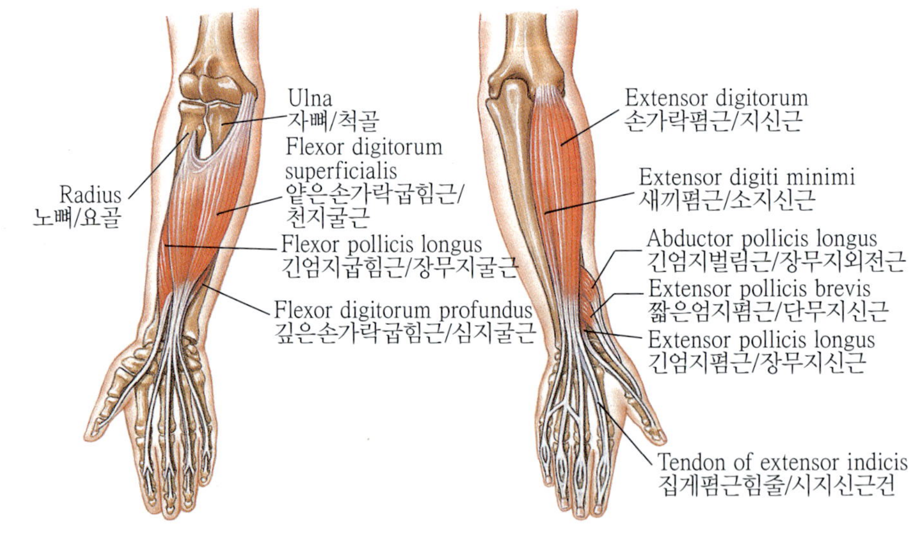

그림 6-3c. 깊은근육층의 굽힘근과 폄근

근(장무지굴근, flexor pollicis longus), 그리고 네모엎침근(방형회내근, pronator puadratus)으로 나누어진다.

아래팔 폄근(신전근)의 근위접합은 가쪽위관절융기(외측상과)에서 조성된다. 폄작용을 관장하는 근육군은 노뼈, 뒤쪽손목뼈, 손허리뼈, 손가락뼈에서 정지한다.

가쪽위관절융기에 이는 폄근에는 위팔노근(상완요근, brachioradialis), 긴·짧은노쪽손목폄근(장·단요측수근신근, extensor carpi radialis longus and brevis), 뒤침근(회외근, supinator), 자쪽손목폄근(척측수근신근, extensor carpi ulnaris), 손가락폄근(지신근, extensor digitorum) 등으로 분류하고 있다(그림 6-3a, 3b, 3c).

팔꿈관절에서 작용하는 근육을 표 6-2에 요약하였다.

표 6-2. 팔꿈관절에서 작용하는 근육

작　　용	근　　육
굴곡	위팔근
회외상태에서 굴곡	두갈래근
급격한 굴곡 또는 부하하에서 굴곡	위팔노근
신전	세갈래근, 팔꿈치근
회외	뒤침근, 두갈래근
회내	네모엎침근
급격한 회내 또는 부하하에서 회내	원엎침근
내측 안정성과 약간의 신전	팔관절 굽힘근
외측 안정성과 약간의 굴곡	팔관절 폄근

2. 주관절의 신경장애와 증상

팔꿈치에 관련된 신경장애는 3가지로 분류할 수 있다.

자신경(척골신경, ulnar nerve) 장애에 따른 증상은 갈퀴손(claw hand)처럼 손가락이 오무라들고 web 부위가 말라 있다(web atropy). 노신경(요골신경, radial nerve) 장애의 특징은 손목을 들어올리지 못하는(wrist drop) 것이 대표적이며, 정중신경(medial nerve) 징애에 관련된 증상은 오지가 펴져서 마치 원숭이 손가락의 모습(ape's hand)을 보이고, 엄지두덩(무지구, thenar atropy)이 말라 있다. 그리고, 손등에 심한 통증을 호소한다. 팔꿈치·손목·손의 통증이나 감각이상에 대하여 숙련된 임상의는 통증을 나타내는 특정 부위만을 집요하게 관찰하지 않는다. 왜냐하면 그들은 증상의 원인을 다각도로 분석하기 때문이다.

어깨의 연부조직과 연관된 위팔신경얼기(상완신경총, brachial plexus)의 문제는 자신경·노신경·정중신경의 운동과 감각기능에 영향을 미치게 된다. 또한 목뼈의 서블럭세이션으로

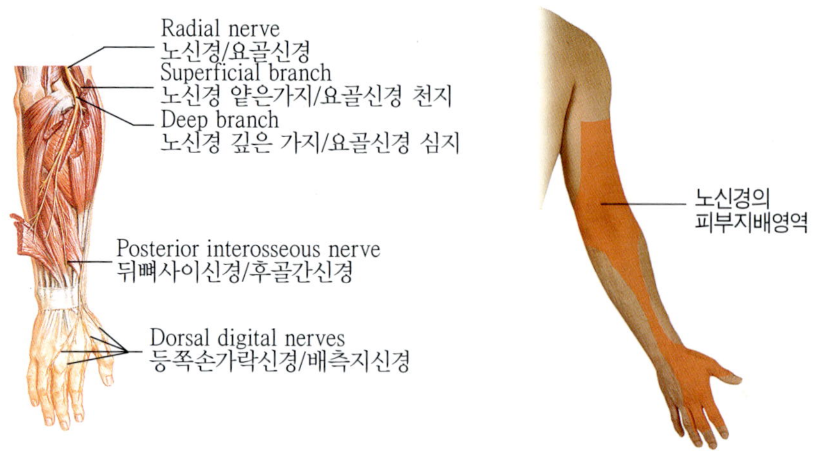

그림 6-4a. 노신경과 피부지배영역

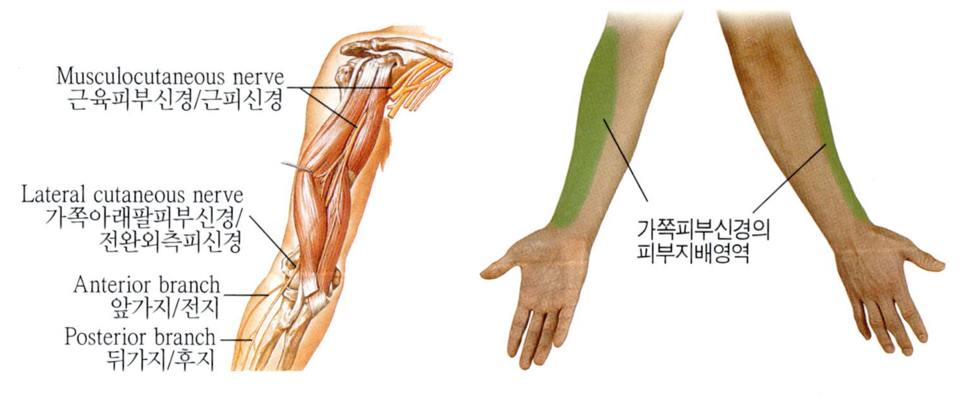

그림 6-4b. 가쪽피부신경과 피부지배영역

인한 신경근 손상이나 압박 등은 환자로 하여금 팔 먼쪽부위의 통증이나 감각이상을 호소하게 한다(그림 6-4a, 4b, 4c, 4d).

가슴문증후군(흉곽출구증후군, thoracic outlet syndrome)은 이러한 증상에 대하여 주요한 원인으로 작용할 수 있다. 따라서 이 증후군과 관련되는 4가지의 예를 들 면 다음과 같다.

빗장뼈의 하방변위와 제1갈비뼈의 상방변위(costoclavicular syndrome)는 목뼈의 가로돌기(횡돌기)에 기시하여 갈비뼈 1번, 2번에 정지하고 있는 앞목갈비근(전사각근, scalenus anterior)과 뒤목갈비근(후사각근, scalenus posterior)의 단축을 야기하여 빗장밑동맥(쇄골하동맥, subclavian artery)과 위팔신경얼기(상완신경총, brachial plexus)를 압박할 수 있다. 또한 구조적인 문제로서 목갈비뼈(경추늑골, cervial rib)는 제7목뼈의 편측 가로돌기의 과발육으로

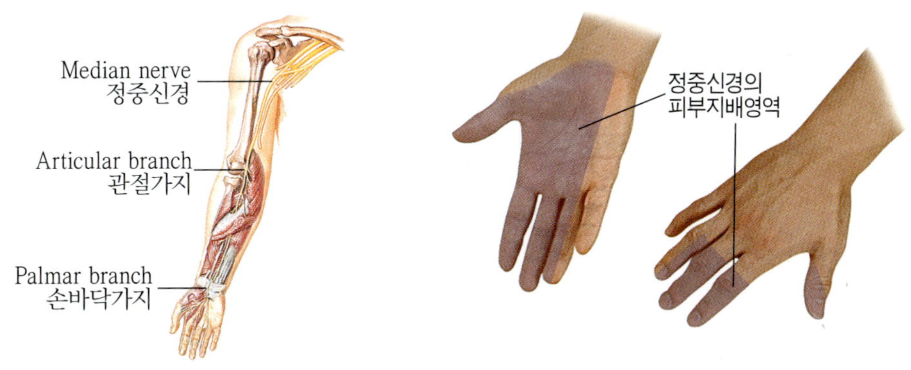

그림 6-4c. 정중신경과 피부지배영역

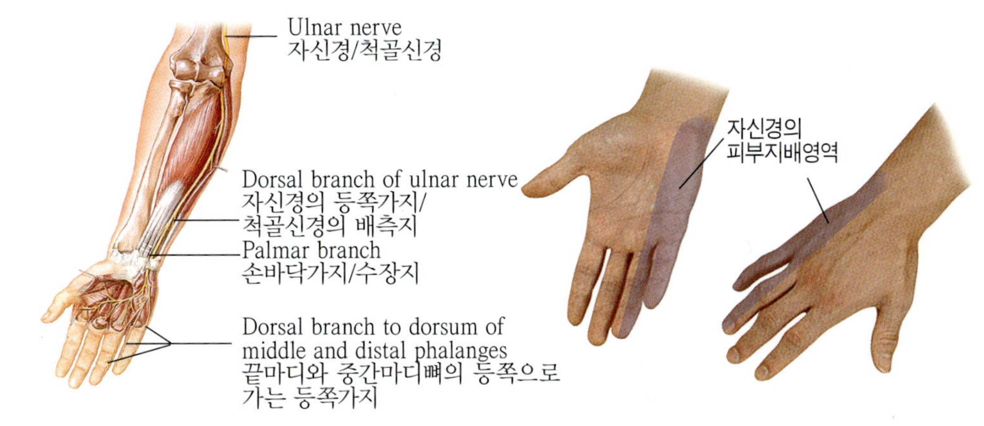

그림 6-4d. 자신경과 피부지배영역

인해 마치 등뼈 가로돌기와 같이 길어져 문제를 일으키기도 한다.

목뼈가 정상적인 앞굽이각도(전만각도, lordosis)를 소실하면 턱은 가슴쪽으로 당겨져 군인자세가 된다. 이 때, 상대적으로 앞목갈비근과 중간목갈비근은 신장되어 서로 가까워져 신경과 혈관을 누르게 되는데, 이를 앞목갈비근증후군(전사각근증후군, scalenus anticus syndrome)이라 한다.

과외전증후군(hyperabduction syndrome)은 일반적으로 팔을 어깨위로 하여 수면을 취하거나 작업을 하는 사람들(도배공, 전공, 페인트공)에게서 빈번하게 나타난다. 팔을 위로 들면 가슴근육은 신장되지만, 반면에 더욱 심부로 밀고들어가는 작용이 발생하여 동맥과 신경얼기를 압박하게 된다. 치료를 수행하기 전에 이와 같은 증상에 대해 정형외과적 검사법을 적용하거나 X-ray 분석을 통하여 관찰하면 치료계획을 세울 때 좋은 단서를 제공할 것이다.

3. 안쪽위관절융기염의 진단과 어저스트먼트

팔꿈치의 내측부위에 통증이 나타나는 안쪽위관절융기염(내측상과염, medial epicondylitis)은 보통 golfer's elbow 또는 bowlers's elbow 라고 부르기도 한다. Leach (1987)의 보고에서도 알 수 있듯이 가장 큰 통증의 원인으로 안쪽곁인대(내측측부인대)의 염좌나 아래팔의 굽힘근힘줄에 영향을 미치는 좌상 등을 들 수 있다. 안족곁인대의 염좌는 공을 반복적으로 던져야 하는 야구의 투수에게서 흔하게 발생한다.

손에서 볼이 던져지기 직전까지 팔꿉관절에 작용하는 긴장은 위팔자관절(상완척골관절)에 매우 강한 외반압력을 유발시킨다. 이것은 관절을 지지하고 있는 조직에 피로상태를 조성하고, 여기에 반복적으로 공을 던져야 하는 투수의 팔꿈치는 안쪽곁인대의 손상에 취약할 수 있다. 만일 인대손상의 원인이 자뼈 서블럭세이션과 관련되었다면 적합한 어저스트먼트와 테이핑, 그리고 재활운동을 통하여 환자는 회복될 수 있다. 그러나 이것은 치료시기를 놓치지 않았을 때 가능하다.

손상의 초기단계에서 발생되는 대수롭지 않은 통증을 간과하고 계획된 일정대로 경기에 임한다면 누적되는 악순환으로 인하여 급기야 수술을 필요로 하는 결과가 되어버린다.

인대의 회복은 더디고 순조롭지 못하다. 그래서 요즘에는 반대쪽 팔꿈치의 건강한 인대를 환측에 접합시키는 수술을 통해 선수생명을 연장시키고 있다.

안쪽위관절융기염은 안쪽위관절융기의 뒤쪽을 활주하는 자신경을 압박하여 약지와 소지의 감각상실과 손목과 손가락의 굽힘근을 약화시킬 수 있다. 이러한 증상이 팔신경가지를 압박하는 하부목뼈의 서블럭세이션 또는 디스크 질환에서 비롯된 것인지, 가슴문증후군인지, 아니면 국소적인 문제인지를 감별하기 위하여 세심한 주의를 기울여야 한다.

4. 자뼈후내방변위의 진단과 어저스트먼트

1) 자뼈후내방변위의 진단

자뼈후내방변위(척골후내방변위, postero medial ulnar)의 증세는 세갈래근의 약화로 손목을 제대로 구부리기 힘들다. 또한, 팔을 충분히 펴기도 어려운데, 이는 던지는 운동이나 과격한 팔씨름으로 인한 내회전 운동시에 발생할 수 있다. 자뼈후내방변위에 관련된 근육검사는 세갈래근(triceps)의 손목 굴곡검사와 어깨밑근(견갑하근, subscapularis)이 해당된다.

세갈래근의 손목굽힘 검사(그림 6-5)는 앙와위에서 환자는 환측의 손목을 자신의 얼굴을 향하여 굽힌 후 발쪽으로 밀면 치료사는 저항한다.

어깨밑근을 검사할 때에는 앙와위에서 환측의 위팔을 외전한 후 팔꿈관절을 90도 굴곡하여 마치 "ㄱ자"와 같은 형태를 취한다. 치료사는 팔꿈치 윗면과 손목 아랫면을 잡는다. 환자는 손목을 바닥으로 내리려 하고, 치료사는 이에 저항한다(그림 6-6).

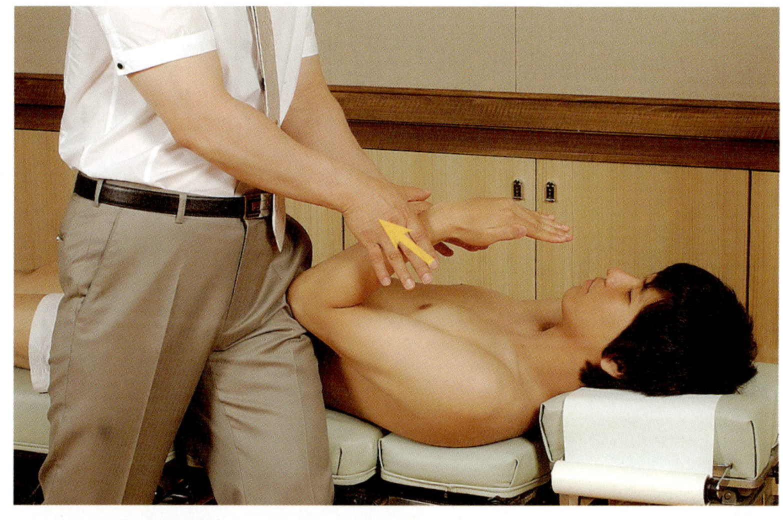

그림 6-5. 세갈래근의 검사

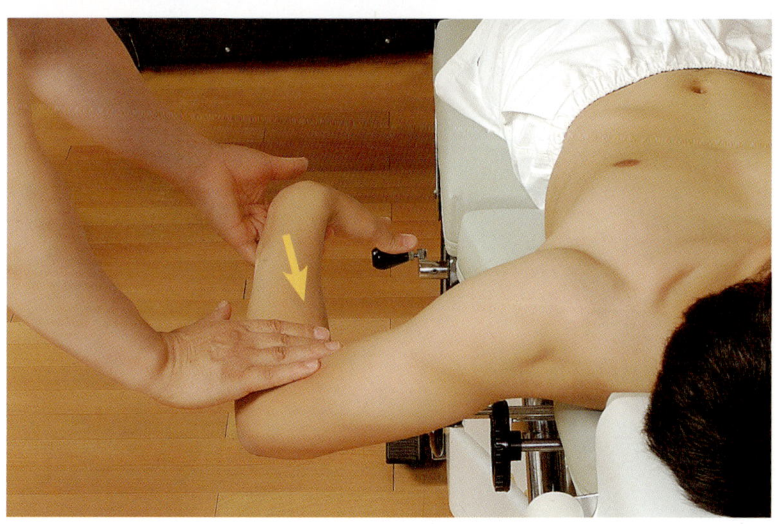

그림 6-6. 어깨밑근의 검사

자뼈후내방 검사에서는 위의 두 가지 근육 검사를 반드시 해야 한다. 양성이라면, 두 근육의 약화가 뚜렷할 것이다.

2) 자뼈후내방변위의 어저스트먼트

P.P	앙와위
D.P	환측에서 펜싱자세
C.H	환자와 가까운 쪽의 손
C.P	주동수의 No.7
S.C.P	팔꿈치머리의 후내측면
S.H	바깥쪽 손으로 손목을 잡는다.
L.O.C	내방에서 외방, 그리고 후방에서 전방으로

보조수로 자뼈의 후내측면에 접촉하여 교정방향으로 미리 티슈 풀을 해 놓고 주동수를 접촉한다. 그런 후에 보조수로는 환측의 손목을 잡아 약간 외회전시키면서 견인한다 (손바닥이 위를 향하도록). 이것은 팔굽관절의 신전을 이루기 위해 꼭 필요한 동작이다.

주동수는 접촉점인 자뼈와 90도 각도를 형성한다. 견인상태가 유지되는 긴장점에서

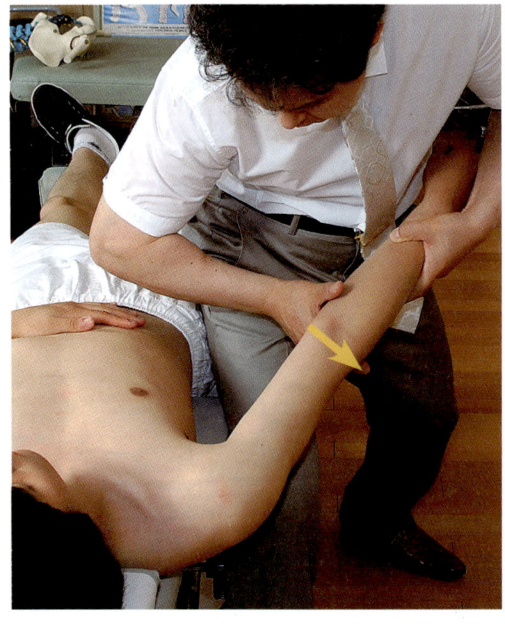

그림 6-7. 앙와위에서 자뼈후
내방변위의 어저스트먼트

마치 위로 들어올리는 기분으로 내방에서 외방으로 짧은 추력을 가한다. 특히 내방변위에 중점을 두는 것이 중요하다(그림 6-7).

어저스트먼트 후 반드시 근육테스트를 하여 임상결과를 평가해 본다. 이 때, 근육이 계속하여 약한 상태에 있다면 반대로 자뼈의 후외방 교정이 필요하다. 그러나 근육의 재평가에서 강화된 상태가 관찰된다면 교정치료는 성공적이다.

5. 자뼈후외방변위의 진단과 어저스트먼트

1) 자뼈후외방변위의 진단

만일 자뼈후내방변위가 완벽하게 제거되지 않았다면 여전히 세갈래근과 어깨밑근의 약화가 동반된다. 자뼈후외방변위의 증세는 자뼈후내방변위와 동일하다.

2) 자뼈후외방변위의 어저스트먼트

P.P	앙와위
D.P	환측에 대하여 기마자세
C.H	위쪽 손
C.P	주동수의 No.7
S.C.P	팔꿈치머리의 외측면(엄지는 노뼈머리의 전면부)
S.H	아래쪽 손으로 손목을 잡는다.
L.O.C	외방에서 내방으로

마치 엄지와 검지를 벌려잡는 모습으로 컨택한다. 손목을 외회전과 견인을 하여 팔꿉관절을 신전시킨다. 이런 상태가 유지되는 긴장점에서 외방에서 내방으로 짧은 추력을 가한다(그림 6-8).

어저스트먼트 후 반드시 세갈래근과 어깨밑근의 강화를 확인해 본다.

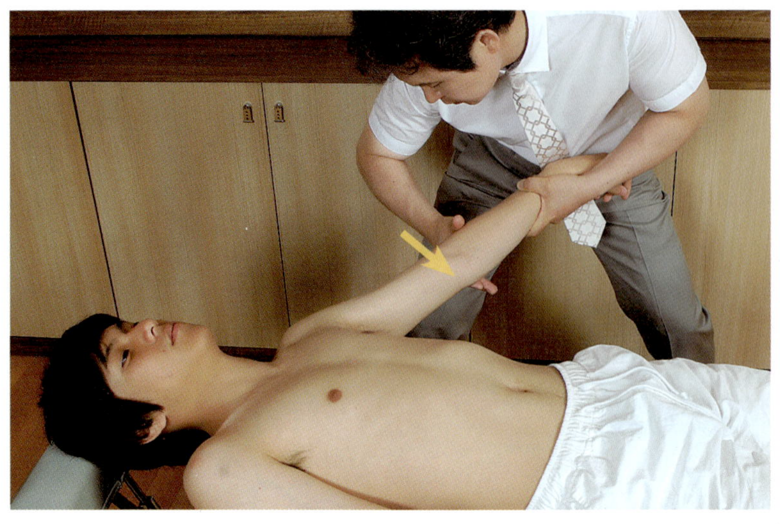

그림 6-8. 앙와위에서 자뼈후
외방변위의 어저스트먼트

6. 가쪽위관절융기염의 진단과 어저스트먼트

가쪽위관절융기염(외측상과염, lateral epicondylitis)은 안쪽위관절융기염(내측상과염)보다 발생빈도가 높으며, 통상 테니스엘보(tennis elbow)라 부른다. 가쪽위관절융기염은 염좌 나 좌상의 두 형태로 나타날 수 있으나 Adebajo(1993)는 대부분의 경우가 근육힘줄(근건, musculotendinous)조직과 연관이 있기 때문에 좌상(strain)으로 분류한다고 하였다.

가쪽위관절융기염의 급성발생은 테니스에서의 백 스트록과 관련되는데, 강하고 빠른 서브나 발리를 위해 손목과 아래팔폄근, 그리고 건에 과도한 종적 스트레치를 일으키고, 여기에 팔꿉관절의 신전상태를 유지할 수 있도록 주동근인 세갈래근과 협조근의 팔꿈치 근(주근, anconeus, 외측상과에서 기시)을 사용하게 된다. 가격하는 순간 이러한 근육무리에 갑작스런 큰 힘이 가해지거나 반복되는 과사용으로 인하여 발생한다.

7. 노뼈후외방변위의 진단과 어저스트먼트

1) 노뼈후외방변위의 진단

팔꿉관절 가쪽곁인대(외측측부인대)의 염좌에 의한 통증이 있다면, 수동적인 팔꿉관절의 신전움직임이나 아래팔의 엎침(회내) 시 인대를 신장시키게 되어 통증의 재발 또는 악화를 야기할 수 있다. 또한 이 통증은 어깨로 방사되기도 한다.

　노뼈후외방 서블럭세이션과 관련된 근육검사는 세갈래근의 손목신전검사와 위팔노근(완요골근, brachioradialis)검사가 해당된다.

　세갈래근의 손목신전검사는 앙와위에서 환자는 환측의 손목을 신전하여 손가락이 발쪽으로 향하게 한 후 같은 방향으로 민다. 치료사는 이에 저항한다(그림 6-9).

　위팔노근의 검사는 앙와위에서 환측의 손등이 자신을 바라보게 하여 팔꿈관절을 굴곡하고, 치료사는 환자의 손목면을 양손으로 감싸 잡는다. 환자는 자신의 머리방향으로 아래팔을 당기려 하고, 치료사는 저항한다(그림 6-10).

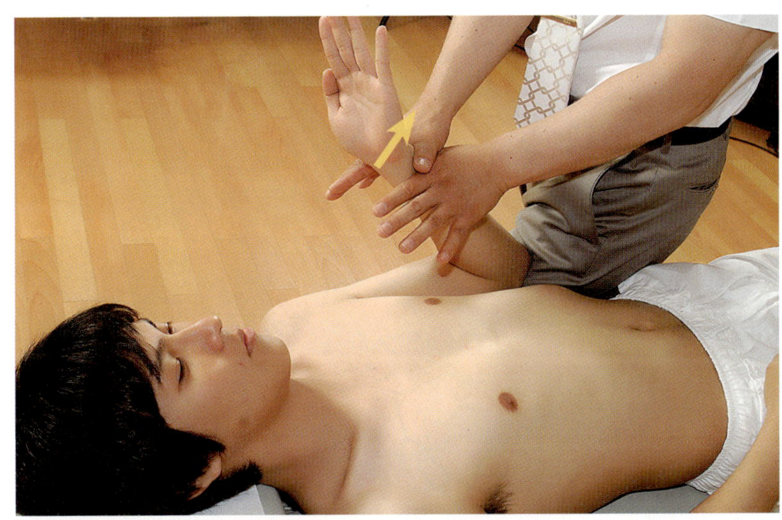

그림 6-9. 손목의 신전검사

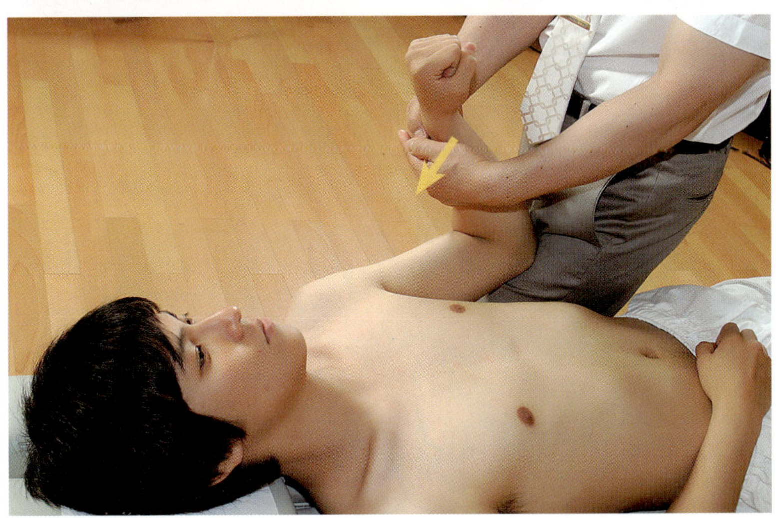

그림 6-10. 위팔노근의 검사

여기에서 흥미로운 현상은 노뼈의 후외방변위(postero lateral radius)가 있을 때에는 세 갈래근의 약화와 위팔노근의 강한 모습이 대조적으로 나타난다.

노뼈후외방 서블럭세이션의 어저스트먼트는 입위에서도 실시할 수 있다. 또한, 컨택을 엄지로도 할 수 있으나 좀더 효율적인 치료를 위하여 앙와위에서 No.7로 컨택하는 방식이 권장된다.

2) 노뼈후외방변위의 어저스트먼트

P.P	앙와위
D.P	환측에 대하여 기마자세
C.H	위쪽 손
C.P	주동수의 No.7
S.C.P	노뼈머리의 후외측면
S.H	아래쪽 손으로 손목을 잡는다.
L.O.C	상방, 그리고 약간 전방으로

노뼈머리를 정확하게 식별할 수 있는 방법은 치료사의 한 손가락을 위팔뼈의 가쪽위관절융기(외측상과, epicndyle) 바로 아래의 홈에 접촉한 후 아래팔을 회외·회내시켜 본다. 이 때 접촉점에서 느낄 수 있는 움직임이 있는 뼈가 바로 노뼈머리이다. 교정에 앞서 외

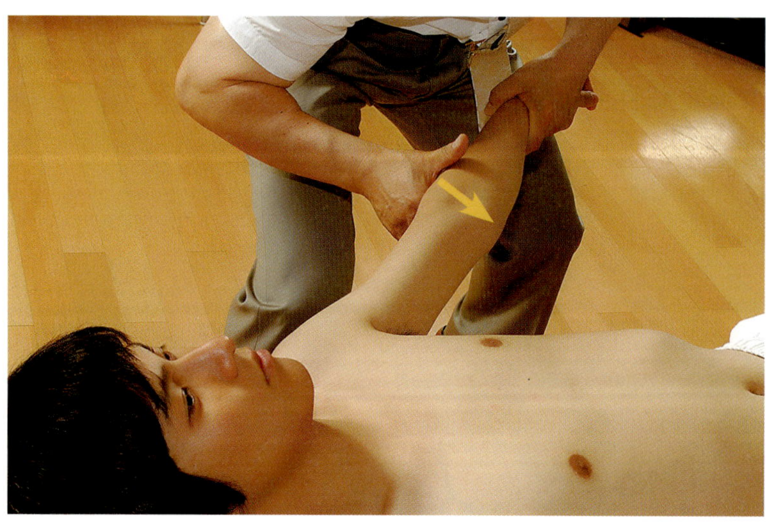

그림 6-11. 앙와위에서 노뼈 후외방변위의 어저스트먼트

측에서 내측으로의 티슈 풀을 선행한 후 컨택한다. 보조수는 손목을 잡아 회내와 견인을 동시에 하여 팔꿉관절을 신전시킨다.

환측의 팔과 접촉점을 90도 각도를 이룬다. 최대 긴장점에서 손목을 회외시켜 상방으로 추력함과 동시에 엄지를 노뼈머리의 전면부위로 미끄러지게 한다. 이 동작은 팔꿉관절의 신전상태를 유지해주는 데 도움이 된다(그림 6-11).

8. 노뼈전내방변위의 진단과 어저스트먼트

1) 노뼈전내방변위의 진단

증세는 노뼈후상방변위와 동일하다. 세갈래근과 위팔노근 모두의 약화현상이 있다면 노뼈전내방변위(antero medial radius)를 고려해야 한다.

2) 노뼈전내방변위의 어저스트먼트

P.P	앙와위
D.P	환측에서 펜싱자세
C.H	위쪽 손
C.P	주동수의 엄지(No.9)
S.C.P	노뼈머리의 전내측면
S.I	아래쪽 손으로 손목을 잡는다.
L.O.C	후외측으로

우선 보조수로 노뼈머리를 찾고 노뼈머리의 전면부위에 주동수의 엄지를 견고하게 접촉한다. 치료사의 위쪽 넙다리전면부 위에 환자의 위팔 후부를 올려놓고 팔꿉관절의 이완상태를 유도한다. 보조수로는 손목을 잡아 회내와 견인을 동시에 하여 팔꿉관절의 신전을 유도한다.

접촉점과 신전상태의 긴장감이 유지되는 시점에서 후외측으로 짧은 추력을 가한다(그

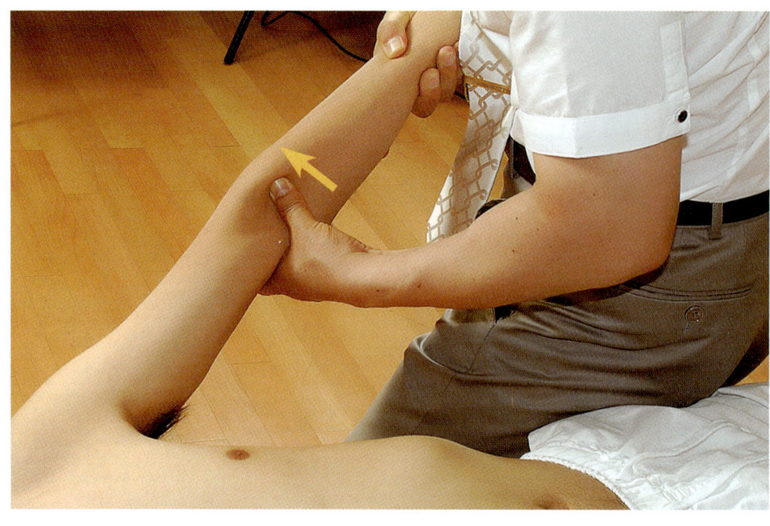

그림 6-12. 앙와위에서 노뼈
전내방변위의 어저스트먼
트

림 6-12). 교정 후에 근육검사를 다시 해본다. 두 근육의 강화현상이 나타나면 성공적인 임상결과를 시사한다.

9. 팔꿉관절변위의 임상고찰

    컴퓨터 작업으로 근무시간의 대부분을 보내는 직장인의 경우 목을 비롯한 등의 상부, 그리고 어깨부위까지 심한 경직과 통증이 동반되는 것을 볼 수 있다. 이것은 대수롭지 않게 생각했던 키보드의 높은 위치로 인해 발생할 수 있는 사례들이다. 이 경우, 작업자는 높은 키보드의 위치 만큼 손목을 신전시키거나 어깨를 외전하게 된다. 이 두 가지 동작이 스트레스를 가할 만큼 어렵지는 않으나 많은 시간 동일한 자세를 유지하여 반복되는 작업을 하게 된다면 근육구축이 서서히 일어나고, 이와 함께 관절의 가동성감소가 야기된다.

    그러나 작업자는 근무성과를 위하여 정상적인 힘 보다 강하게 손가락을 굴곡하여 자판을 두드리게 된다. 이 때문에 손과 손목의 근육에 피로가 쌓이고, 급기야 통증이 나타나면 작업자는 보상행위로서 어깨를 넓게 외전시켜 팔을 들어올림으로써 아래팔을 지면과 수평이 되도록 한다. 그렇지 않으면 어깨를 거상하고 등을 신전해서라도 신전된 손목을 보상하려 할 것이다.

    보상동작은 일시적으로 통증을 감소시킬 수 있으나, 시간이 조금 경과하면 가시위근의 피로가 누적되어 어깨의 외전을 유지할 수 없게 된다. 게다가 등세모근, 어깨올림근, 부척추근(paraspinal muscles)마저도 피로가 쌓인다. 하지만, 작업자는 또 다시 손목을 신전함으로써 손목근육의 만성적 좌상을 초래하고, 결과적으로 가쪽위관절융기염을 유발시킨다. 컴퓨터 작업과 관련된 그밖의 요인으로는 의자의 높이, 작업자의 숙련도, 작업의 시간과 빈도 등을 들 수 있다.

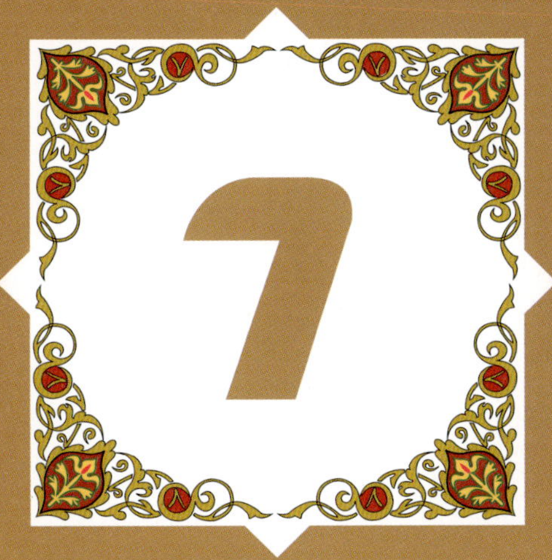

손관절의 진단과 어저스트먼트

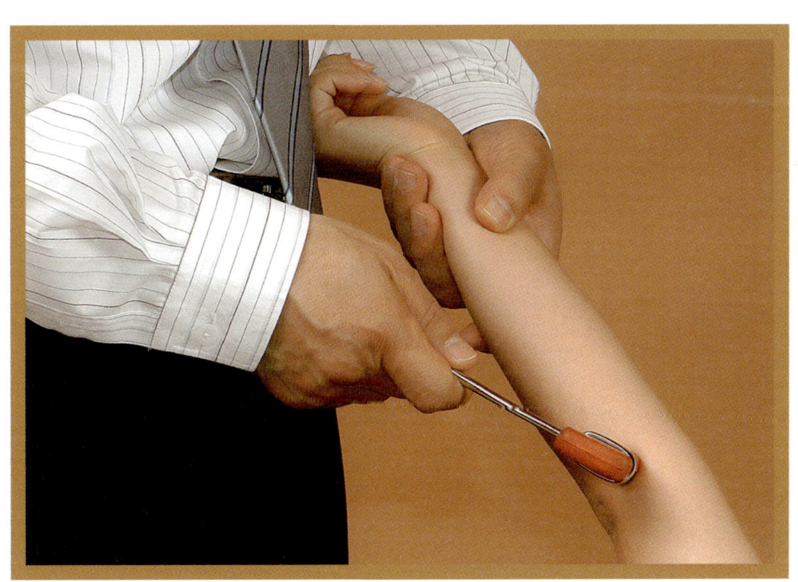

1. 손관절의 구조

1) 손관절을 구성하는 뼈

노뼈의 먼쪽끝부위는 몸쪽부위와 비교할 때 아주 크게 형성되어 있고, 자뼈의 먼쪽끝 부위는 몸쪽부위와 비교할 때 매우 작은 모습을 하고 있다. 두 뼈는 외측으로 연장되어 붓돌기(경상돌기)에서 끝난다.

손목의 관절복합체는 2개의 관절로 이루어져 있다. 노뼈하단에서 손목뼈의 근위열 사 이의 손목관절(요골수근관절, radiocarpal joint)과 몸쪽과 먼쪽 손목열 사이의 손목뼈중간관 절(중수관절, midcarpal joint)로 구분할 수 있다(그림 7-1).

손관절을 구성하고 있는 8개의 손목뼈는 두 줄로 배열되어 있다. 먼쪽(손가락쪽)는 갈 고리뼈(유구골, hamate)·알머리뼈(유두골, capitate)로서 가장 크고 제일 먼저 골화되었으며, 작은마름뼈(소능형골, trapezoid)·큰마름뼈(대능형골, trapezium)은 제1손허리뼈와 같이 안쪽 관절을 이룬다.

몸쪽(손목쪽)의 열은 내측에서부터 외측으로 손배뼈(주상골, scaphoid), 반달뼈(월상골, lunate), 세모뼈(삼각골, triquetrum), 그리고 콩알뼈(두상골, pisiform)로 구성되어 있다. 콩알 뼈는 세모뼈 위에 겹쳐 있고 세모뼈는 관절내 디스크를 통하여 자뼈 몸쪽부위와 관절결

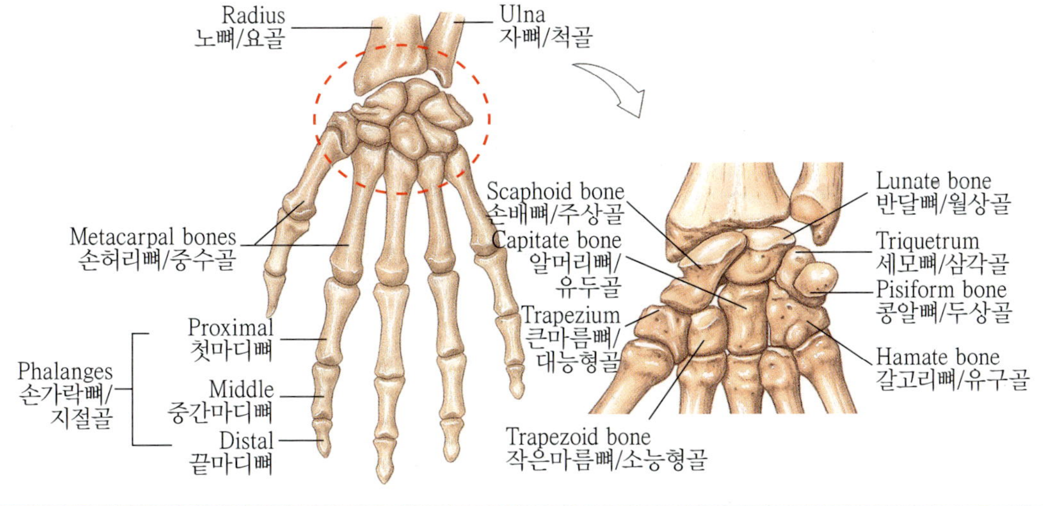

그림 7-1. 손관절을 구성하는 뼈

합을 형성한다. 손배뼈와 반달뼈는 노뼈와 관절결합을 이룬다.

　　손목뼈의 먼쪽부위는 손허리뼈(중수골, metacarpals)과 각각 관절연합을 이루고 있고, 손허리뼈 먼쪽부위에는 손가락뼈(phalanges)가 있으며, 엄지에는 2개의 손가락뼈가 있다. 나머지 손가락의 손가락뼈는 3개씩으로 구성된다.

2) 손관절의 인대

　　노쪽곁인대(요측측부인대, radial collateral ligament)와 자쪽곁인대(척측측부인대, ulnar collateral ligament)는 좁은 띠 모양을 형성하고 있으며, 손관절의 외측과 내측에 위치한다. 자쪽곁인대는 자뼈의 붓돌기로부터 세모뼈의 내측면에 있는 먼쪽끝에서 반달뼈와 세모뼈까지 이어지며, 바닥쪽자손목인대(장측척골수근인대, palmar ulnocarpal ligament)도 여기에 위치한다. 자쪽곁인대는 손허리손가락관절과 손가락사이관절을 지지하고 있다(그림 7-2).

　　바닥쪽노손목인대(장측요골수근인대)는 노뼈로부터 손목뼈의 몸쪽열에 있는 뼈들과 먼쪽열의 알머리뼈에 이르기까지 내측으로 위치하고 있다. 그리고, 등쪽노손목인대(배측요골수근인대)도 몸쪽열의 손목뼈들에 부착되어 있다. 이 두 인대는 관절주머니와 손관절의 전방부를 강화시키고, 등쪽노손목인대(배측요골수근인대)는 후방부를 지지하고 있다. 또한, 회내운동과 회외운동때 노뼈과 함께 손이 움직일 수 있도록 해주고 있다.

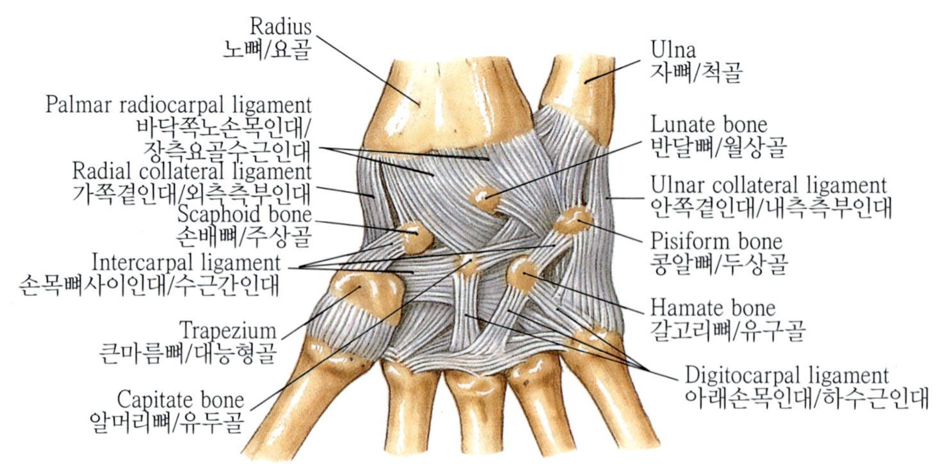

그림 7-2. 손관절의 인대

3) 손관절의 가동범위

손목의 정상적 가동범위를 평가하기 위하여 능동적인 굴곡, 신전, 노쪽 편위, 자쪽 편위를 지시해 본다. 통증으로 인해 이와 같은 동작에 제한이 있는가, 대칭적인 유연성이 있는가에 대해 세심하게 관찰할 필요가 있다. 정상적인 수관절과 손의 가동범위는 표 7-1에 요약하였다.

표 7-1. 손관절과 손의 가동범위

골역학적 움직임	각 도	골역학적 움직임	각 도
손관절 굴곡	80	몸쪽손가락사이관절 굴곡	100
손관절 신전	70	몸쪽손가락사이관절 신전	0
자쪽 편위	30	먼쪽손가락사이관절 굴곡	90
노쪽 편위	20	먼쪽손가락사이관절 신전	10
손허리손가락관절 굴곡	90	손가락 외전	20
손허리손가락관절 신전	30~45		

4) 손관절과 손에서 작용하는 근육

손목에 효과를 미치는 근육은 4개의 군으로 나뉜다.

Ⅰ군   **자쪽손목근육무리**(척측수근군, flexor carpi ulnaris)

손목을 굴곡시키고 내전시키지만 자쪽손목폄근보다는 힘이 약하다.

Ⅱ군   **자쪽손목폄근**(척측수근신근, extensor carpi ulnaris)

손목의 신전 및 내전에 작용한다.

Ⅲ군   **노쪽손목굽힘근**(요측수근굴근, flexor carpi radialis)과

긴손바닥근(장장근, palmaris longs)

손목의 굴곡과 외전에 작용한다.

Ⅳ군   **긴노쪽손목폄근**(장요측수근신근, extensor carpi radialis longus)과

짧은노쪽손목폄근(단요측수근신근, extensor carpi radialis brevis)

손목의 신전 및 외전에 작용한다.

근육작용에서 알 수 있듯이 손목의 근육 중에서 특별히 단일작용만을 위해서 움직이는 근육은 찾아볼 수 없다. 그러므로 단일운동을 수행하기 위해서는 2개의 근육군이 함

께 작용하여 원하지 않는 연합운동을 저지해야 한다. 손관절과 손에서 작용하는 근육은 표 7-2에 나타냈다.

표 7-2. 손관절과 손에서 작용하는 근육

작 용	근 육
손관절 굴곡	노쪽손목굽힘근, 긴엄지벌림근, 긴손바닥근, 긴손가락굽힘근 자쪽손목굽힘근, 깊은손가락굽힘근, 얕은손가락굽힘근
손관절 신전	노쪽손목폄근, 손가락폄근, 자쪽손목폄근, 긴엄지폄근
손관절 내전(자쪽 편위)	자쪽손목폄근, 자쪽손목굽힘근
손관절 외전(노쪽 편위)	노쪽손목폄근, 긴엄지벌림근, 긴엄직폄근, 짧은엄지폄근
손가락 굴곡	얕은손가락굽힘근, 깊은손가락굽힘근
손가락 신전	손가락폄근, 새끼폄근, 집게폄근
손가락 외전	뼈사이근

2. 말초신경압박증후군의 진단과 어저스트먼트

말초신경압박증후군(peripheral nerve entrapment syndrome)의 전형적인 징후는 방산통, 감각이상, 근육약화로 볼 수 있다. 팔 먼쪽부위에서 확인할 수 있는 신경압박은 대부분 자신경과 정중신경이 관련된다. 제6장에서 언급했듯이 자신경은 안쪽위관절융기의 후면부로 활주하기 때문에 연부조직의 종창으로 인하여 쉽게 압박받을 수 있다. 정중신경은 퇴행성 변화에 의해 손목터널 협소화 또는 가로인대의 비대 등으로 압박받는다.

안쪽위관절융기염은 자신경통증을 일으킬 수 있다. 이 신경의 압박은 아래팔의 내측부를 따라 방산통이 일어나고 관련측의 무명지와 약지에 이상감각이 발생한다. 그러나 제4·5손가락의 굽힘근에 약화나 위축을 확실하게 감별하기가 어려울 수 있다. 이 모두를 감별하기 위하여 Tinel test를 해 본다. 초등학교때 친구들과 장난삼아 자뼈고랑을 겨냥하여 손가락으로 튕겨보았던 기억이 있을 것이다. 그것이 바로 Tinel test이다(그림 7-3). 보다 예리하고 전기에 감전된 것 같은 신경통의 재발 또는 악화가 나타나면 양성이다.

정중신경의 대표적인 케이스는 손목터널증후군(carpal tunnel syndrome)이다. 증상은 제1, 2, 3, 4손가락의 가쪽에서 마비감·따끔거림·근위축·통증 등으로 나타나는데, 공통증상은 손가락이 저리다고 호소한다. 손목터널증후군의 검사는 Phalen's test를 주로 사

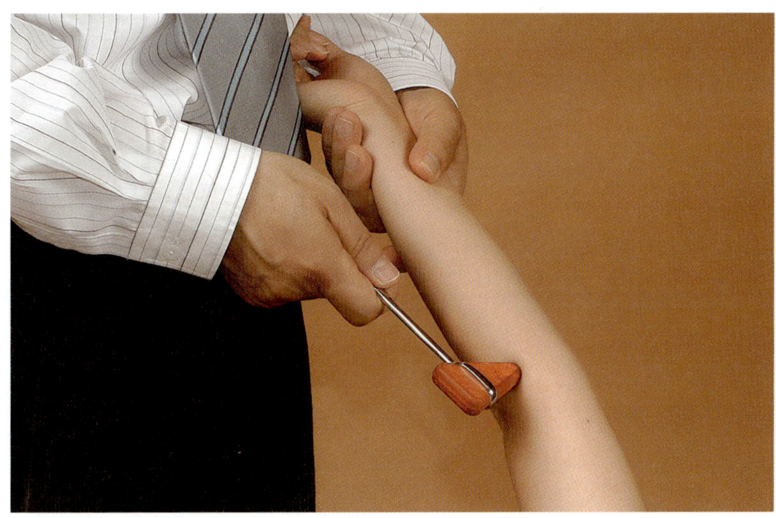

그림 7-3. Tinel test

용한다(그림 7-4). Phalen's test는 두 손목을 굴곡시켜 손등을 서로 붙이고 최소한 1분 이상 그 자세를 유지시킨다.

　특히 류마토이드 관절염(rheumatoid arthritis)으로 인한 손목터널증후군이 의심된다면 Tinel test를 해본다. 이 검사는 손목부위에서 횡적 형태로 위치하고 있는 손목인대를 두드려 본다. 감각이상이나 증상의 발생 및 악화는 양성을 의미한다.

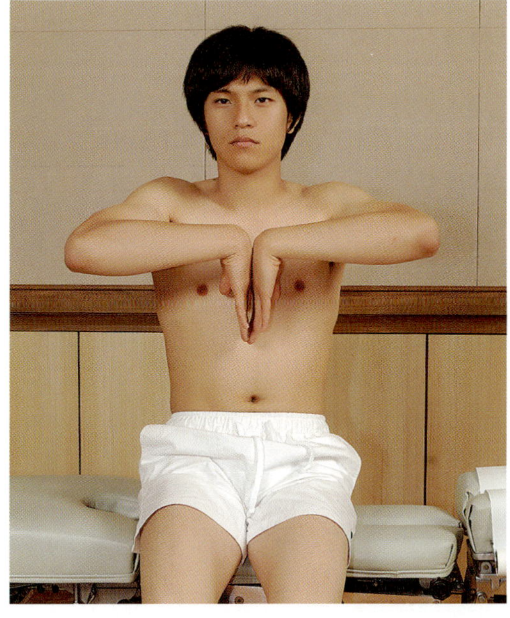

그림 7-4. Phalen's test

3. 손목뼈전방변위의 진단과 어저스트먼트

손목뼈의 전방변위는 많은 발생빈도를 보이는데, 이는 손목터널을 형성하고 있는 활 (궁, arch)의 형태가 무너져 내려 주위조직을 압박하는 것으로, 특히 정중신경을 누르기 때문에 증세가 발생한다. 일반적으로 반달뼈의 전방변위와 관련이 깊다.

환자는 의자에 앉고 치료사는 그림 7-5a와 같이 손목뼈 전면에 양쪽 검지를 접촉하고, 양쪽 엄지는 손목뼈의 후면에 X자로 접촉한다(그림 7-5b). 치료사는 양손으로 환자의 손목을 견고하게 고정한다. 손등쪽의 엄지들은 외측으로 벌리려는 압력을 가하고, 손

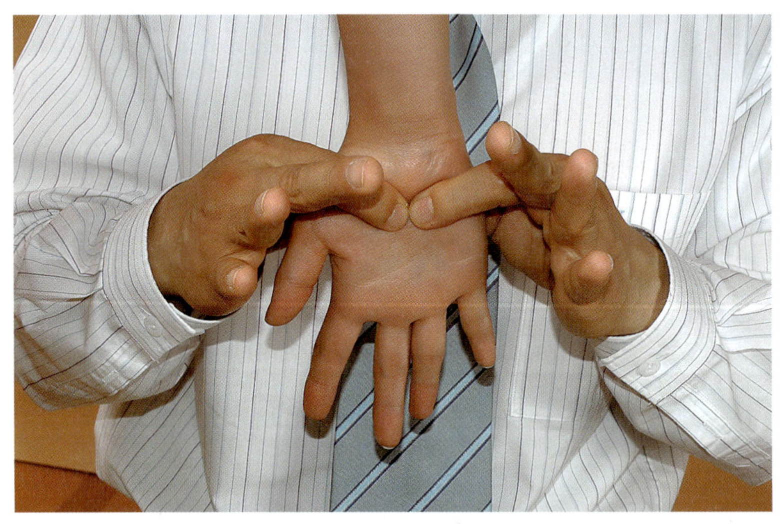

그림 7-5a. 전면 손목뼈에 양쪽 검지 접촉

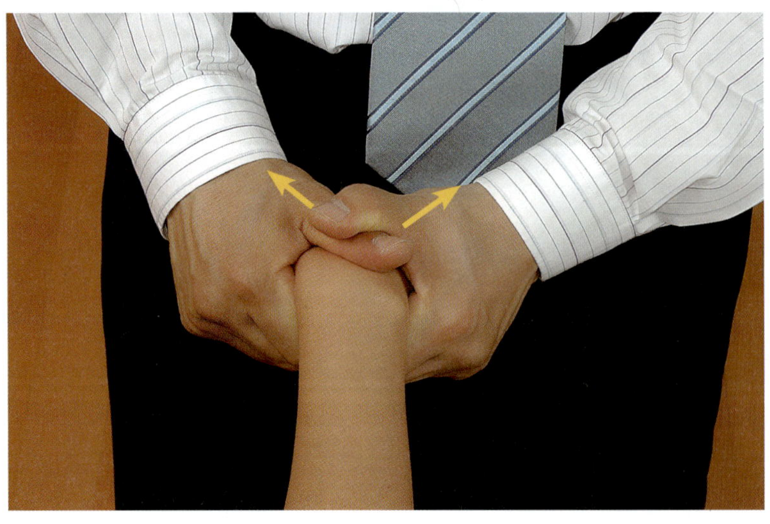

그림 7-5b. 후면 손목뼈에 양쪽 엄지 X자 접촉

바닥쪽의 검지들은 상방으로 밀어올리는데, 두 동작의 최대 긴장점에서 마치 사과를 쪼개듯이 당기면서 위로 올린다. 이 때, 손등·손목뼈 등의 관절이 열리면서 전방에서 후방으로의 스러스트가 쉽게 이루어진다.

어저스트먼트 후에는 반드시 근육테스트를 해본다. 환자는 환측의 엄지와 약지를 서로 접촉하려 하고, 치료사는 이에 저항한다. 이 검사는 정중신경의 관련 여부를 판단하기 위한 것이며(그림 7-5c), 엄지와 검지를 검사하는 것은 자신경의 압박에 대한 평가를 위하여 사용된다(그림 7-5d).

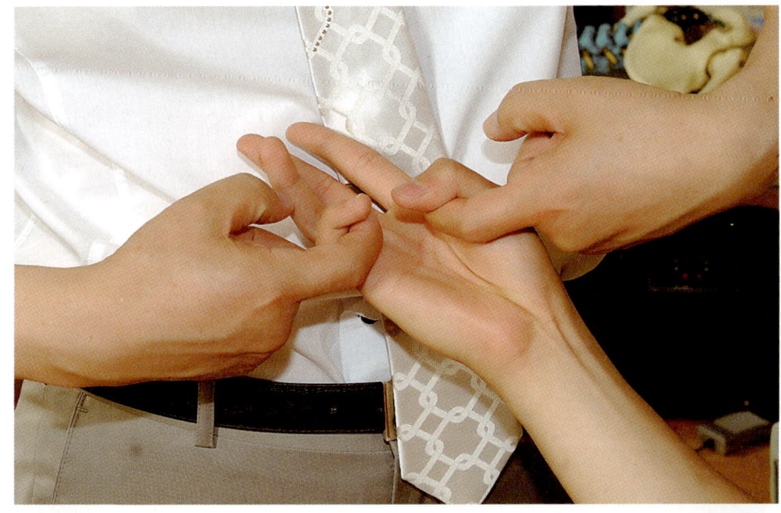

그림 7-5c. 정중신경 압박 평가

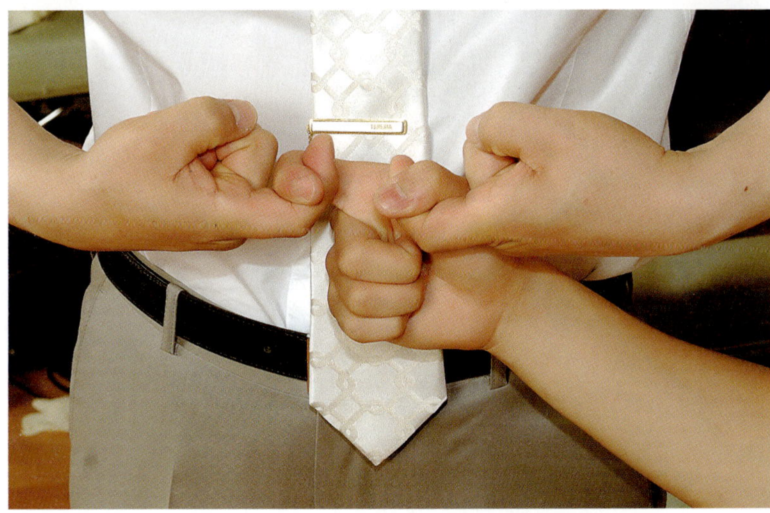

그림 7-5d. 자신경 압박 평가

4. 손목뼈후방변위의 진단과 어저스트먼트

1) 손목뼈후방변위의 진단

일반적으로 손목이 신전된 상태에서 넘어지면 먼쪽노자관절(원위요척관절)에 가장 근접되어 있는 손배뼈(주상골)과 반달뼈(월상골)가 손등쪽으로 튀어나와 활이 무너지면서 정중신경을 압박한다. 손등에 솟아오른 혹(lump)이 나타나는데, 이는 대부분 통증과 통증 사이에서 발견된다.

2) 손목뼈후방변위의 어저스트먼트

환자는 의자에 앉고, 치료사는 그림 7-6a와 같이 치료점에 미리 티슈 풀을 하여 피부를 팽팽하게 긴장시키고, 이어서 양 중지를 접촉한다. 양 엄지는 손목뼈 전면부에 둔다. 양 엄지는 밀고, 양 중지는 치료사를 향하여 슬며시 당기는 최대 긴장점에서 환자의 손목을 약간 신전시킨 상태에서 스러스트한다(그림 7-6b). 어저스트먼트 후에는 손가락의 근육 테스트를 실시한다.

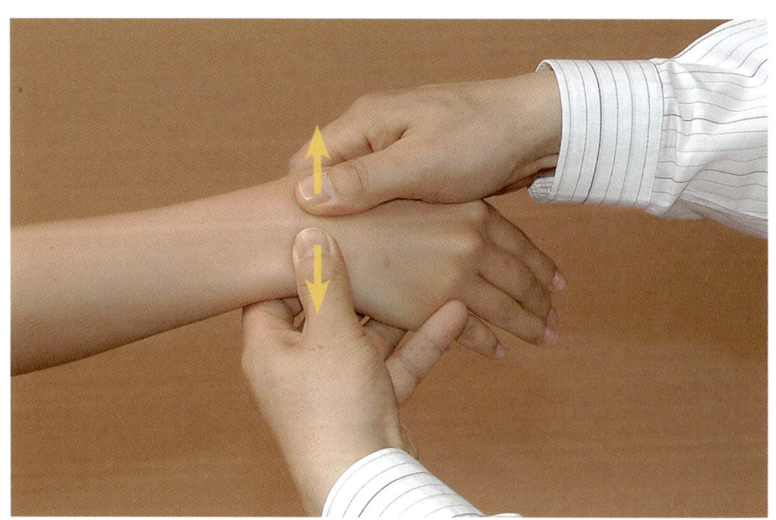

그림 7-6a. 후면 손목뼈 부위에 티슈 풀을 하고 있다.

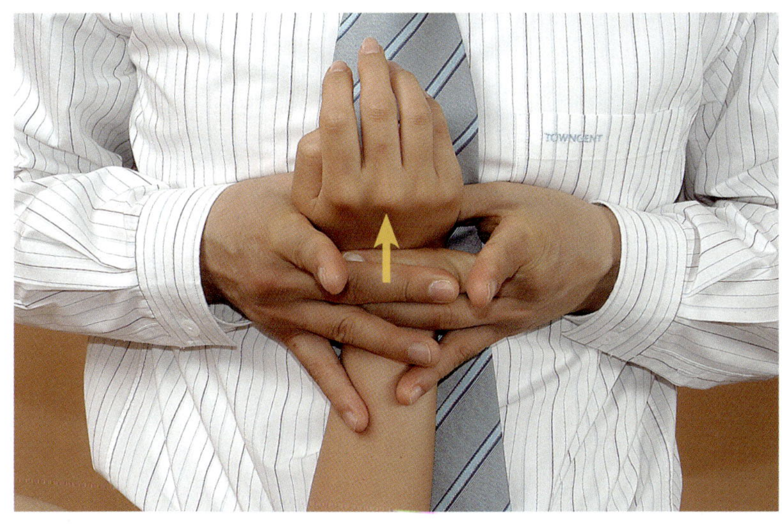

그림 7-6b. 손목뼈의 후방변
　위를 전방쪽으로 어저스
　트먼트한다.

3) 손목뼈후방변위의 임상고찰

손등에 혹처럼 튀어나온 것은 부상으로 인하여 교원질이 뭉개지면서 형성된 것이다. 수술을 하여 제거해도 만성적으로 나타나지만, 교정치료를 하면 서서히 사라진다. 특히, Activator gun이 효율적인 치료장비로 사용되고 있다.

5. 노자관절 먼쪽부위 외방에서 내방으로의 압박 어저스트먼트

손관절 외상이나 손관절동통, 손목터널증후근, 그리고 먼쪽노자관절(원위요척관절)의 압축싱 소실이 있다면, 먼쪽노자관절에 대한 압박교정이 필요하다.

P.P	환자는 교정테이블 위에 앉아, 아래팔의 자뼈면이 아래로 향하도록 환측의 팔을 머리 받침대 위에 편안하게 놓는다.
D.P	환자를 향해 테이블의 상단부에 선다.
C.P	주동수의 No.1
S.C.P	노뼈 먼쪽부위
L.O.C	외방에서 내방으로

보조수는 주동수의 손목을 안정시키고, 외방에서 내방으로 압박하면서 신연 스러스트를 진달시킨다.

머리 받침대의 기계적 낙차를 활용함으로써 보다 효율적인 교정을 수행할수 있다(그림 7-7).

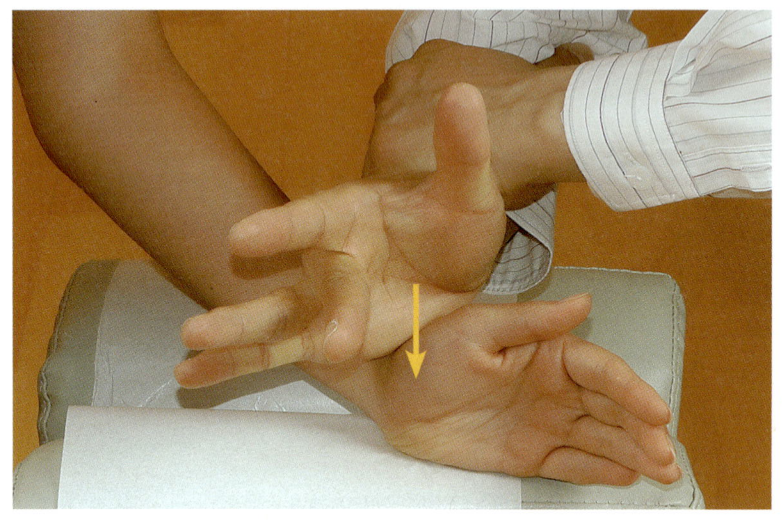

그림 7-7. 노자관절의 외방으로부터 내방을 향한 어저스트먼트

6. 손허리뼈회전변위의 진단과 어저스트먼트

Hearon(1990)에 의하면 손등에 심한 동통이 나타나는 손허리뼈의 회전변위(metacarpal rotation)는 대각선으로 타격을 입었을 때 유발되는데, 주로 목수나 납세공업자, 기계기술자 등에게 많이 발생한다.

스포츠상해인 경우는 움직이지 않는 물건에 손이 끼일 때 일어난다. 특히 통증은 타인과 악수할 때 나타나는데, 손힘이 급격하게 약해지며, 환자들은 연장을 움켜쥐거나 스포츠 장비를 사용하는 데에 어려움을 호소한다.

여기에서 중요한 점은 환자와의 대화를 통해 손상과정을 정확하게 파악하여 치료계획을 세워 좀더 효율적인 임상치료를 수행하는 것이다.

그림 7-8a, 8b, 8c에서와 같이 보조수로서 통증부위와 관련된 약지와 소지를 잡아 내회전시킴과 동시에 엄지를 이용하여 외측으로 티슈 풀한다. 주동수는 팽팽하게 긴장된 손허리뼈 위를 접촉한다. 주동수와 보조수로 동시에 화살표 방향으로 힘을 가한다.

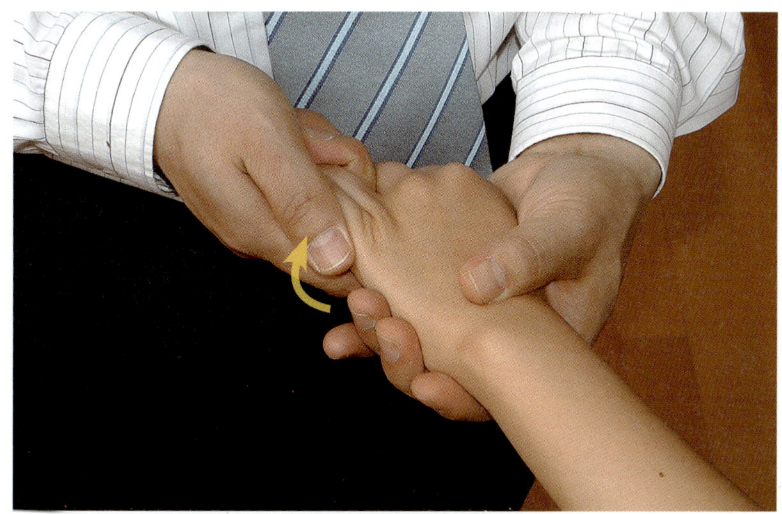

그림 7-8a. 보조수로 환자의 약지와 소지를 내회전한다.

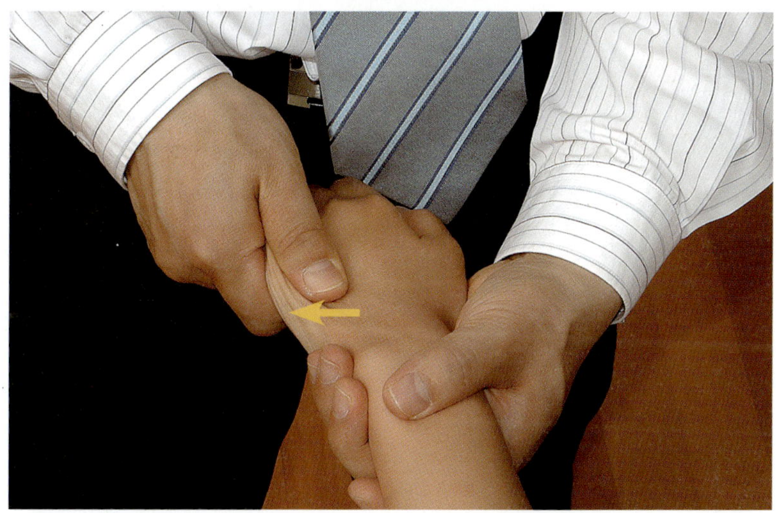

그림 7-8b. 보조수의 엄지로 외측방향을 향하여 티슈 풀한다.

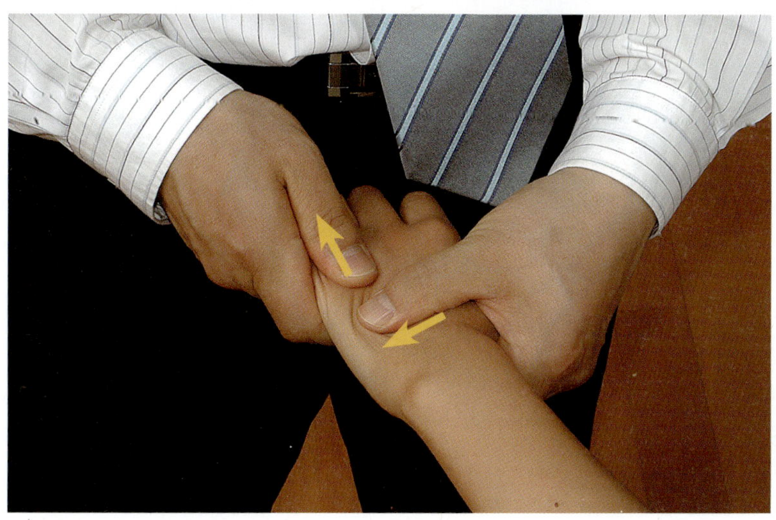

그림 7-8c. 양 엄지는 화살표 방향으로 힘을 가한다.

항상 관절의 움직임에 대한 평가과정을 응용하고, 그에 대하여(가동성의 제한) 마지막으로 스러스트를 적용한다. 이러한 응용은 신체의 어떠한 관절에서도 사용될 수 있으나, 손관절과 손에서는 평가방법에 비교해서 특별하거나 유일한 교정법은 거의 없다고 볼 수 있다.

7. 엄지손가락 가동성제한의 진단과 어저스트먼트

엄지(thumbs)의 염좌 또는 엄지를 과사용하거나 오랜 기간 동안 충격을 받았을 때 일어난다. 큰마름뼈에서 엄지의 헤드부분까지 티슈 풀하는 동안 튀어나온 부분이 있을 것이다.

엄지는 외전 움직임에 심한 제한을 보인다. 그림 7-9와 같이 고무밴드를 사용하여 외전 가동성을 평가하라. 가동성의 제한이 있다면 다음과 같이 두 번의 충격 스러스트를 수행하도록 한다.

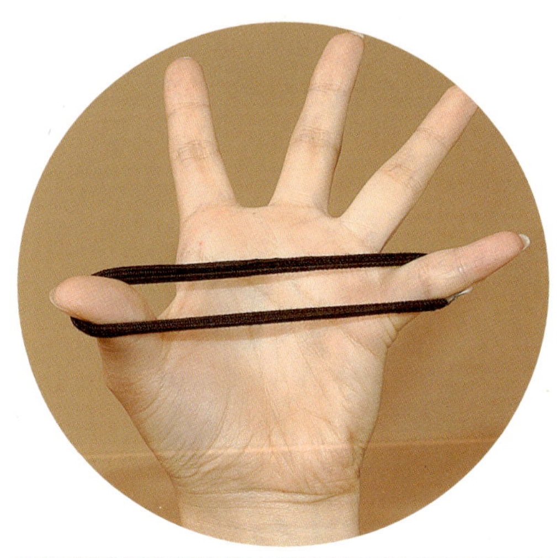

그림 7-9. 고무밴드로 외전 가동성 검사

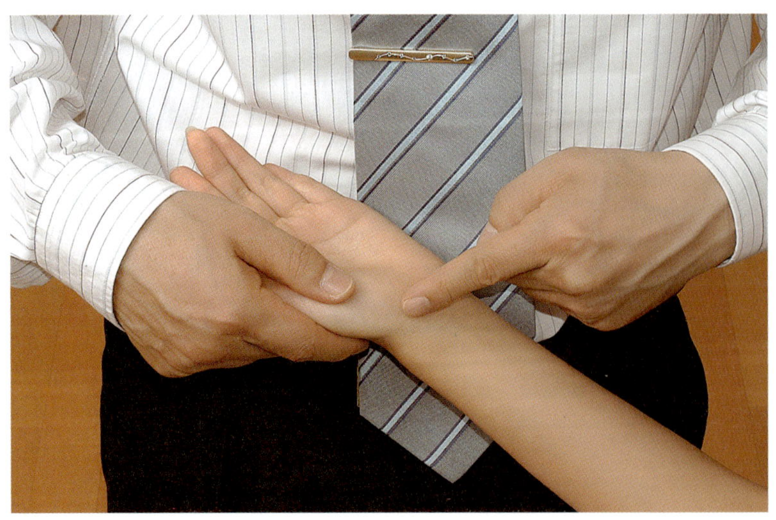

그림 7-10a. 손허리뼈의 헤드부위를 가리키고 있다.

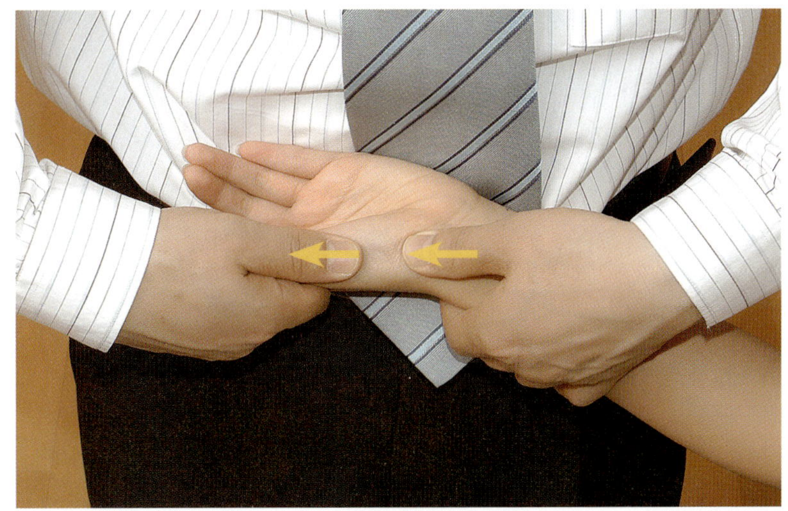

그림 7-10b. 보조수로 엄지를 견인. 주동수는 손허리뼈의 헤드부위를 화살표 방향으로 스러스트한다.

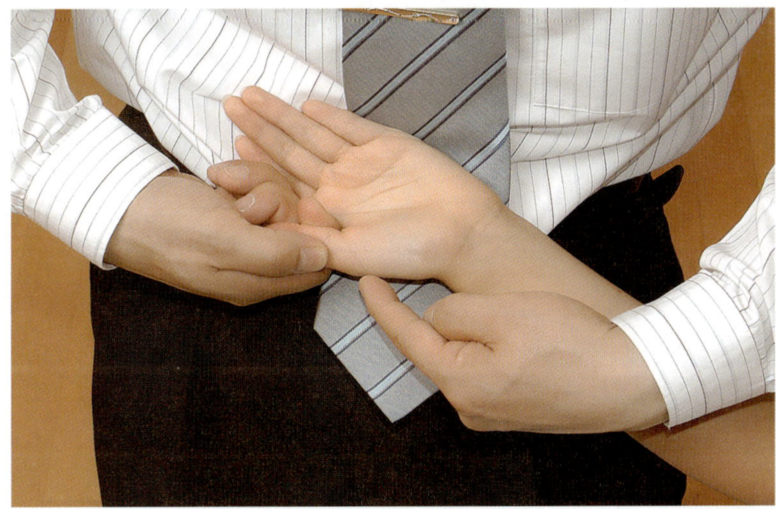

그림 7-10c. 엄지손가락의 헤드부위를 가리키고 있다.

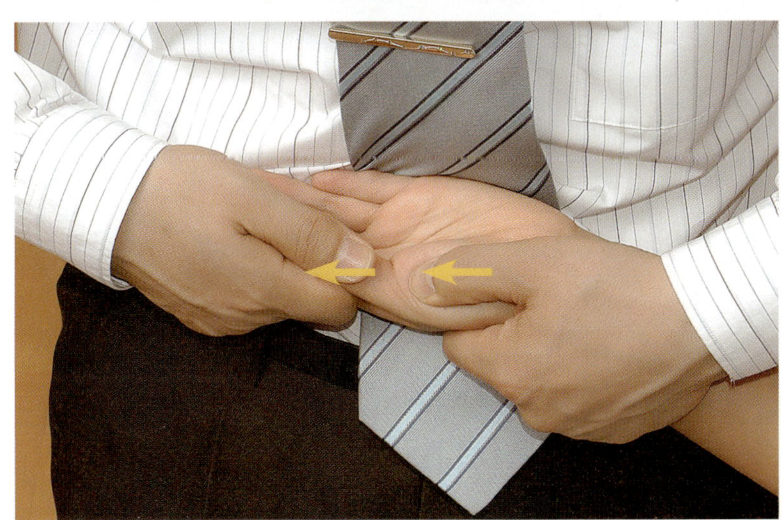

그림 7-10d. 보조수로 엄지를 견인. 주동수는 엄지의 헤드부위를 화살표 방향으로 스러스트한다.

교정 후에는 돌출된 부분이 축소됐는지 관찰해 본다. 고무밴드를 처음에는 1개만 착용후 재활운동을 하고 가동성이 약간 호전되면 2개를 착용하여 그림 7-11과 같이 근육을 강화시킨다.

만일 서블럭세이션이 재발된다면 테이핑을 실시한다.

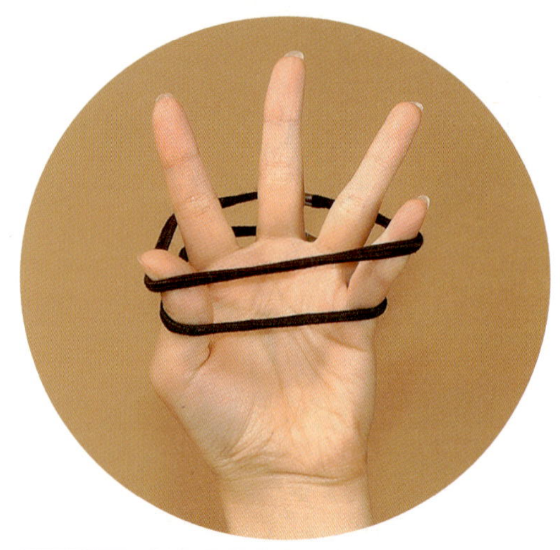

그림 7-11. 고무밴드를 이용한 재활운동

8. 손가락탈구의 진단과 어저스트먼트

손가락관절의 굴곡 또는 신전운동의 제한이 있으며 통증이 동반된다. 그림 7-12a와 같이 보조수로는 손허리뼈를 잡아 고정하고 주동수는 탈구된 손가락을 견고하게 잡아 장축으로 신전시키며 견인한다.

그 다음에 그림 7-12b와 같이 빠른 속도로 마치 낚싯대를 챔질하듯 굴곡시킨다.

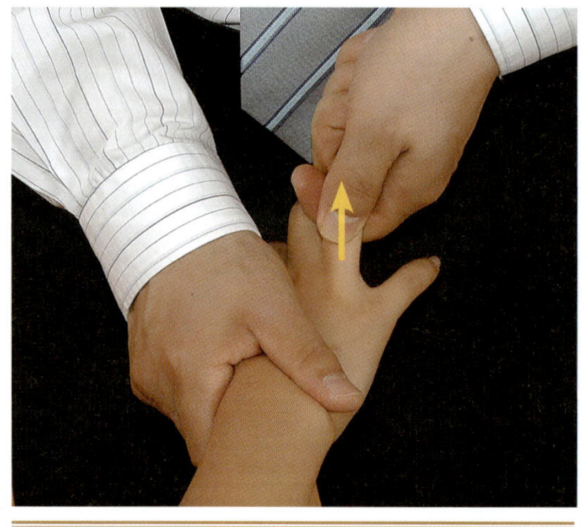

그림 7-12a. 장축으로의 견인 및 신전

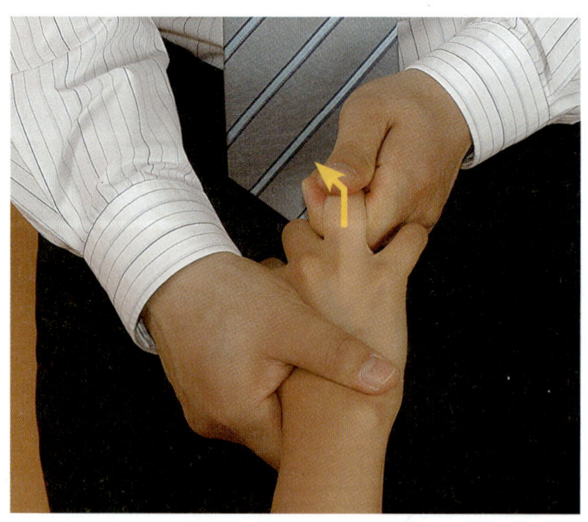

그림 7-12b. 빠른 굴곡

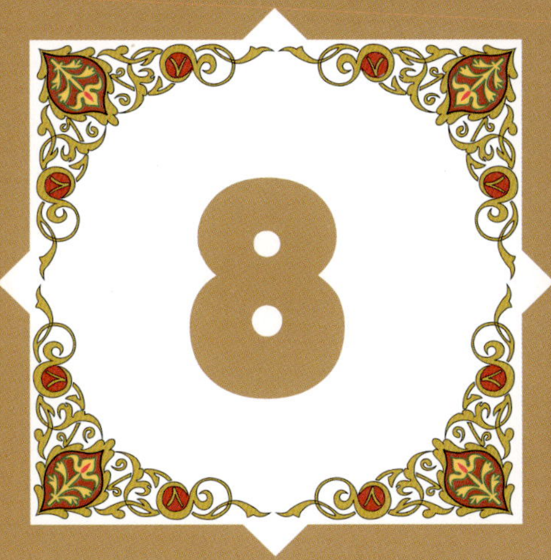

엉덩관절의 진단과 어저스트먼트

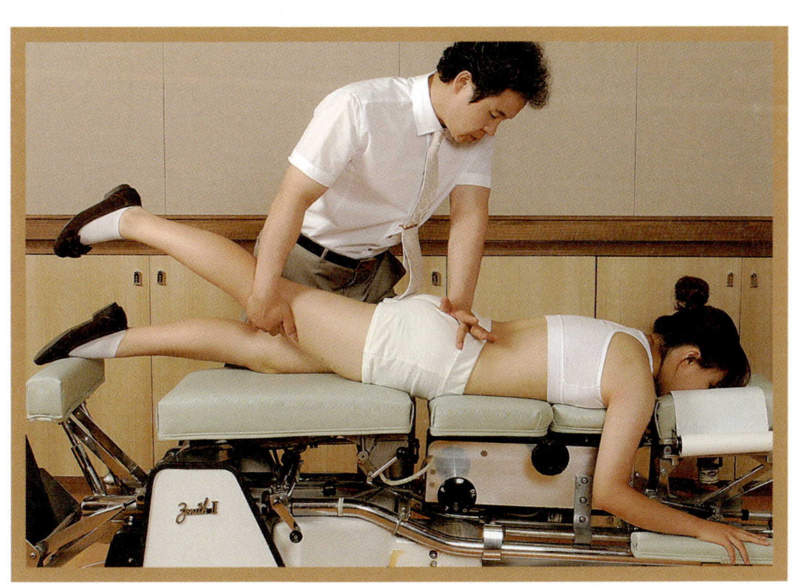

엉덩관절은 인체에서 가장 크고 안정된 절구관절(구상관절, ball and socket joint)이다. 오목위팔관절(관절와상완관절)과 다르게 엉덩관절은 넙다리뼈머리(대퇴골두)를 감싸줄 수 있는 깊은 소켓이 있어 안정감이 있고 운동성이 매우 큰 관절이다. 엉덩관절은 하지와 골반, 그리고 척추를 연결하며, 보행과 일상적 활동을 위한 기능을 수행한다.

Whittle(1993)에 의하면, 엉덩관절의 골격적 구조와 운동성에 관여하는 신근·굴근의 변이는 정상적인 자세와 보행에 결정적인 영향을 준다고 하였다. 따라서 서블럭세이션에 따른 근육치료도 간과해서는 안 된다. 특히 안정성은 엉덩관절의 모음근과 벌림근간의 대칭적인 균형에 의해 좌우된다.

인체의 모든 관절은 정상적인 가동범위가 소실되면서부터 통증이 나타나는데, 이 상태가 지속되면 연부조직의 퇴행이 진행된다. Friberg(1983)는 가동범위를 회복시킴으로써 통증을 제거하고, 관절과 연부조직의 퇴행성 변화를 예방하며, 골반의 불균형과 척추에서의 보상작용을 방지한다고 보고하였다.

엉덩관절의 장애에 따른 통증은 다른 부위로 전위될 수 있는데, 허리뼈(요추)와 무릎관절에 관련통을 야기할 수 있고, 또한 무릎관절과 허리뼈의 문제로 인한 엉덩관절 통증이 발생할 수도 있다. 엉덩관절의 기능부전이 인체에 미치는 영향은 이처럼 다양하다.

관련성이 있는 치료 중 퇴행성 관절염, 관절 서블럭세이션 등은 무엇보다도 관절을 부드럽게 활주하여 활액분비를 촉진시키는 것이 치료의 지름길이며 선행되어야 할 부분이다. 이와 더불어 서블럭세이션 유무를 감별하여 교정하는 것이 필요하다.

1. 엉덩관절의 구조

1) 엉덩관절을 구성하는 뼈와 인대

넙다리뼈머리는 넙다리뼈목에 의해서 골체에 연결되었으며, 평균 125도의 기울기로 내측상부로 돌출되어 있다. 이 각도의 비정상적 변화는 엉덩관절의 역학적 구조를 변화시킬 수 있다.

엉덩관절의 형성은 엉덩뼈(장골, ilium)·궁둥뼈(좌골, ischium)·두덩뼈(치골, pubis)로 이루어진 볼기뼈절구(관골구, acetabulum)를 포함하며, 넙다리뼈머리 전체는 관절연골로 싸여

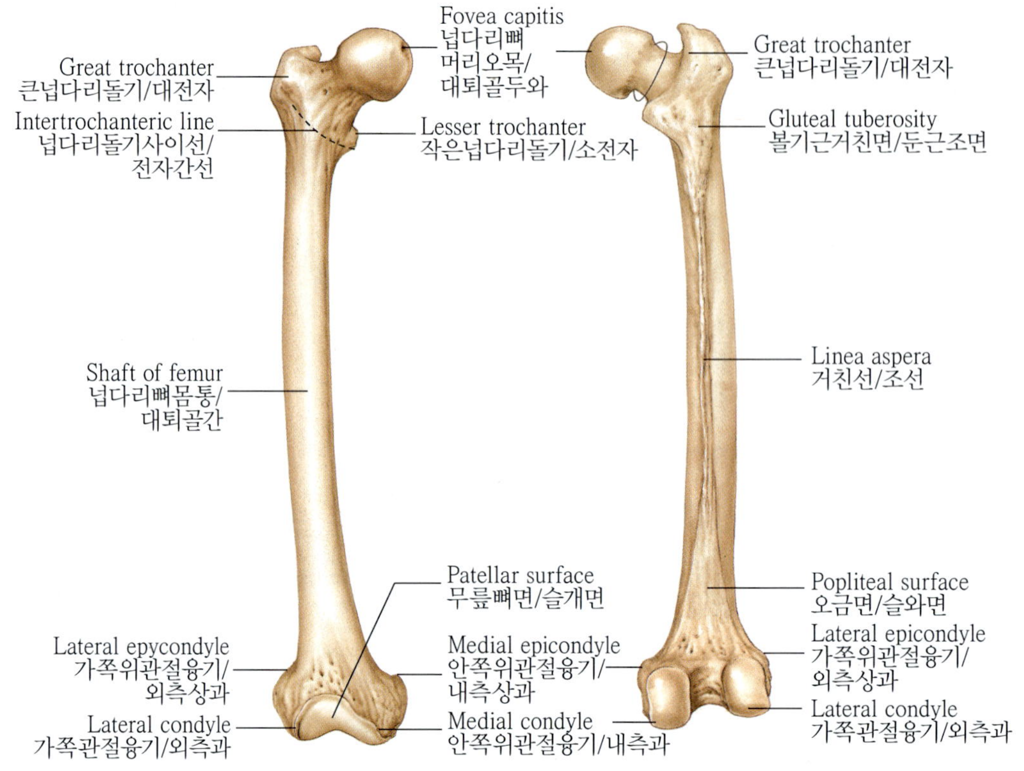

그림 8-1. 넙다리뼈의 구조

있다(그림 8-2).

엉덩관절의 안정성과 강도는 관절구조의 형태와 인대 및 주위의 근육에 의해 형성된다 (그림 8-3). 인체의 모든 관절에 위치하는 관절주머니 중에서 엉덩관절의 관절주머니이 가장 강하다. 이 관절주머니은 볼기벽에서부터 넙다리뼈에 이르기까지 원형으로 활주하는 3부위의 팽대부가 있는데, 이 팽대부는 강한 3개의 인대에 의해서 강화되고 지지된다.

엉덩넙다리인대(장골대퇴인대, iliofemoral ligament)는 아래앞엉덩뼈가시(전하장골극) 아래에서 기시하며, 두 부분으로 양분되어 넙다리뼈 전면부에 부착되기 때문에 Y자를 거꾸로 세워 놓은 형태이다. 이 인대의 작용은 직립상태에서 후방으로의 골반 기울어짐을 방지하고 엉덩관절의 신전을 제한한다. 특히, 다른 근육들이 작용하지 않아도 인대에 의한 균형(balancing on the ligaments)을 유지할 수 있는 특수한 기능을 가지고 있다.

두덩넙다리인대(치골대퇴인대, pubofemoral ligament)는 관절테두리(관절순, Articular labrum)의 두덩뼈부위에서 기시하며, 전방 하측에 위치한다. 이 인대는 넙다리의 과도한 외전과 외측회전을 저지하고 엉덩넙다리인대의 둔부신전을 제한시킨다.

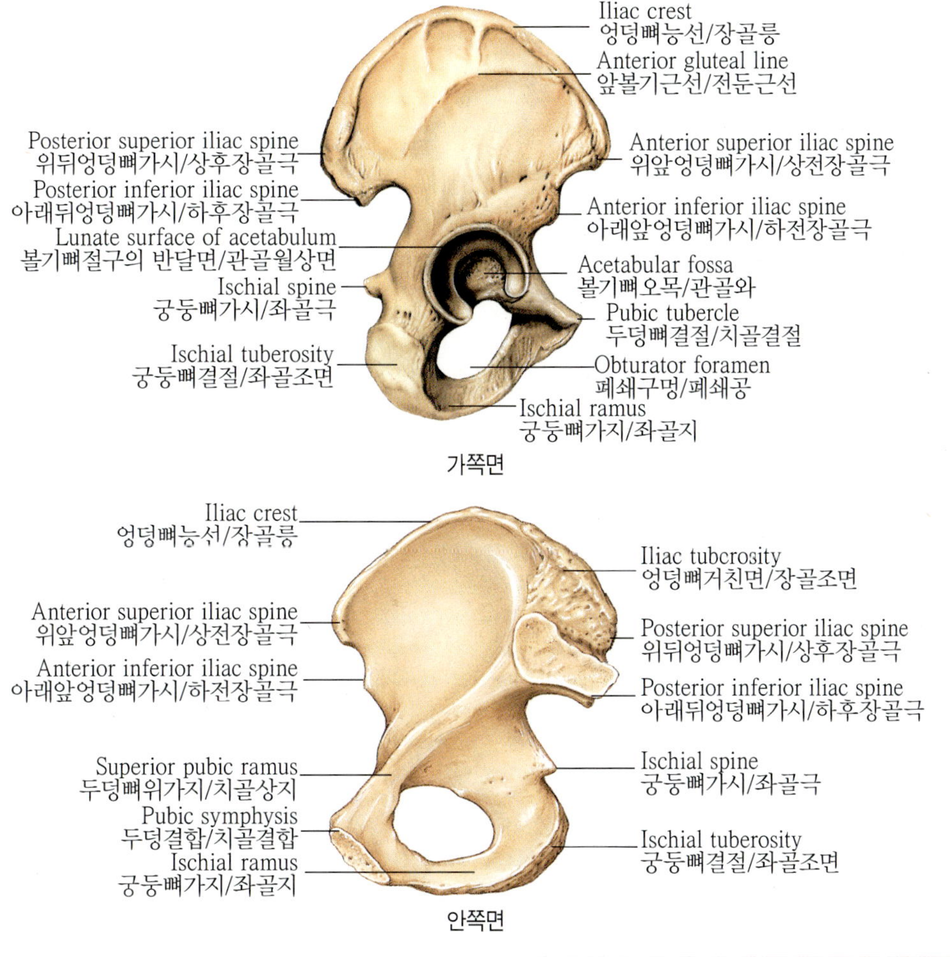

그림 8-2. 볼기뼈의 구조

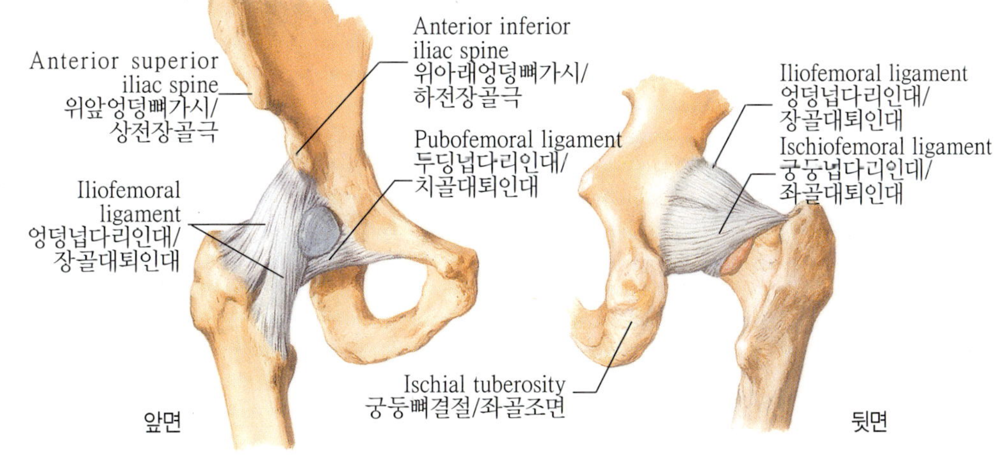

그림 8-3. 엉덩관절의 인대

궁둥넙다리인대(좌골대퇴인대, ischiofemoral ligament)는 볼기뼈절구(관골구)의 궁둥뼈가쪽 모서리에서 기시하여 엉덩관절의 후·하부를 덮고 있다. 이 인대는 관절주머니의 후방부 위를 강화시키고 과도한 내측회전, 외전 그리고 신전을 제한한다(그림 8-3).

2) 엉덩관절의 가동범위

엉덩관절의 운동에는 굴곡, 신전, 외전, 내전, 외측회전, 내측회전 및 원회전 운동 (circumduction)이 있다

엉덩관절의 가동범위와 작용근육은 표 8-1, 8-2에 정리하였다.

표 8-1. 엉덩관절의 가동범위

작 용	근 육
굴곡	120
신전	30
외전	40~50
내전	20~30
내측회전	35
외측회전	45
순환운동	360

표 8-2. 엉덩관절에서 작용하는 근육

작 용	근 육
신전	큰볼기근, 중간볼기근, 무릎굽힘근
굴곡	긴허리근, 넙다리빗근, 넙다리곧은근, 넙다리근막긴장근, 두덩정강근, 두덩근
외전	넙다리근막긴장근, 중간볼기근, 작은볼기근, 궁둥구멍근
내전	모음근, 두덩근, 두덩정강근
외측회전	궁둥구멍근, 쌍동이근, 폐쇄근, 넙다리네갈래근
내측회전	넙다리근막긴장근, 중간볼기근, 작은볼기근, 두덩정강근

2. 엉덩관절의 검사

1) 장축신연 평가

환자는 앙와위로 눕고 다리이음뼈를 들어올려 관련측 궁둥뼈를 고정시킨다. 검사자는 환자의 발목을 단단히 잡아서 당기면(그림 8-4), 엉덩관절 유착으로 인한 가동성 제한을 감별할 수 있다.

2) 전방에서 후방으로의 가동성 평가

환자는 앙와위 자세에서 테이블 위에 올려놓은 검사자의 넙다리 위에 자신의 종아리

를 올려놓고, 검사자는 엄지두덩을 뼈머리 전면부에 접촉하여 눌러 본다. 가동성 제한은
전방 서블럭세이션을 의미한다(그림 8-5).

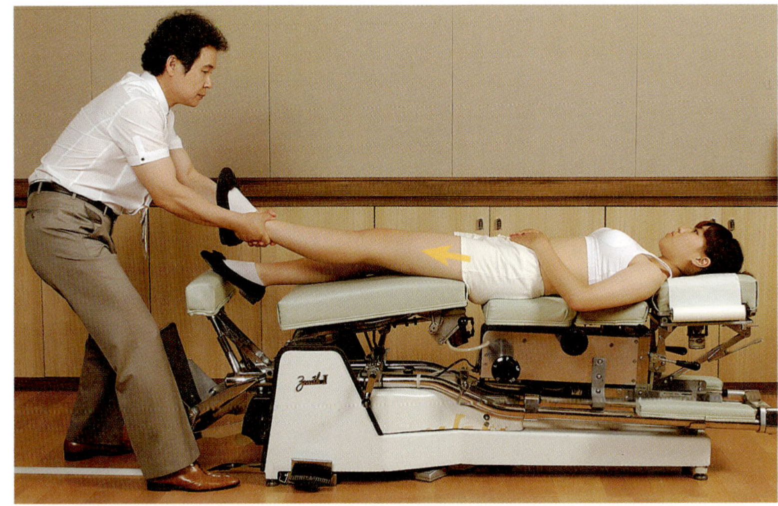

그림 8-4. 장축신연 검사

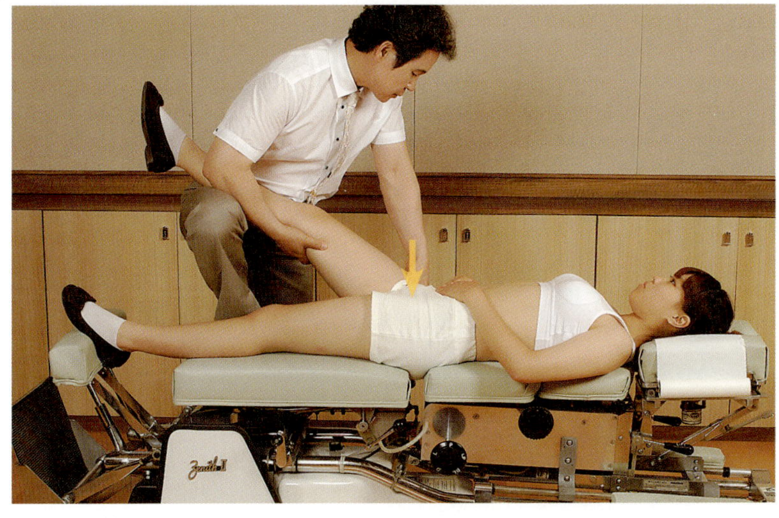

그림 8-5. 전방변위 검사

3) 후방에서 전방으로의 가동성 평가

　환자는 엎드려 무릎을 굴곡한다. 검사자는 환측의 넙다리면쪽부위(대퇴원위부)를 보조
수로 접촉하여 약간 거상시키고, 주동수로는 넙다리뼈 몸쪽부위 후면에 새끼두덩을 접
촉하여 전방으로 눌러본다. 가동성 감소는 후방서블럭세이션을 의미한다(그림 8-6). 이

검사법은 교정할 때에도 동일하게 적용할 수 있다.

4) 화이버 패트릭검사

화이버 패트릭(Faber Patrick)검사를 하려면, 환자는 앙와위에서 검사측 무릎관절을 굴곡하여 건측의 넙다리면쪽부위(대퇴원위부) 위에 올려놓고 4자 모양을 만든다. 검사자는 건측의 위앞엉덩뼈가시(전상장골극)을 고정시키고, 검사측 무릎을 바닥쪽으로 가볍게 누른다.

여기에서 Faber란 flexion(굴곡 : F), abduction(외전 : AB), external rotation(외회전 : ER)의 검사를 뜻한다(그림 8-7). 만일, 검사시에 둔부통증·허리통증이 나타난다면 천장

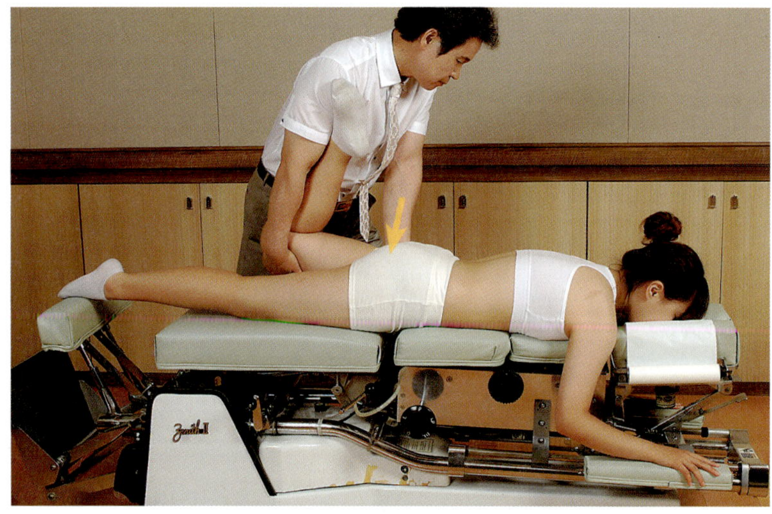

그림 8-6. 후방변위 검사

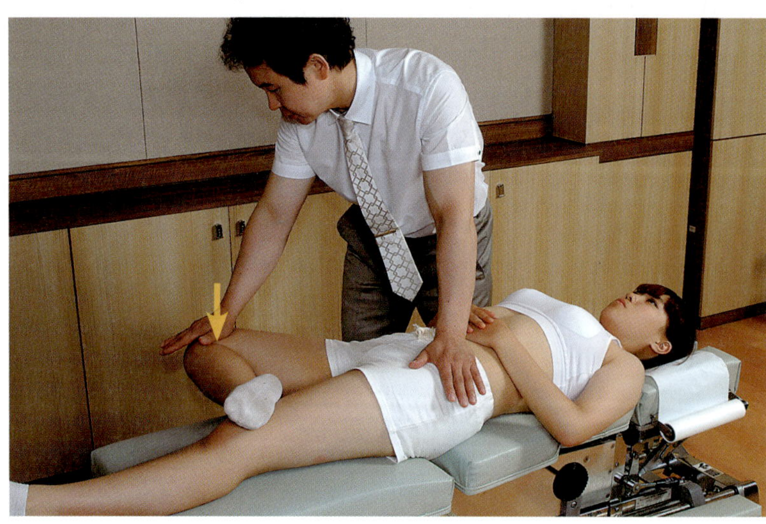

그림 8-7. 화이버 패트릭 검사

관절변위로 볼 수 있다. 이 때에는 같은 자세에서 양쪽 위앞엉덩뼈가시를 동일한 힘으로 누른다. 통증이 심하게 나타나는 쪽이 엉치엉덩관절의 세블럭세이션을 의미한다.

5) 외측·내측회전의 평가

환자는 앙와위에서 엉덩관절과 무릎관절을 90도 굴곡시키고 검사자는 환자의 종아리부위를 내측의 겨드랑이에 끼우고 넙다리 전면부를 잡는다. 외측 손으로는 엉덩관절과 큰돌기(대전자)를 촉진하면서 내측과 외측의 회전을 평가한다(그림 8-8, 그림 8-9).

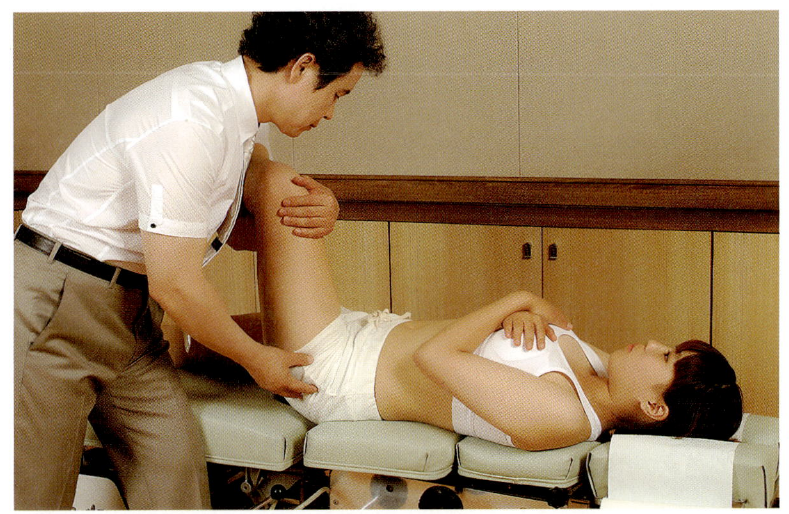

그림 8-8. 엉덩관절의 외회전 평가

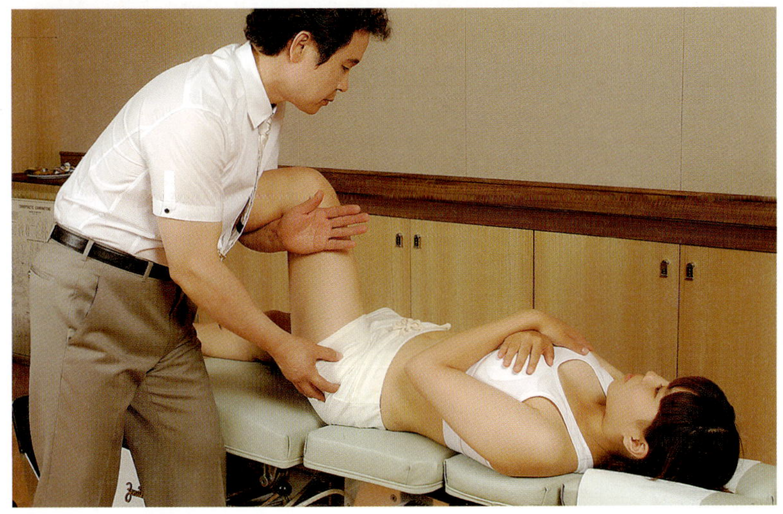

그림 8-9. 엉덩관절의 내회전 평가

3. 큰돌기전방변위의 진단과 어저스트먼트

1) 큰돌기전방변위의 진단

큰돌기 전방 서블럭세이션 환자는 굴곡과 내측 회전운동을 하기 어렵다. 엉덩관절 통증 호소와 넙다리뼈머리의 전방에서 후방으로의 가동성 제한을 볼 수 있다.

2) 큰돌기전방변위의 어저스트먼트

Table	P(골반부위)
P.P	앙와위에서 무릎관절과 엉덩관절을 굴곡
D.P	환측의 반대편에 선다.
C.H	위쪽 손
C.P	새끼두덩(No.2)
S.C.P	몸쪽 넙다리뼈 전방면
S.H	아래쪽 손
S.S.P	환측의 오금부위를 잡아 거상
L.O.C	전방에서 후방으로

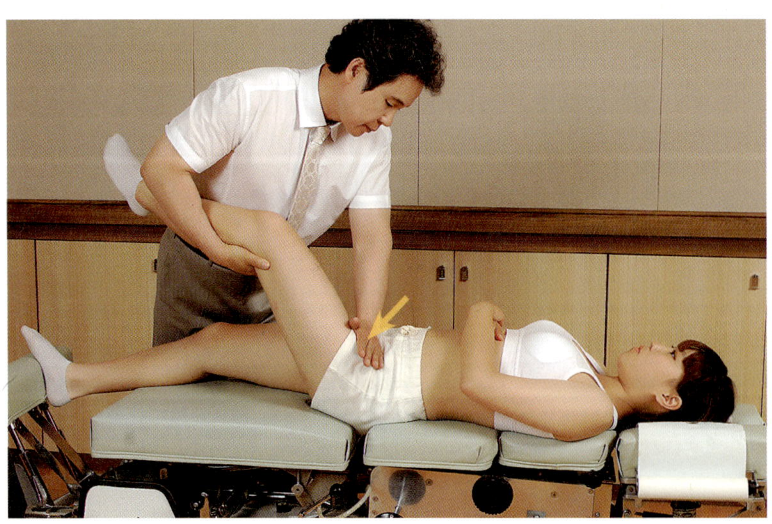

그림 8-10. 큰돌기 전방변위의 후방 어저스트먼트

치료사는 굴곡된 환자의 정강넙다리관절(경골대퇴관절)의 후방면을 보조수로 잡아 거상하고 동시에 주동수는 몸쪽넙다리뼈(근위대퇴골) 전방면을 후방으로 약간 민다. 관절의 움직임이 없는 최대 긴장점에서 전방에서 후방으로 추력한다(그림 8-10).

4. 큰돌기내측회전변위의 진단과 어저스트먼트

1) 큰돌기내측회전변위의 진단

엉덩관절의 동통이나 외측회전운동의 제한, 내번고, 대전자에서 엉치엉덩관절로 통증이 방산되면 큰돌기의 내회전 서블럭세이션을 고려한다.

2) 큰돌기내측회전변위의 어저스트먼트

Table	P(골반부위)
P.P	앙와위에서 무릎관절과 엉덩관절을 90도 굴곡
D.P	환측에서 낮은 자세, 굴곡된 환자의 장딴지를 어깨에 올려 놓는다.
C.H	양손을 깍지 끼운다.
S.C.P	몸쪽넙다리뼈의 내측면
L.O.C	외측회전

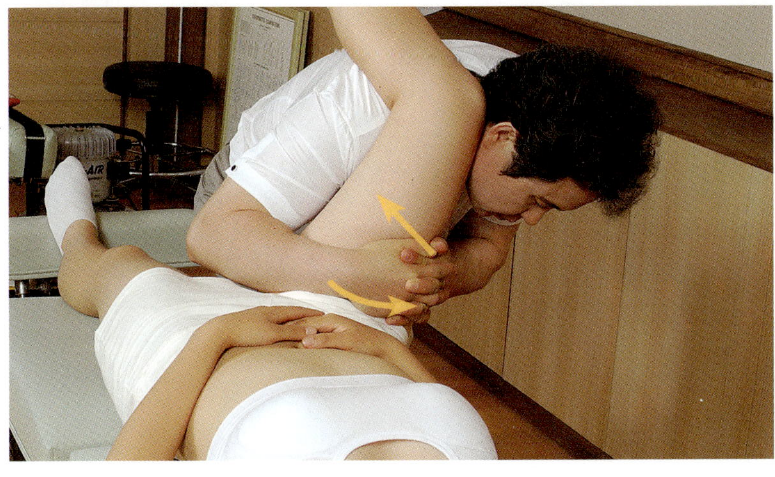

그림 8-11. 오른쪽 엉덩관절의 가쪽회전 어저스트먼트

치료사는 외측손으로 외측방향으로 힘을 가한다. 그리고, 내측손으로는 추력을 가한다(그림 8-11).

5. 큰돌기외측회전변위의 진단과 어저스트먼트

고관절의 동통이나 내측 회전운동의 제한, 외번고, 샅부위통증, 궁둥구멍근증후군, 허리근육통증이 있으면 큰돌기 외회전 서블럭세이션을 고려한다. 환자는 보행시나 앙와위로 누어서 휴식할 때 환측에서 toe-out현상을 보인다.

교정준비와 방법은 내측 회전변위와 동일하며, 바른 교정방향은 내측회전으로서 반대 동작이다(그림 8-12).

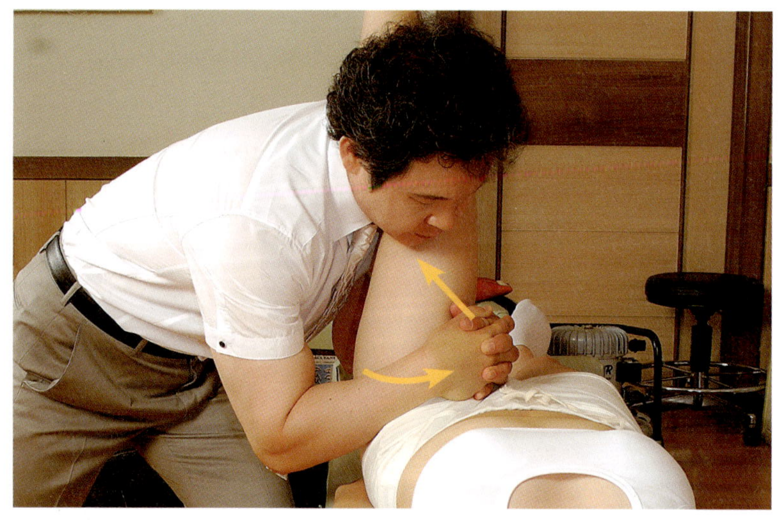

그림 8-12. 왼쪽 엉덩관절의 안쪽 회전 어저스트먼트

6. 큰돌기후방변위의 진단과 교정

1) 큰돌기후방변위의 진단

큰돌기후방변위시 환자는 엉덩관절 통증을 호소하는데, 특히 신전운동시에 뚜렷하다. 외측회전의 감소와 후방에서 전방으로의 가동성 제한은 큰돌기 후방 서블럭세이션으로

볼 수 있다.

2) 큰돌기후방변위의 교정방법

Table	P(골반부위)
P.P	복와위에서 무릎관절 굴곡
D.P	환측에서 낮은 자세
C.H	위쪽 손
C.P	새끼두덩(No.2)
S.C.P	몸쪽넙다리뼈 후방면
S.H	아래쪽 손
S.S.P	환측의 먼쪽넙다리부위
L.O.C	후방에서 전방으로

이 치료법은 후방에서 전방으로의 활주평가에서와 동일하다. 보조수는 거상하고 동시에 주동수는 약간 누르는 동작으로 관절의 움직임이 없는 최대긴장점을 조성한 후 후방에서 전방으로 추력한다(그림 8-13).

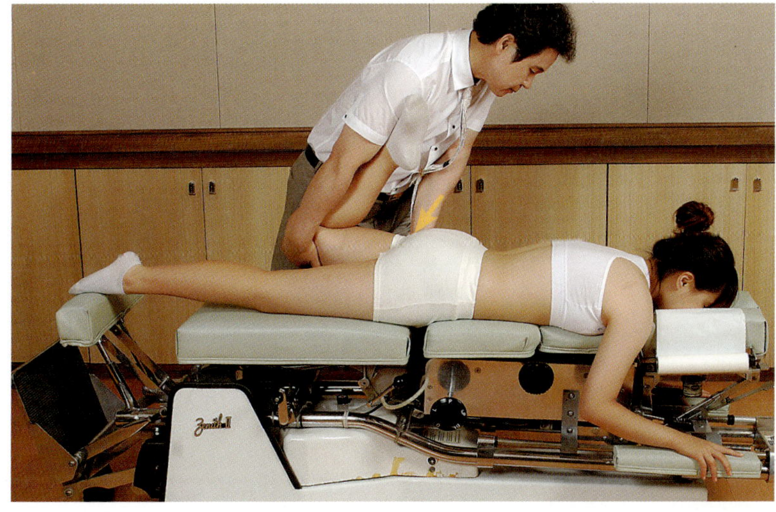

그림 8-13. 엉덩관절의 후방에서 전방으로 어저스트먼트

7. 큰돌기상방변위의 진단과 어저스트먼트

1) 큰돌기상방변위의 진단

인체의 관절 중에서 특히 엉덩관절은 체중의 압박으로 인하여 넙다리뼈머리가 상방으로 올라붙어 관절 내의 유착현상이 쉽게 야기된다.

엉덩관절의 동통, 돌기윤활주머니염(전자활액낭염), 샅부위(서혜부)통증과 하방으로의 가동성 저하는 큰돌기의 상방 서블럭세이션으로 볼 수 있다.

2) 큰돌기상방변위의 어저스트먼트

Table	P(골반부위)
P.P	앙와위에서 무릎관절과 엉덩관절을 90도 굴곡
D.P	환측에서 굴곡된 환자의 장딴지(비복부)를 어깨위에 올려 놓는다.
C.H	양손을 깍지 끼운다.
S.C.P	몸쪽 넙다리뼈의 전방면
L.O.C	상방에서 하방으로

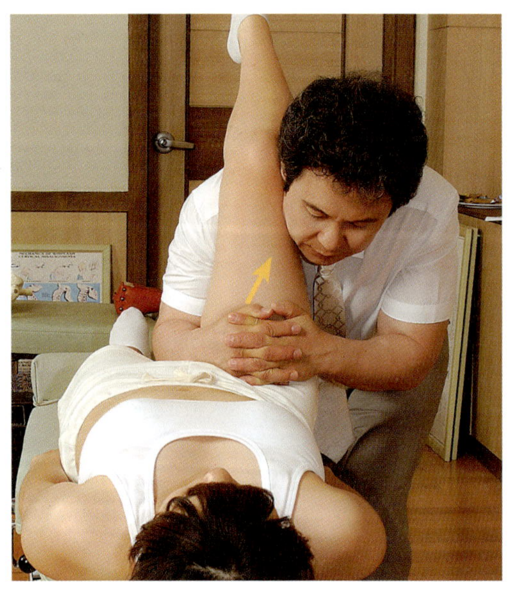

그림 8-14. 엉덩관절의 상방에서 하방으로의 어저스트먼트

양손이 주동수가 되어 긴장감 있게 하방으로 약간 당겨본다. 관절의 움직임이 제거된 마지막 긴장점에서 상방으로부터 하방(치료사를 향한 방향)으로 추력한다(그림 8-14).

8. 큰돌기외측변위의 진단과 어저스트먼트

1) 큰돌기외측변위의 진단

큰돌기외측변위의 증상은 넙다리뼈머리나 넙다리목 라인을 따라 엉덩관절 심부에 통증이 있다. 부가적인 장축신연 움직임에 제한이 있고, Faber Patrick's test시에 통증이 있다.

2) 큰돌기외측변위의 어저스트먼트

Table	P(골반부위)
P.P	측와위. 교정하고자 하는 쪽의 다리가 상방으로 위치한 상태에서 엉덩관절은 약 60도, 무릎관절은 90도 굴곡하여 발등을 건측의 오금부위에 놓는다.
D.P	환자의 앞에서 대퇴 샌드위치 자세
C.H	새끼두덩(No.2)
S.C.P	큰돌기 외측면
S.H	위쪽손
S.S.P	환자의 어깨위
L.O.C	외방에서 내상방으로

환자를 측와위로 눕히고 환자의 굴곡된 무릎 사이에 치료사의 넙다리를 접촉하여 샌드위치 자세를 취한다. 보조수는 환자의 어깨를 접촉하여 가볍게 고정하고 안정시킨다. 최대 긴장점을 조성하여 외방에서 넙다리목의 축을 따라 내방, 그리고 약간 상방으로 추력한다(그림 8-15).

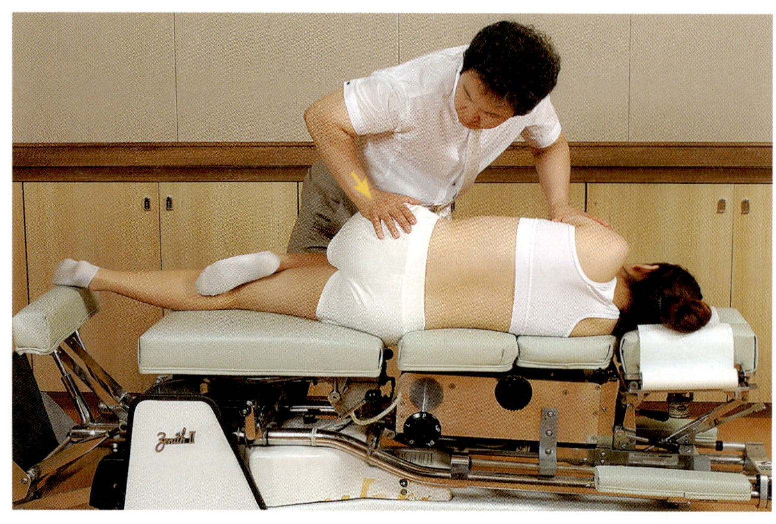

그림 8-15. 엉덩관절의 외방
에서 내상방으로의 어저
스트먼트

환자를 측와위로 눕히고 환자의 굴곡된 무릎 사이에 치료사의 넙다리를 접촉하여 샌드위치 자세를 취한다. 보조수는 환자의 어깨를 접촉하여 가볍게 고정하고 안정시킨다. 최대 긴장점을 조성하여 외방에서 넙다리목의 축을 따라 내방, 그리고 약간 상방으로 추력한다(그림 8-15).

9. 엉덩관절변위의 임상고찰

엉덩관절의 부드러운 운동성은 정상적 보행에 절대적인 영향을 미친다. 따라서 엉덩관절 증상을 호소하는 환자의 걸음걸이를 유심히 관찰할 필요가 있다. 엉덩관절 통증은 가동범위의 제한을 야기하며, 환자는 유통성(antalgic) 보행을 하게 된다.

도약보행(vaulting gait)은 통증이 있는 쪽의 다리에 체중압박을 피하기 위한 비대칭적인 보행형태를 보이는데, 주로 급성일 경우가 많다.

비틀거리는 보행(lurching gait)의 특징은 환자의 몸이 뒤로 신전된 상태에서 한쪽으로 기우는 모습을 보인다. 환자는 몸의 균형을 잡기 위해 한쪽 손을 골반의 뒤쪽에 받쳐준다. 이것은 큰볼기근과 중간볼기근을 비롯한 둔부근육의 손상과도 관련이 있다.

엉덩이를 들어올리며 걷는 보행(hip hiking gait)은 환자의 다리가 들리지 않아 발끝이 땅에 걸려 넘어지지 않도록 골반을 가쪽으로 들어올린다. 동시에 영향을 받고 있는 쪽의 다리는 가쪽으로 호를 그린다. 이러한 보행은 건측의 엉덩관절에도 심한 스트레스를 가하게 되어 결과적으로는 양측성 엉덩관절의 기능부전을 야기할 수 있다.

엉덩관절의 탈구는 치료계획에서 제외된다. 왜냐하면 구조적으로 엉덩관절은 탈구가 쉽지 않기 때문이다. 그런데도 탈구가 되었다면 커다란 충격에 의한 외상으로 수술이 필요하다.

어린이의 경우 기형으로 발생하는 사례가 많고 둔위출산, 가족력, 자궁내 압박태위 등도 포함된다.

검사방법으로 Ortolani 징후를 적용해 본다. 신생아의 가슴으로 무릎을 굴곡시키며 다리를 90도로 외전시킨다. 양성징후는 외전시킬 동안에 나타난다. 볼기뼈절구(관골구)의 바깥쪽, 엉덩관절의 후방경계 뒤로 넙다리뼈를 재탈구시킬 때 촉진 가능한 "클렁"소리가 난다. 양성소견은 넙다리뼈머리의 불안정성 내지는 탈구를 시사한다.

급만성 엉덩관절 질환의 경우 관절의 가동성 검사나 병력(history)청취, 정형외과적·신경외과적 검사가 권장된다. 만일, 엉덩관절에 의심이 가는 점이 조금이라도 있다면 반드시 X-ray 촬영을 한 후 진단하는 것이 도움이 된다. 방사선촬영 검사는 넙다리뼈머리의 골절이나 괴사, 관절의 퇴행성 변화를 평가할 수 있다.

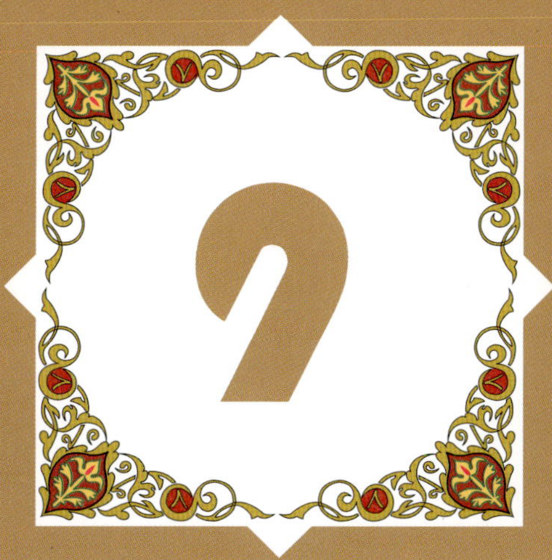

무릎관절의 진단과 어저스트먼트

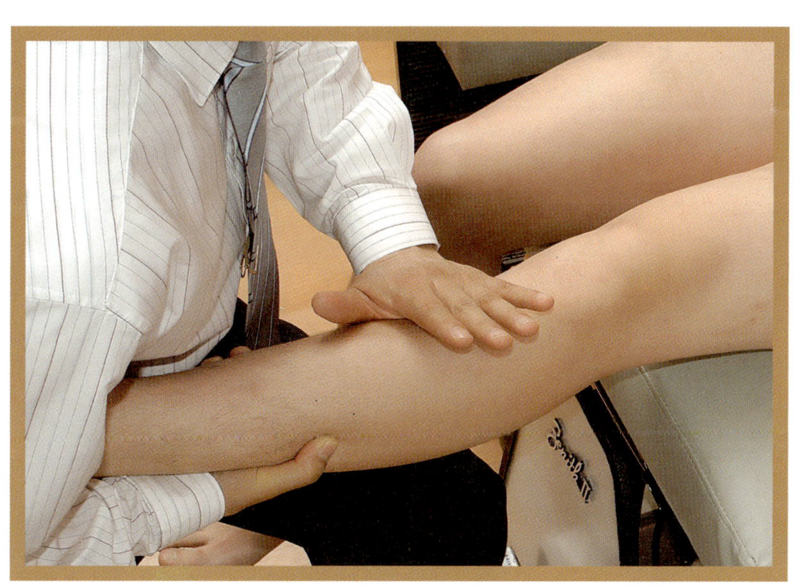

환자가 무릎관절의 통증이나 관절을 보호하고 있는 연부조직의 통증과 종창(swelling), 그리고 관절의 뻣뻣함(joint stiffness) 등을 호소할 때에는 무릎을 비롯하여 발관절·엉덩관절·허리뼈 등 연관성이 있는 부위의 검진이 필요하다.

무릎관절은 복잡한 형태의 관절(complex joint)로서, 여기에서 발생되는 자연스런 운동성은 정상적인 보행과 자세, 그리고 균형을 이루는 데 절대적인 영향을 미친다..

Pritchett(1980)는 그의 연구에서 스포츠상해의 25%는 발목과 무릎에서 발생하는데, 특히 무릎관절은 인체에서 가장 큰 관절로 주된 체중부하를 받기 때문에 급만성 상해를 입게 되면 운동성에 직접적인 영향을 준다고 하였다. 그러므로 무릎관절의 상해에 따른 보상적인 변이는 다양한 증상으로 나타날 수 있다.

Baylis(1988)와 Subotnick(1980)를 포함한 여러 학자들의 보고에 따르면, 다리길이차이가 무릎관절에 비대칭적인 부하를 주어 좌상에 쉽게 노출되고, 이러한 손상은 무릎뼈힘줄염, 무릎뼈와 넙다리뼈통증증후군, 엉덩정강근막띠증후군(장경인대증후군) 등의 하지관련 질환을 유발시킨다고 서술하였다.

환자는 비록 무릎통증이 문제라고 하지만, 만일 다리길이차이의 차이가 확인되었다면 치료계획의 첫단계에서 골반대의 어저스트먼트를 선행하는 것은 매우 의미 있는 일이다. 항상 강조하지만, 국소적인 문제의 검진에 앞서 근본적인 원인을 제공할 수 있는 메이저 서블럭세이션의 유무를 분석하는 일은 모든 임상인에게 필요하다.

1. 무릎관절의 구조

1) 무릎관절을 구성하는 뼈

무릎관절은 전신골격 중에서 가장 긴 넙다리뼈과 정강뼈 사이에 위치한다. 이 관절은 굴곡과 신전운동 외에 회선운동도 하고 있다. 발에서부터 전달되는 기저반응력은 언제나 이 곳에서 증폭되어 넙다리뼈머리를 지나 엉치뼈의 양날개를 거쳐 척추로 전달된다. 무릎관절은 전후좌우 4방향과 회선방향의 강한 외력에 노출되어 있기 때문에 이러한 문제를 감당하기 위해서 아주 강한 인대나 근육 등의 연부조직구조를 형성하고 있다(그림 9-1).

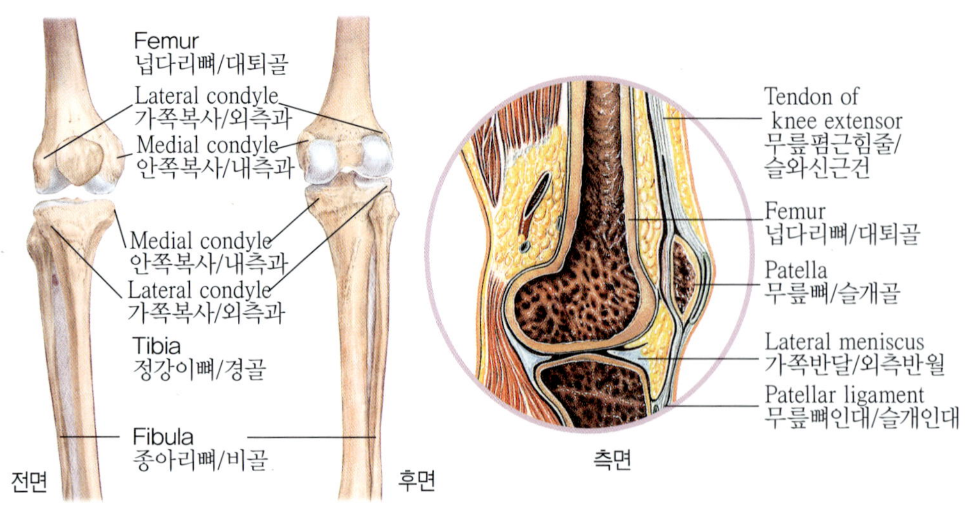

그림 9-1. 무릎관절의 구조

무릎관절은 넙다리뼈·정강뼈·종아리뼈·무릎뼈로 구성되며, 3개의 관절로 분류된다.

① 정강넙다리관절(경대퇴관절, tibofemoral articulation)

② 무릎넙다리관절(슬개대퇴관절, patellofemoral articulation)

③ 정강종아리관절(경비관절, tibiofibular articulation)

2) 무릎관절의 인대

무릎관절은 4개의 주요인대에 의해 강화되고 지지된다(그림 9-2).

① **안쪽곁인대**(내측측부인대, medial collateral ligament)

　넙다리뼈에 대한 정강뼈의 내측방 변위를 방지한다.

② **가쪽곁인대**(외측측부인대, lateral collateral ligament)

　넙다리뼈에 대한 정강뼈의 외측방 변위를 방지한다.

③ **앞십자인대**(전십자인대, anterior cruciate ligament)

　정강뼈의 전방변위를 저지하고 신전운동을 관장한다.

④ **뒤십자인대**(후십자인대, posterior cruciate ligament)

　정강뼈의 후방변위를 저지하고 내측회전에 저항한다.

무릎관절의 가동범위와 작용근육에 대해서는 표 9-1과 9-2에 각각 요약하였다.

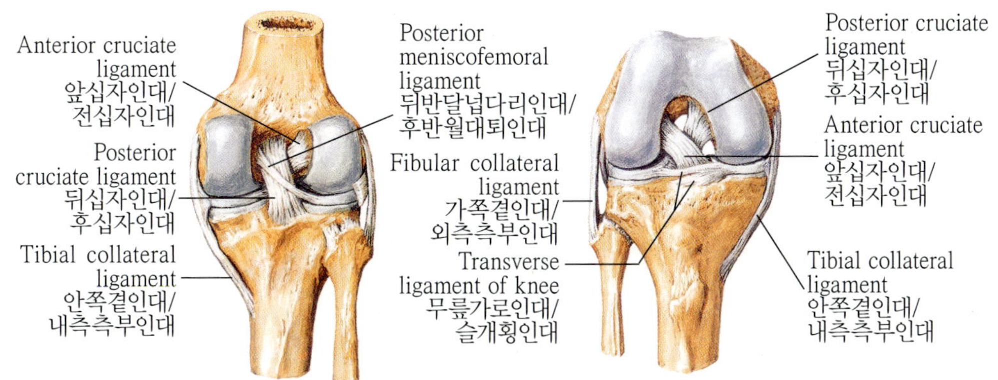

그림 9-2. 무릎관절의 인대

표 9-1. 무릎관절의 가동범위

작　용	근　육
굴곡	130도
신전	130도
내측회전	10도
외측회전	10도

표 9-2. 무릎관절에서 작용하는 근육

작　용	근　육
신전	넙다리네갈래근
굴곡	무릎굽힘근, 두덩정강근, 넙다리빗근, 넙다리근막긴장근, 오금근
내측회전	넙다리빗근, 두덩정강근, 반힘줄모양근, 반막모양근, 오금근
외측회전	넙다리두갈래근, 넙다리근막긴장근

2. 무릎관절의 검사

1) 견인검사

견인검사(Apley's distraction test)는 무릎관절의 반달손상과 인대손상을 감별하기 위한 것이다(그림 9-3).

환자를 엎드리게 하고 무릎을 90도 굴곡시킨 후 검사자의 무릎을 환자의 넙다리후면에 올려 환자의 넙다리를 고정시킨다. 검사자는 지그시 넙다리뒤쪽을 누르면서 환자의 발목을 잡고 상방으로 견인하여 좌우회전을 해본다. 이 방법은 반달에 집중되는 압력을 감소시킴과 동시에 가쪽과 안쪽의 곁인대를 자극시킨다.

만일 가쪽·안족곁인대가 손상되었다면 환자는 동통을 호소하지만, 단지 반달만 손상되었다면 이 검사를 수행하는 동안 환자에게서 통증은 나타나지 않는다.

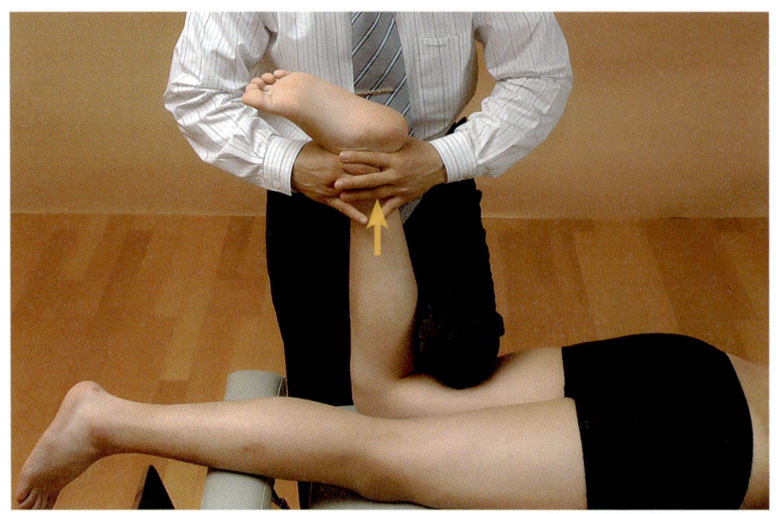

그림 9-3. 무릎관절 견인검사

2) 압박검사

압박검사(Apley's compression test)는 반달의 손상을 확인하기 위한 것이다(그림 9-4).

환자를 엎드리게 하고 무릎을 90도 굴곡시킨 후 검사자는 환자의 발목을 잡고 테이블쪽으로 누르면서 정강뼈를 좌·우로 회전시켜 본다.

이 때에 통증을 호소한다면 반달의 손상을 의미한다. 만일 안쪽을 자극할 때 동통이 있다면 안쪽반달의 손상을 의미하며, 가쪽을 자극할 때 통증을 호소하면 가쪽반달의 손상을 지적할 수 있다.

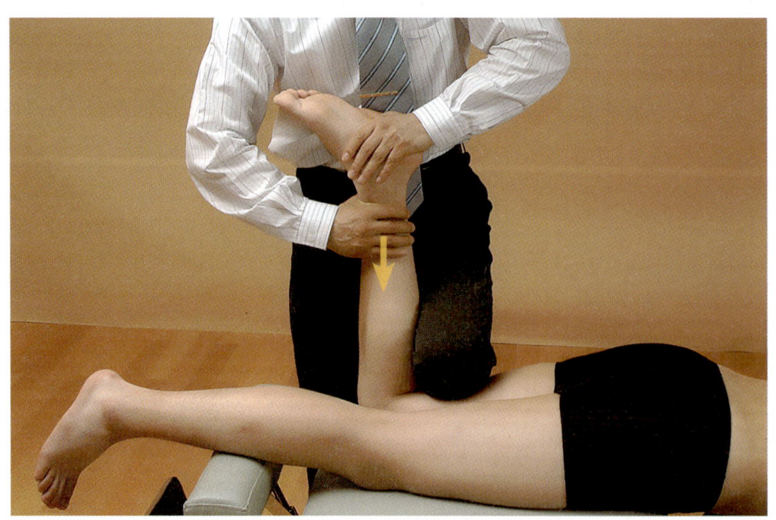

그림 9-4. 무릎관절 압박검사

3) 서랍징후검사

서랍징후(Drawer sign)검사는 앞십자인대와 뒤십자인대의 손상을 확인하기 위하여 수행된다(그림 9-5).

환자를 테이블 위에 똑바로 눕히고 무릎관절을 90도 굴곡시킨 다음 테이블 위에 발바닥을 고정시킨다. 검사자는 환자의 발을 깔고 앉아 정강뼈를 고정시킨다.

검사자의 양손은 정강뼈의 내외측에 접촉하고 손가락은 무릎 뒷면을 잡은 후 정강뼈를 검사자의 앞쪽으로 당긴다. 만일 정강뼈가 넙다리뼈에 대하여 전방으로 미끄러지면 앞십자인대의 손상을 의미한다. 다음에는 정강뼈를 후방으로 밀어본다. 이때 후방으로 미끄러진다면 뒤십자인대의 손상이다. 그러나, 약간 밀리게 된다 해도 반대측과 비교하여 동일한 정도로 미끄러진다면 정상이다.

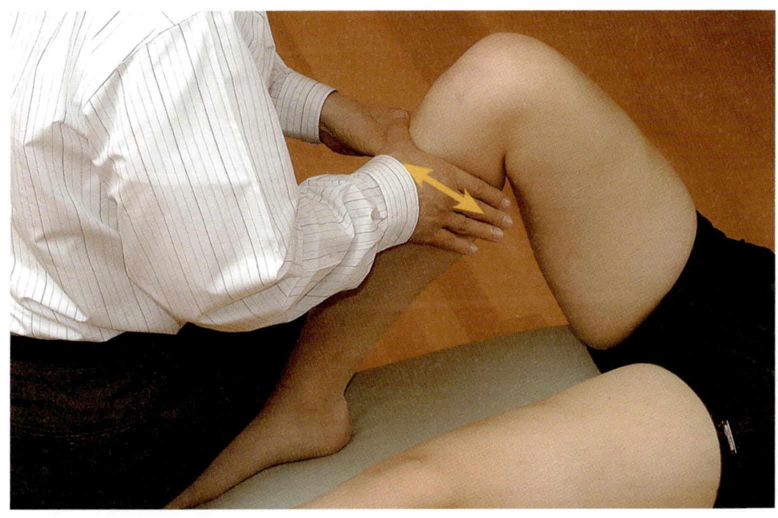

그림 9-5. 서랍징후검사

4) 정강뼈의 외반·내반압력검사

안쪽·가쪽곁인대의 손상을 감별하기 위한 검사방법이다(그림 9-6, 9-7). 환자를 테이블 위에 앉히고 환자의 발을 검사자의 겨드랑이에 끼운다.

이 방법으로 검사자의 몸통이 환자의 발에 지렛대로 작용함으로써 무릎에 내반·외반의 외력을 가할 수 있다. 상식적으로 무릎의 외측에 태클이 들어 왔다면(valgus stress) 정강뼈는 안쪽으로 이동되어 안쪽곁인대 손상을 나타낼 것이고, 무릎의 내측에 타격을 받으면(varus stress) 정강뼈는 가쪽으로 밀려 가쪽곁인대 손상을 보일 것이다.

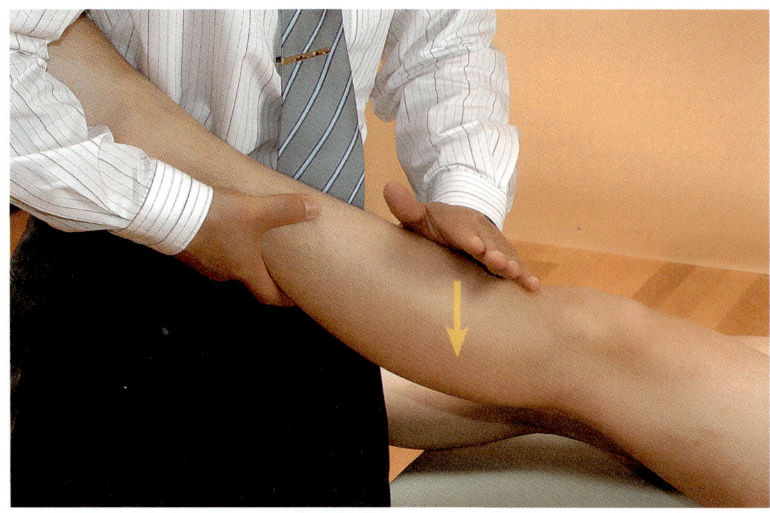

그림 9-6. 왼쪽 무릎관절의
내방에서 외방으로의
검사

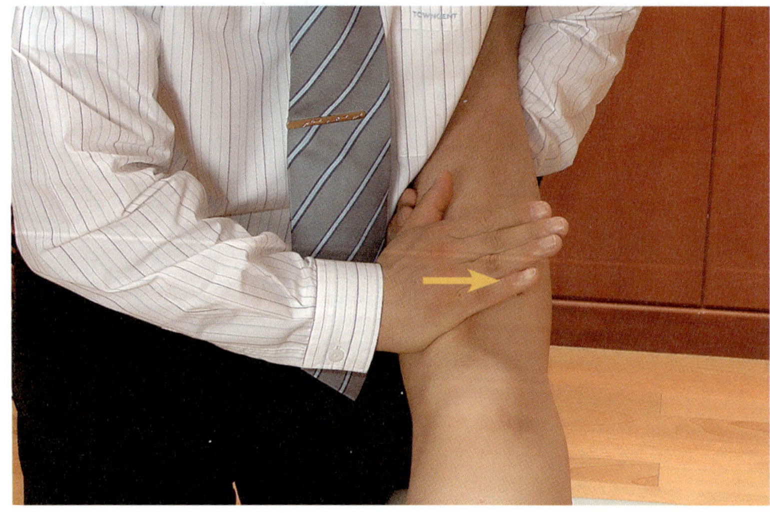

그림 9-7. 왼쪽 무릎관절의
외방에서 내방으로의
검사

3. 정강뼈전방변위의 진단과 어저스트먼트

1) 정강뼈전방변위의 진단

관절의 관절말단놀이(end play)가 상실되고 신전가동범위가 제한되거나 무릎관절 안쪽
통증시에는 정강뼈전방변위(anterior tibia)를 고려해야 한다.

종아리부위의 타격과 같은 무릎관절 외상도 정강뼈을 전방으로 서블럭세이션시킬 수 있다. Osgood-Schlatter 증후군, 무릎뼈밑윤활주머니염(슬개골하활액낭염), 무릎아래 연부조직의 종창은 정강뼈전방변위와 관련이 있다.

2) 정강뼈전방변위의 어저스트먼트

Table	C(경추 헤드피스)
P.P	헤드피스 위에 환측의 무릎을 올려놓고 테이블 위에 앉는다.
D.P	환자와 마주보며 환자의 발목을 양 무릎 사이에 고정시킨다.
C.H	양손
C.P	양 엄지두덩(무지구, No.10)
S.C.P	정강뼈몸쪽부위의 전면부
L.O.C	직후방

헤드피스의 오목한 홈에 다리부위가 놓이게 되면 안정감이 있다. 치료사의 양 무릎 사이에 환자의 발목을 고정시키고, 양손의 무지구로 몸쪽정강뼈의 전면부에 확실한 접촉을 유지한다.

양 무릎으로는 슬쩍 당기고, 양손으로는 후방을 향하여 약간의 압력을 가하여 최대 긴장점에서 가볍고 짧은 추력을 가한다(그림 9-8).

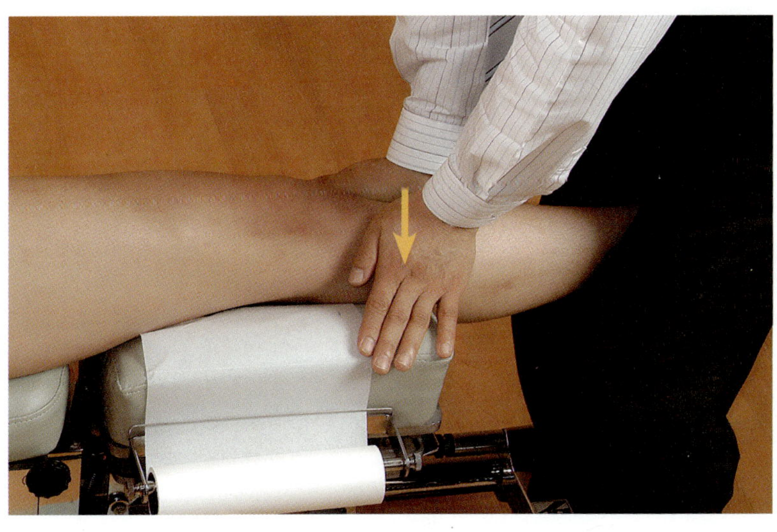

그림 9-8. 정강뼈전방변위의 후방으로의 어저스트먼트

4. 정강뼈후방변위의 진단과 어저스트먼트

1) 정강뼈후방변위의 진단

정강뼈후방변위시에는 후방에서 전방으로의 정강뼈가동성 소실, 과신전상해로 인한 뒤십자인대의 손상, 무릎관절의 굴곡운동범위의 제한, 무릎관절 후부의 종창, 오금부 동통 등이 나타난다.

2) 정강뼈후방변위의 어저스트먼트

Table	P(골반부)
P.P	복와위에서 환측의 무릎을 90도로 굴곡한다.
D.P	환측의 옆, 낮은 자세
C.H	양 손가락을 깍지 끼운다.
S.C.P	몸쪽정강뼈의 후면부
L.O.C	직전방

굴곡시킨 환자의 몸쪽정강뼈 후면부에 치료사의 양손은 깍지 끼고 자세를 낮추어 환자의 발목이 치료사의 어깨에 닿게 하여 고정시킨다. 양손은 치료사쪽을 향하여 약간 당

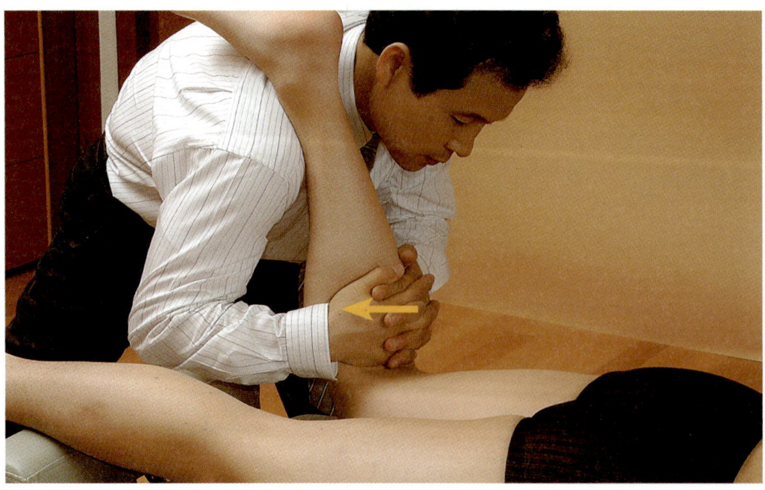

그림 9-9. 정강뼈 후방에서 전방으로의 어저스트먼트

기고, 동시에 치료사의 어깨로는 머리방향을 향해 약간 밀어서 팽팽한 최대 긴장점을 조성한 후, 전방에서 후방으로 가볍고 짧은 추력을 가한다(그림 9-9).

5. 정강뼈 내측에서 외측으로의 활주 어저스트먼트

정강뼈 가쪽의 상해로 인한 정강뼈내방변위와 안쪽곁인대의 통증이 관련된다. 또한 정강뼈의 내측에서 외측으로의 가동성 제한이 나타난다. 드롭 테이블에서도 교정이 가능하지만, 활주를 겸한 추력방식의 교정이 더욱 많이 사용된다.

P.P	앙와위에서 환측의 엉덩관절을 45도로 굴곡하여 테이블 밖으로 외전시킨다.
D.P	환측의 발목을 외측 겨드랑이에 끼운다.
C.H	위쪽 손
C.P	새끼두덩(No.2)
S.C.P	몸쪽정강뼈의 내측면
S.H	아래쪽 손
S.S.P	정강종아리관절 부위
L.O.C	내측에서 외측으로

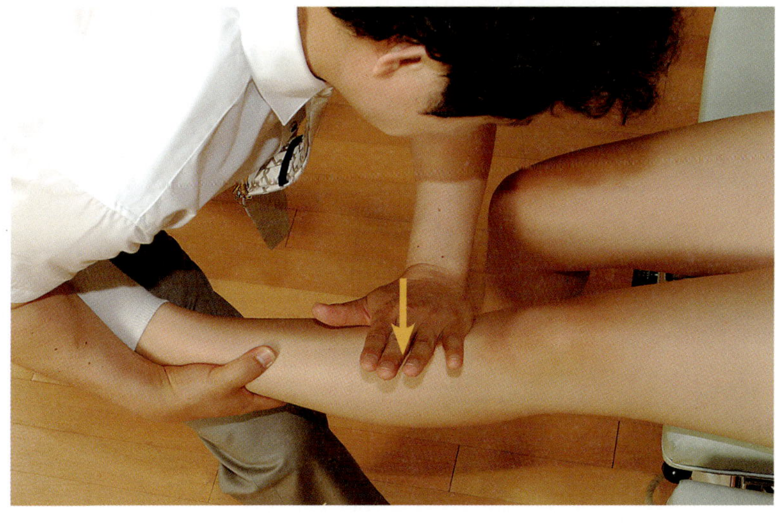

그림 9-10. 왼쪽 정강뼈의 내측에서 외측으로의 활주 어저스트먼트

치료사의 겨드랑이 사이에 있는 환자의 정강뼈 먼쪽부위는 치료사의 몸이 지렛대의 역할을 하면서 약간 견인력을 가한다. 이 때 주동수인 내측손은 교정방향을 향하여 살짝 밀어서 관절의 느슨함을 제거한 뒤 내측에서 외측으로 추력을 가한다(그림 9-10). 이 교정법은 정강뼈의 내반·외반 압력검사와 동일하게 수행된다.

6. 정강뼈 외측에서 내측으로의 활주 어저스트먼트

정강뼈의 내측외상으로 인한 정강뼈 외방전위와 가쪽곁인대의 통증이 관련된다. 또한, 정강뼈의 외측에서 내측으로의 가동성제한이 나타난다.

P.P	앙와위에서 환측의 엉덩관절을 45도 굴곡하여 테이블 밖으로 외전시킨다.
D.P	환측의 발목을 내측 겨드랑이에 끼운다.
C.H	위쪽 손
C.P	새끼두덩(No.2)
S.C.P	몸쪽정강뼈의 외측면
S.H	아래쪽 손
S.S.P	몸쪽정강뼈의 내측면
L.O.C	외측에서 내측으로

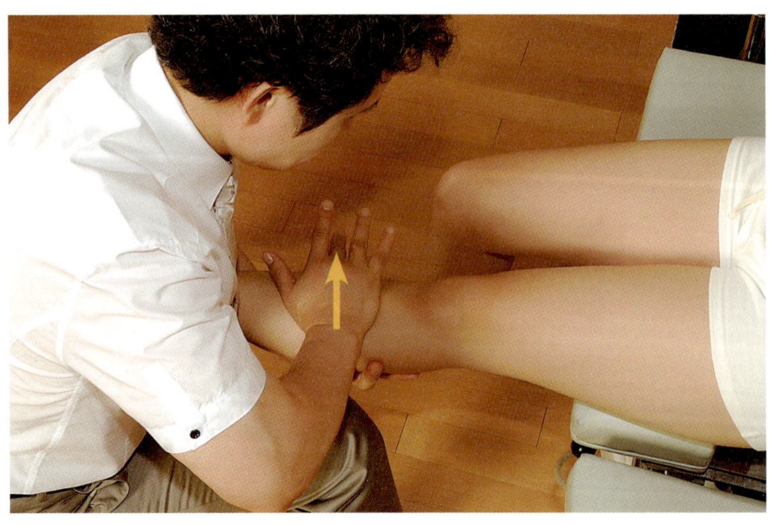

그림 9-11. 왼쪽 정강뼈의 외측에서 내측으로의 활주 어저스트먼트

정강뼈 내측에서 외측으로의 활주 어저스트먼트과 과정은 비슷하나, 추력의 방향은 정반대인 외측에서 내측이다(그림 9-11).

7. 무릎뼈하방변위의 진단과 어저스트먼트

1) 무릎뼈하방변위의 진단

무릎뼈의 하방에서 상방으로의 활주평가에서 경직된 느낌과 무릎관절 굴곡의 제한, 무릎관절 주위의 통증, 무릎뼈 하부의 삼출액이 관련된다.

환자는 의자에 앉으려고 무릎을 구부릴 때 힘들어 하며, 봉승회피성 보행을 하게 된다. 이러한 경우 무릎뼈의 하방 서블럭세이션을 고려할 수 있다.

2) 무릎뼈하방변위의 어저스트먼트

Table	P(골반부위)
P.P	앙와위에서 환측 다리는 신전, 건측은 굴곡
D.P	환측의 옆
C.H	아래쪽 손
C.P	Web
S.C.P	무릎뼈의 하부
S.H	위쪽으로 주동수 손목안정화 또는 더블컨택
L.O.C	직상방

골반대의 텐션을 가볍게 설정하고 무릎뼈의 하부에 web을 접촉하여 상방으로 티슈풀을 한다. 팽팽한 긴장감이 오면 보조수로 주동수의 손목을 안정시키거나 더블컨택을 해도 괜찮다.

직상방으로의 추력을 한 후(그림 9-12), 항상 가동성검사나 활주검사를 하여 재평가하는 습관이 필요하다.

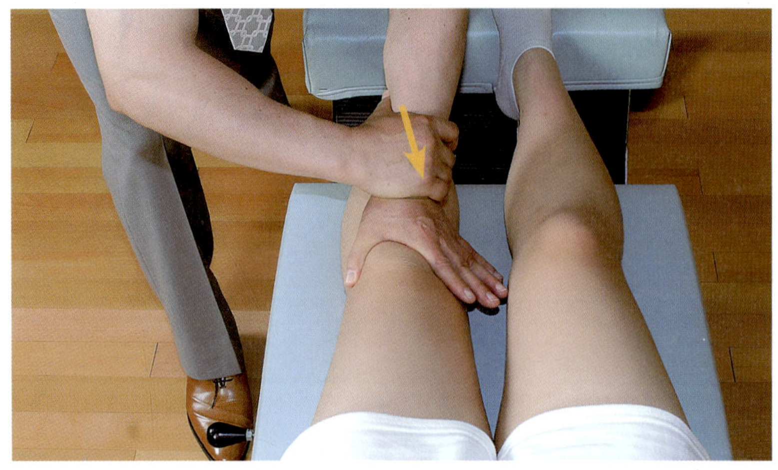

그림 9-12. 무릎뼈하방변위
의 상방으로의 어저스트
먼트

8. 무릎뼈외방변위의 진단과 어저스트먼트

1) 무릎뼈외방변위의 진단

무릎관절의 굴곡과 신전운동시에 무릎뼈도 자연스럽게 활주한다. 이 때 염발음
(crepitus)이 들리거나, 정강뼈의 내측결절에 동통이 있다면 무릎뼈의 외측방 서블럭세이
션을 고려한다. 정강뼈의 외회전 서블럭세이션이 발생할 때도 동반 가능하며, 치료시기
를 놓치면 퇴행성관절염으로 진행될 수도 있다.

2) 무릎뼈외방변위의 어저스트먼트

Table	P(골반부위)
P.P	앙와위
D.P	환측의 옆
C.H	위쪽 손
C.P	엄지두덩(No.10)
S.C.P	무릎뼈 외연
S.H	아래쪽 손으로 주동수 손목 안정화
L.O.C	외측에서 내측으로

골반대의 텐션을 가볍게 설정하고 무릎뼈의 가쪽에 주동수의 무지구를 접촉하여 내측으로의 티슈 풀을 견고하게 한다. 보조수로는 주동수의 손목을 안정화하거나 발목을 고정할 수 있다. 최대 긴장점에서 내측으로 추력한다(그림 9-13).

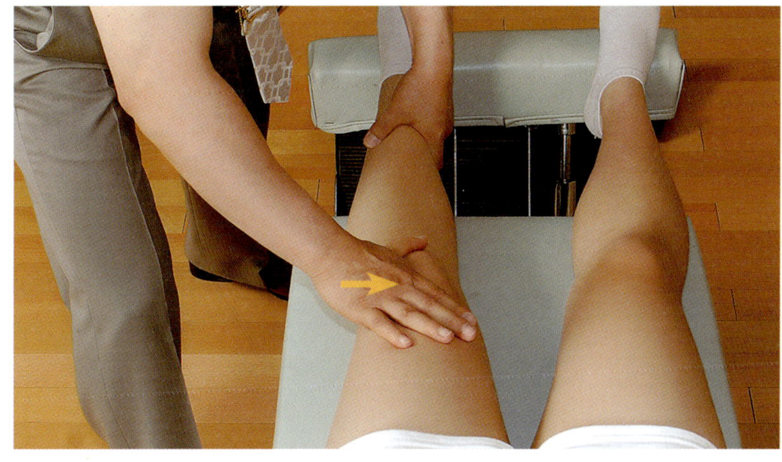

그림 9-13. 무릎뼈 외방변위의 내방으로의 어저스트먼트

9. 종아리뼈후외방변위의 진단과 어저스트먼트

1) 종아리뼈후외방변위의 진단

앞정강근(전경골근)의 통증이나 긴발가락굽힘근(장지굴근) 좌상, 그리고 무릎관절 전외측면에 외상이 있을 때 종아리뼈후외방(posterior-lateral fibula)변위를 고려한다. 달리기를 많이 하는 사람에게서 흔하고, 성장통이 있는 어린이도 관련이 있다. 환자는 발목의 발등쪽굴곡이 힘들다.

2) 종아리뼈후외방변위의 어저스트먼트

드롭 텐션을 환자의 체중에 맞추어 가볍게 설정한다. 환측의 다리가 위로 오게 눕고 엉덩관절과 무릎관절을 굴곡하여 환측의 정강뼈거친면(경골조면)이 테이블면에 닿게 한다. 치료사는 새끼두덩을 종아리뼈두의 후면부에 접촉하여 느슨한 느낌을 제거한다. 최대 긴장점에서 내측 및 전방으로 추력한다(그림 9-14).

Table	P(골반부위)
P.P	측와위에서 환측이 위에 위치
D.P	환자의 뒤편에 선다.
C.H	위쪽 손
C.P	새끼두덩(No.2)
S.C.P	몸쪽종아리뼈의 후면부
S.H	아래쪽 손으로 주동수 손목 안정화
L.O.C	내측 및 전방

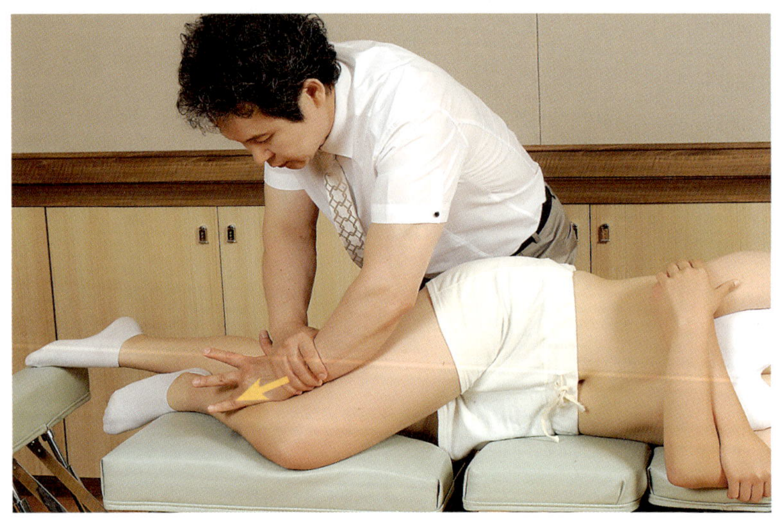

그림 9-14. 종아리뼈후외방
변위의 전방·내방으로의
어저스트먼트

10. 무릎관절변위의 임상고찰

종아리뼈의 서블럭세이션은 마치 궁둥뼈신경통의 증세와 동일하게 발목과 발등으로 통증이 방산될 수 있다. 즉 신경과 관련될 수 있음을 의미한다.

치료사는 종아리뼈의 서블럭세이션에 의해 몸쪽의 신경이 압박받고 있는지, 궁둥뼈신경통에 따른 증상인지를 검사해야 한다. 다리신전검사(SLR), Braggard test, Valsalva test, Well leg test, Toe and heel walking test 등과 같은 표준적 검사나 종아리뼈의 활주검사 등을 적용해 본다.

10

발관절의 진단과 어저스트먼트

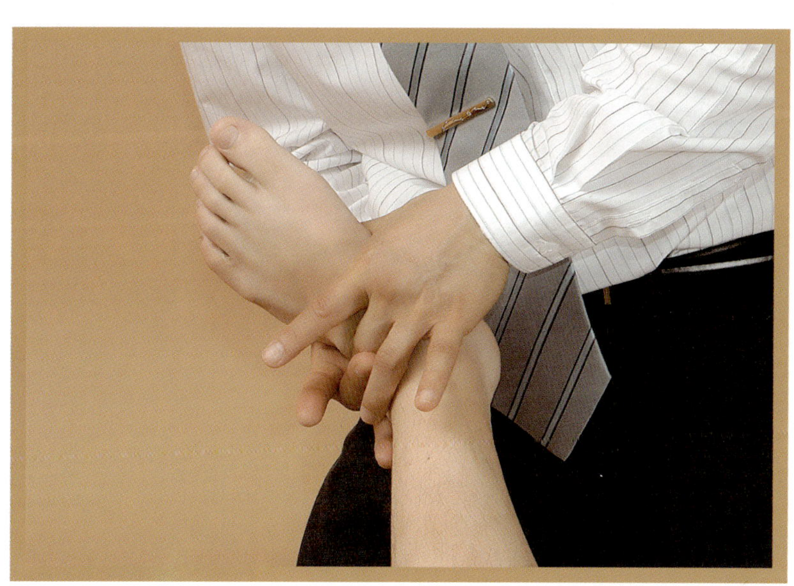

현대인의 80% 이상이 발과 관련된 문제를 가지고 있다. 이러한 병변은 정확한 분석과 보호적인 치료를 적용했을 때 교정이 가능하다고 한 Magee(1987)의 보고서에서도 알 수 있듯이 발목과 발의 병변은 보행의 메커니즘에 악영향을 끼쳐 정상적인 보행을 변화시키고, 다리관절에 점차적으로 스트레스를 줌으로써 결과적으로 더욱 심한 이상과 병리현상을 유발한다. 특히, 다리 먼쪽부위에 대한 외상이 증상의 주요병인이 될 수 있지만, 단족도 여러 유형의 다리통증과 스트레스 신드롬에 연관될 수 있다.

1. 발관절과 발의 구조

1) 발관절을 구성하는 뼈

발과 발목은 28개의 뼈와 35개의 관절로 구성된 복합체이다(그림 10-1). 주요골격으로는 7개의 발목뼈와 2개의 다리뼈가 있다. 먼쪽 정강뼈(경골)과 종아리뼈(비골) 그리고 목말뼈(거골, talus), 발꿈치뼈(종골, calcaneus), 발배뼈(주상골, navicular), 입방뼈(입방골, cuboid), 3개의 쐐기뼈(설상골, cuneiforms)이 관절을 형성하고 있다.

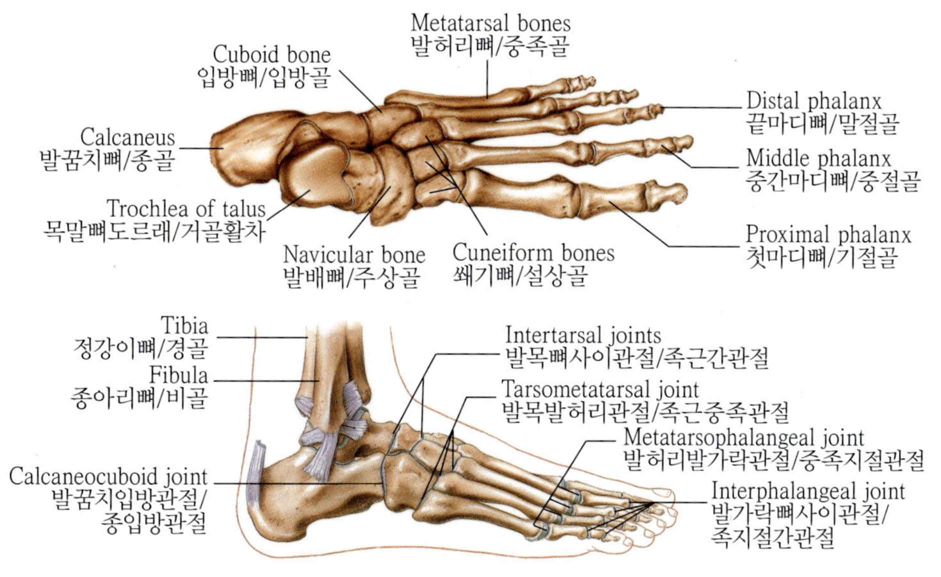

그림 10-1. 발관절과 발의 뼈

발목의 주요관절은 경첩관절(hinge joint)로 이루어진다. 먼쪽종아리뼈와 정강뼈는 목말뼈와 함께 발목관절(거퇴관절, talocrural joint)을 형성하며, 굴곡과 신전운동에 관여하고 있다.

가장 큰 모양의 뒤꿈치 뼈인 발꿈치뼈는 목말뼈과 함께 목말밑관절(거골하관절, subtalar joint)을 형성하고, 내전·외전·내반·외반의 움직임을 관장한다. 발배뼈는 입방뼈에서 내측으로 횡행하는 제일 끝에 위치하는 뼈이며, 몸쪽으로는 목말뼈와 먼쪽으로는 쐐기뼈와 관절을 이룬다. 입방뼈는 제5발허리뼈 붓돌기(경상돌기, styloid process)를 촉진하여 몸쪽부 위쪽으로 조금 올라가면 약간 오목한 느낌이 드는 곳에 위치한다. 몸쪽으로는 발꿈치뼈와, 먼쪽으로는 제4, 5발허리뼈와 관절하고 있다. 또한 안쪽으로는 발배뼈 및 가쪽 쐐기뼈와 관절을 이룬다. 제1안쪽 쐐기뼈는 제1발허리뼈와 관절을 형성하고, 제2중간 쐐기뼈는 제2발허리뼈와, 제3가쪽 쐐기뼈는 제3발허리뼈와 관절을 형성하고 있다.

엄지발가락은 2개의 발가락뼈로 이루어지고, 다른 4발가락은 3개의 발가락뼈와 그 구조를 이룬다. 정강뼈는 기저반응력(ground reaction force)을 발로부터 받아 볼기뼈절구(관골구)로 올려주고, 몸통의 무게를 받아 발에 전달시킨다. 반면 종아리뼈는 발관절의 안정성 유지에 많은 역할을 하고 있지만, 체중 전달에는 직접적인 관여를 하지 않고 있다.

2) 발관절의 인대

발목의 주요인대는 세모인대(삼각인대, deltoid ligament)와 목발종아리인대(거비인대, talofibular ligament), 바닥쪽발꿈치발배인대(족저인대, plantar calcaneonavicular ligament)로 구분한다(그림 10-2). 세모인대는 안쪽복사(내측과, medial malleouls)에서부터 발배뼈와 발꿈치뼈 그리고 목말뼈의 전방과 후방까지 연결되어 있으며, 발관절의 내측 안정성에 기여한다.

발관절의 가쪽으로는 5개의 종아리인대가 발관절의 외측 안정성을 제공한다. 종아리인대는 앞정강종아리인대(전경비인대), 뒤정강종아리인대(후경비인대), 앞목말종아리인대(전거비인대), 뒤목말종아리인대(후거비인대), 그리고 발꿈치종아리인대(종비인대)로 이루어진다. 바닥쪽발꿈치발배인대는 재돌기에서부터 발배뼈까지 붙어 있으며, 이 인대의 기능은 전족부(fore foot)와 후족부(hind foot)를 유지시킨다. 이러한 조합은 족부의 아치를 유지하는 데 도움을 준다.

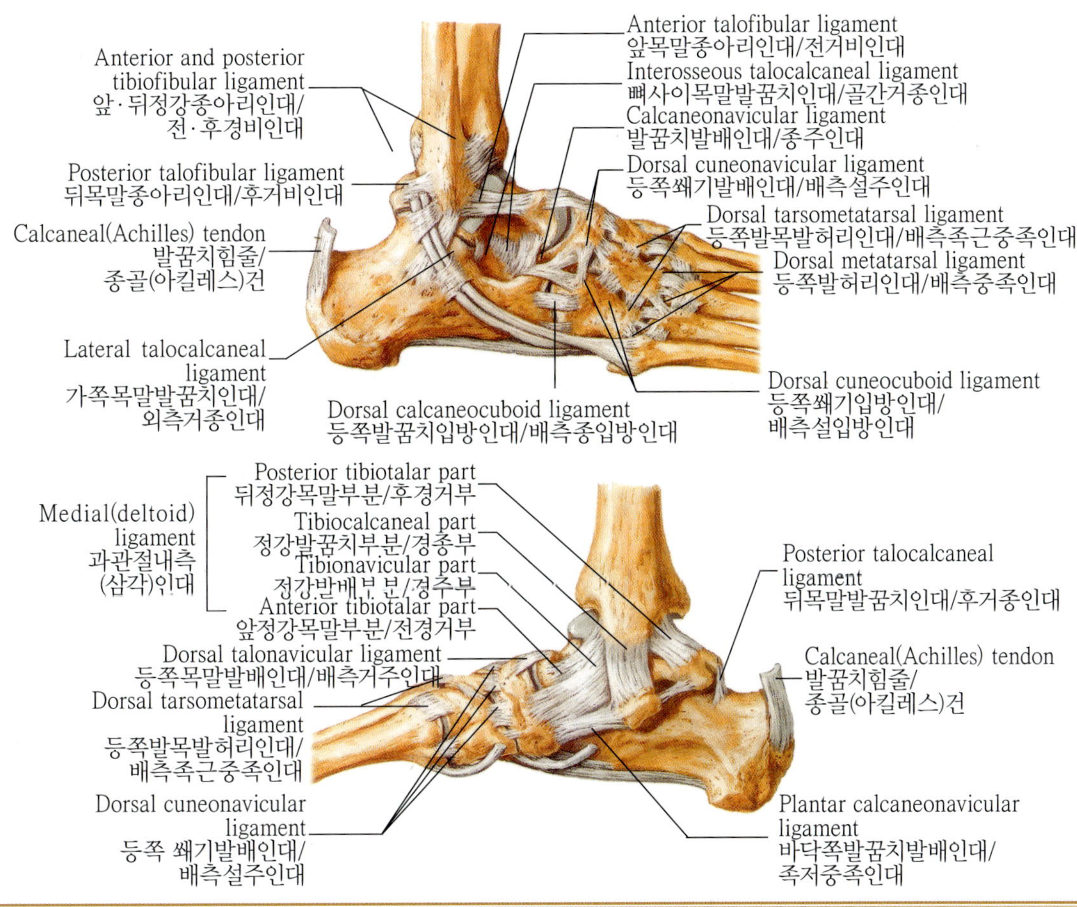

그림 10-2. 발관절과 발의 인대

3) 발관절의 가동범위

Kalsson(1994)은 인대가 느슨해지면 발과 발목에 불안정한 변화가 야기되고, 재발적인 내반염좌를 쉽게 일으키게 된다고 설명한다. 이러한 반복적인 발목염좌는 발목관절의 인대를 늘어나게 하다. 발목염좌는 대부분 내반과 함께 족지굴곡의 형태로 유발된다. 이같은 병변은 앞목말종아리인대(전거비인대, anterior talofibular ligament)의 신장을 조성하게 되고, 대개는 목말뼈의 전외방 서블럭세이션을 일으키게 된다.

이 인대의 느슨함을 방치하면 만성 발목통증과 퇴행성 발목관절질환으로 진행되어 보행의 가동성·신체균형 및 자세 등에 영향을 미친다는 Grana(1994)의 보고내용과 발관절의 가동범위 제한은 비대칭적인 보행의 형태를 나타낸다는 Whittle(1993)의 견해에서 일치되는 연구결과를 확인할 수 있다.

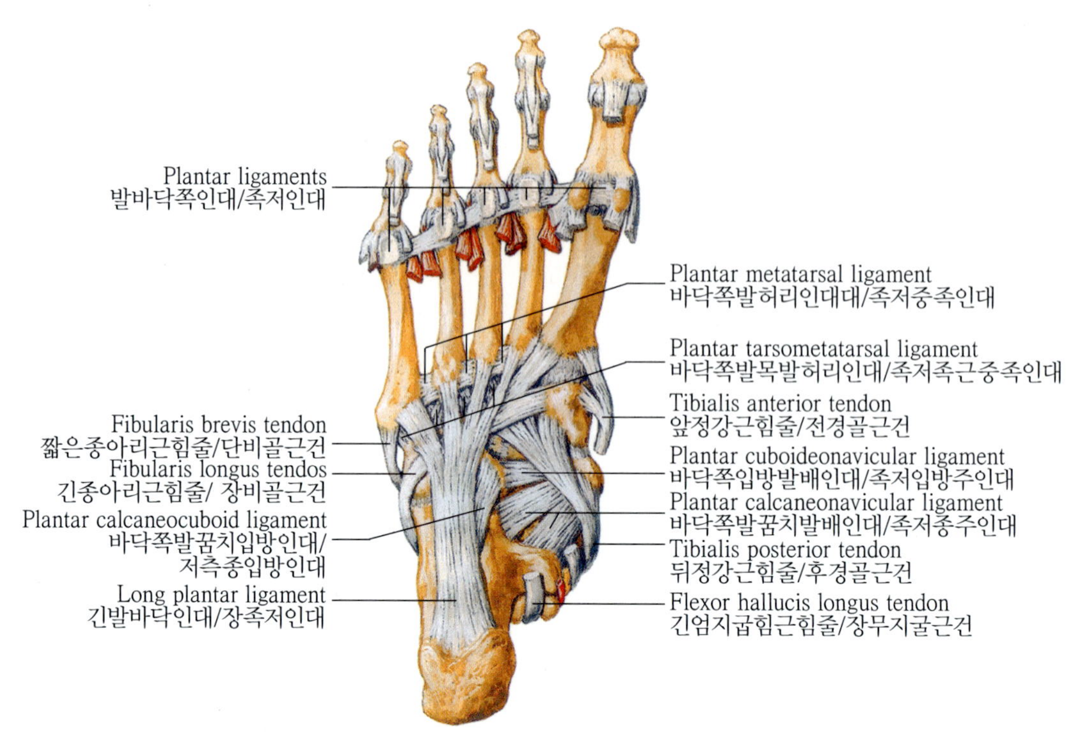

그림 10-3. 발바닥부위 힘줄의 닿는곳과 인대

정상적인 발관절 운동은 발바닥쪽굽힘(족저굴곡), 발등쪽굽힘(족배굴곡), 외반, 내반으로 이루어진다. 발관절의 평균적인 가동범위는 표 10-1과 같다.

표 10-1. 발관절의 가동범위(도)

작 용	근 육	작 용	근 육
발바닥쪽굽힘(족저굴곡)	50	뒤침(외반)	5
발등쪽굽힘(족배굴곡)	20	모음(내전)	10
엎침(내반)	5	벌림(외전)	10

4) 발의 장축회전운동과 측방운동

신문균 등(1993)은 발의 운동에 관하여 다음과 같이 설명하고 있다.

발목관절에서 일어나는 굴곡 및 신전운동 외에 발에는 종아리의 수직축(vertical axis) 주위에서 일어나는 운동(Y축)과 발의 장축(longitudinal axis) 주위에서 일어나는 운동(Z축)

이 있다(그림 10-4).

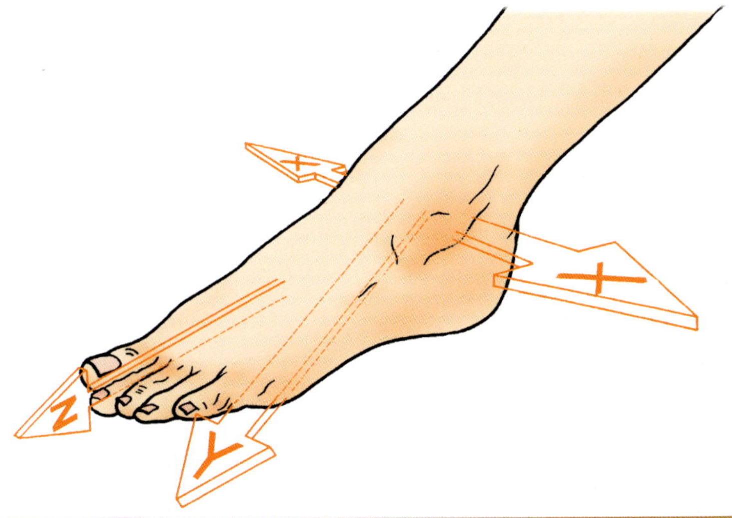

그림 10-4. 발의 운동

수직축(Y)의 운동에서는 내전(adduction)과 외전(abduction)이 일어나는데, 내전은 그림 10-5의 B와 같이 발끝이 몸의 대칭면 방향으로 움직여서 안쪽을 향한다. 외전은 그림 10-5의 C와 같이 발끝이 몸의 대칭면에서 멀어져 가쪽을 향한다.

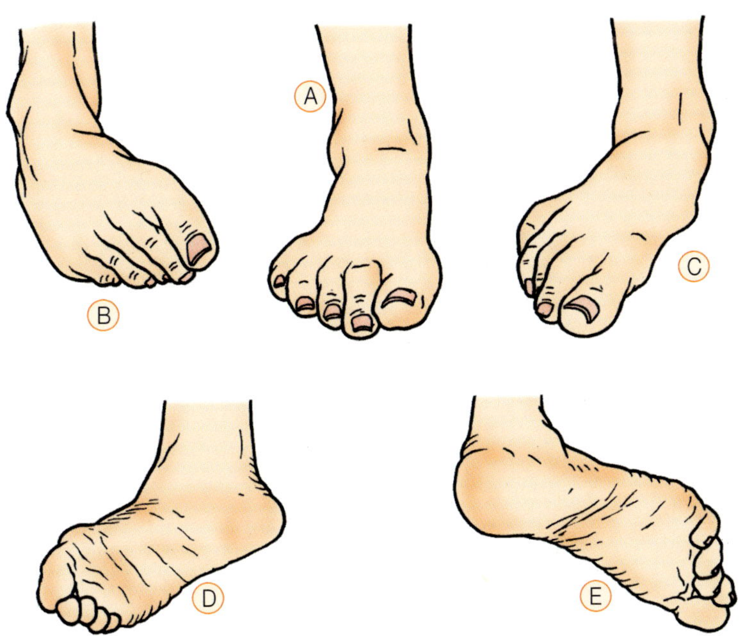

그림 10-5. 발관절의 운동형태

이러한 운동이 순수하게 발에서만 작동된다면 35~45도의 전체가동범위를 이룬다. 그러나 이와 같은 수평위치에서 발의 움직임을 실행하기 위해서는 종아리의 내회전 및 외회전(무릎관절의 굴곡위치에서)이나 엉덩관절 이하 종아리 전체의 회전(무릎관절신전위치)을 동반할 때 가능하다.

발의 장축(Z)에서는 발바닥을 내측과 외측을 향하도록 발이 회전운동을 한다. 발바닥의 내측회전은 팔에서의 가쪽돌림(회외, supination)과 같다(그림 10-5의 E).

이들 내전·외전·회전운동은 모두가 1개의 운동으로 한정되지만, 인체에서는 발에 있는 관절 하나만으로는 성립되지 않는다. 따라서 평면상의 운동은 반드시 2개의 운동을 동반하는데, 내전은 항상 회외와 함께 약간의 신전을 동반한다(그림 10-5의 B와 D). 이와 같은 내전·회외·신전의 3개 운동작용을 종합하면 내반(inversion)이 된다.

만약 신전이 발목관절 굴곡에 의해 소실된다면 내반족(talipes varus)이 된다. 반대로, 그림 10-5의 C와 E 외전은 항상 회내와 굴곡을 동반하는데, 이것이 외반(eversion)이다. 굴곡요소가 발목관절의 신전에 의해 훼손되면 외반족(talipes valgus)이 된다.

이상에서 알 수 있듯이 발의 운동은 족저굴곡, 족배굴곡, 내전, 외전, 내반, 외반의 6가지 형태로 분류할 수 있다.

5) 회내가 인체에 미치는 영향

발관절의 변위 중 회내(pronation)현상이 빚어내는 생체역학적 비기능은 매우 다양하다. 이 현상은 발꿈치뼈의 상부쪽이 전방과 내방으로 기울어지면서 목말뼈를 같은 방향으로 움직이게 한다. 그리고 발배뼈가 먼저 기울어진 정강뼈의 영향을 받게 되어 하방으로 내려앉아 안쪽세로활(내측종족궁)의 형태를 불안정하게 함으로써 아치가 사라지게 된다. 또한 아치가 완전히 소실되면서 발관절의 생체역학적 비기능은 척추에까지 영향을 미쳐 무릎과 엉덩관절통·요통·어깨통증·두통 등을 유발시킨다.

발관절에서 야기되는 이러한 변위는 정강뼈(tibia)와 넙다리뼈(femur)를 동시에 내회전시킴으로써 무릎과 엉덩관절의 통증이 나타나게 한다. 내회전된 다리는 궁둥구멍근(piriformis)을 끌어당기게 하여 같은 쪽 천골의 AI(전하방)변위를 일으킨다. 이와 함께 같은 쪽 큰볼기근(gluteus maximus)의 경직현상을 조성하여 엉덩뼈(ilium)의 PI(후하방)변위를 야기시킨다. 환자에 따라서는 이 때부터 요통을 감지하기도 한다.

엉치뼈와 엉덩뼈의 기울음은 L5가 엉치뼈의 AI 변위쪽으로 body rotation되는 변화를 일으켜 결과적으로는 나쁜 자세(poor posture)를 형성함으로써 척주옆굽음증(측만증, scliosis)의 원인이 된다. 발에서부터 시작된 이 문제는 무릎관절·엉덩관절·골반대에 이어 척추로 전이되면서 목뼈의 정상적 앞굽음(lordosis)이 사라지고 일직선으로 보상되는 변위를 유발시켜 두통과 어깨통증을 호소하게 만든다.

아치가 내려앉은 상태에서의 보행은 종아리의 전후면에 위치한 근육군에 스트레스를 주게 되어 장딴지근(비복근)과 앞정강근(전경골근) 등에 심한 통증을 일으킨다.

발에 딱딱한 굳은 살이나 티눈이 있다면 발의 질환을 고려해야 한다. 굳은살이나 티눈을 제거했을 때 중심부에 심이 있으면 바이러스 감염에 관련된 것이므로 약품을 붙여 제거할 수 있다. 그러나, 심이 보이지 않으면 발의 서블럭세이션으로 볼 수 있다.

많은 환자들이 발의 문제에 별다른 관심을 보이고 있지 않지만, 최근에 미국에서는 족부정형외과가 별도로 개설되어 진료하고 있다. 그 이유는 발은 인체의 밸런스나 체중에 대한 지지, 그리고 보행이나 운동 등을 가능하게 해주는 매우 중요한 관절이기 때문이다.

6) 보행의 주기와 변이

정상적인 보행은 입각기(stance phase)에 60%, 유각기(swing phase)에 40%의 시간 배분이 이루어진다(그림 10-6). 발은 제일 먼저 발꿈치뼈의 가쪽면이 지면에 닿게 되고, 그 다음에 체중이 완전히 실리면서 정강뼈와 넙다리뼈는 내회전된다. 이 때 발바닥에 위치한 인대들은 팽팽하게 신장되면서 체중부하로 인한 발관절의 하방이동을 저지한다.

다음 단계로는 체중의 이동이 엄지발가락을 통하여 빠져나가게 될 때 정강뼈와 넙다리뼈는 외회전된다. 그리고 반복적으로 발꿈치뼈가 들리면서 발바닥인대는 또 다시 수축하여 3각궁을 오므라들게 만들어 추진력을 준비한다.

보행의 주기에서 나타나는 문제점은 첫발을 디딜 때 발꿈치뼈의 외측면이 아닌 다른 면을 디딜 때, 입각기 중 회내(pronation)되는 시간이 길어질 때, 입각기의 마지막 단계인 발꿈치 들어올리기(push off)에서 체중이동이 엄지발가락이 아닌 다른 관절일 때 등으로 파악할 수 있다. 오랜 시간 서서 일하는 백화점 직원이나, 선천적 평발, 사고로 인한 평발, 체중이 갑자기 불어난 사람등은 발바닥인대가 늘 신장된 상태이어서 회내되는 시간

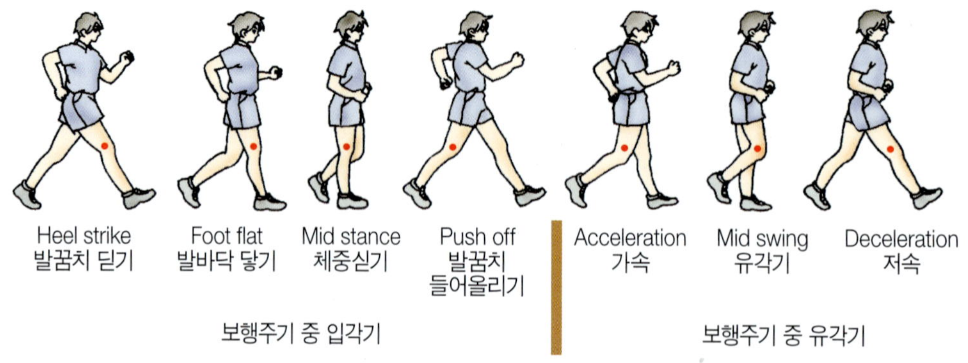

그림 10-6. 보행주기

이 길어지며, 추진력의 감소로 인한 보상작용으로 마치 모래사장을 맨발로 걸을 때처럼 발가락 모두를 습관적으로 오므려서 갈퀴와 같은 형태를 만들어 추진력을 대신한다. 이런 이유로 시간이 경과되면서 발의 폄근보다 굽힘근이 비대칭적으로 과발달하여 갈퀴발이 되며, 발등쪽의 발허리발가락관절(중족지골관절) 부위에는 굳은살이 생기게 된다. 평발인 경우 인위적인 수단을 동원해서라도 활(궁, arch)을 형성시켜야 한다.

무지외반증(hallux valgus)의 경우도 유전적인 요인이 있으나 회내된 상태가 지속되는 경우의 병변으로 추정된다. 이 현상은 자연히 엄지발가락의 뿌리부위에 많은 체중 부하가 실리며, 인체의 뼈는 부하를 받을수록 더욱 견고함을 요구하기 때문에 칼슘을 쌓이게 하여 볼록하게 형성된다. 이런 증상은 높은 굽의 좁은 신발을 오랜 기간 신는 무용수나 모델에게서 흔하다.

아주 심한 무지외반증은 수술을 필요로 하며, 수술 후에는 어떤 기전에 의해 발생되는 것인지 알려져 있지 않으나 통증으로 힘들어 한다. 따라서 심각한 기형으로 진행되기 전에 교정치료가 필요하다.

7) 발관절에서 작용하는 근육

장딴지근과 가자미근의 근력과 발바닥쪽굽힘(족저굴곡)을 평가하기 위해 발끝 보행을 몇 걸음만 주문한다. 발등쪽굽힘(족배굴곡)과 발의 폄근(특히, 앞정강근) 및 긴엄지폄근(장무지신전근, extensor hallucis longus)의 근력을 테스트하기 위해서는 뒤꿈치로 걸어보게 한다. 발관절의 근분류는 해부학적 위치와 작용에 따라 정해진다. 종아리가쪽에 위치한 긴종아리근(장비골근)과 짧은종아리근(단비골근)은 족부를 외반시키고 외전시킨다. 종아리안쪽에 위치한 뒤정강근(후경골근), 긴발가락굽힘근(장지굴근) 그리고 긴엄지굽힘근(장무지굴근)은 족부를 내반 및 굴곡시키는 작용을 한다.

발목의 운동은 수동적인 가동범위 검사에 의해서도 양측 발관절의 비교분석이 이루어져야 한다. 통증에 의한 가동범위제한이나 촉진시에 나타나는 압통점, 또는 염발음(crepitus)에도 주의를 기울여야 한다.

발관절에서 작용하는 근육분포는 표 10-2에 요약하였다.

표 10-2. 발관절과 발에서 작용하는 근육

작 용	근 육
발관절 발바닥쪽굽힘	장딴지근, 가자미근, 장딴지빗근
발관절 발등쪽굽힘	긴발가락폄근, 앞정강근, 셋째종아리근, 긴엄지폄근
발관절 내반(내전)	뒤정강근, 앞정강근
발관절 외반(외전)	긴발가락폄근, 긴종아리근, 짧은종아리근, 셋째종아리근
발가락굽힘	긴발가락굽힘근, 긴엄지굽힘근
발가락폄	긴발가락폄근, 긴엄지폄근

2. 발과 발목의 통증유발요인

환자의 발과 발목에 통증이나 약화현상 그리고 경직된 모습을 보이거나 걸음걸이에 변형이 생기면 관련 부위에 대한 평가가 요구된다. 특히, 다음과 같은 증상이 있으면 보다 정밀한 검사를 해야 한다.

① 발목의 움직임 감소와 변형

② 발바닥근막염과 관련된 연부조직과 발가락통증 호소

③ 발목의 내반 손상

④ 아킬레스힘줄염, 종아리통증

환자의 통증 유형은 대부분 아킬레스건의 발꿈치뼈정지부, 발바닥안족, 목말종아리인대(거비인대, talofibular ligament) 부위에 나타난다.

Orava(1994)는 그의 연구에서 발가락·정강이·종아리의 통증은 발과 발목의 인체역학적 이상에서 비롯된다고 하였다. 사실 이러한 임상증례는 발바닥통증환자들에게서 흔하게 관찰되고 있다. 발바닥통증을 호소하는 환자의 신발을 유심히 관찰해보면 임상에 좋은 단서가 될 것이다.

보행주기에서 이해할 수 있었던 것처럼 정상적인 보행은 항상 발의 뒤축 후외방부터 이루어지므로, 신발은 그 부분부터 닳게 된다. 그러나 한쪽 신발이 비교적 많이 닳았다면 족과관절의 만성적 내반 서블럭세이션을 고려해 보아야 한다.

잘 맞지 않는 신발을 신으면 신발의 윗부분 중에서 엄지부위가 부풀어 오르거나 꺾여진 형태를 보인다. 이것이 원인이 되어 티눈과 건막류(bunion), 발허리뼈변위를 일으킬 수 있다.

만약 밑창부분에서 첫째발허리발가락관절(제1중족지절관절) 부위가 심하게 닳았다면 과도한 회내와 관련이 있으며, 환자가 발바닥의 통증을 호소하면 발의 아치가 제대로 형성되어 있는가를 관찰해야 한다.

Cook(1990)의 보고에서도 알 수 있듯이 안쪽 세로활(종족궁)의 지지를 고려하지 않은 운동화나 작업신발은 족저근막염이나 발목뼈와 발허리뼈사이관절의 하방변위를 유발시킬 수 있다 따라서, 인체공학적인 설계에 의해 제작된 신발은 모든 사람에게 필요하다.

1) 족저근막염

발바닥의 인대나 근육, 그리고 근막의 좌상 및 염좌는 발꿈치뼈부위의 연부조직에 염증반응을 보이게 되는데, 이것이 족저근막염(plantar fascitis)이다.

촉진을 해 보면 발꿈치뼈결절부위에 단단하게 느껴지는 결절이 있다. Karlsson(1994)은 아치를 적절하게 지지하지 못하는 신발을 신고 오랜 시간 서 있거나 걷고 달리면 반복적인 염좌나 좌상으로 발바닥연부조직이 쉽게 훼손될 수 있다는 것을 연구하였다.

족저근막염은 대부분의 경우 서서히 진행된다. 발이 붓거나 발바닥통증 등은 퇴근시간 무렵에 나타난다. 이 통증은 발바닥 전체로 퍼지거나, 발꿈치뼈결절부위에 국한될 수 있다.

족저근막염이 관련되었다면 다음의 서블럭세이션을 검사하여야 한다.

① 내방 발꿈치뼈(medial calcaneus)

② 상방 발꿈치뼈(superior calcaneus)

③ 첫째발허리뼈 하방과 쐐기뼈 하방(inferior first metatarsal and cuneiform)

④ 발허리뼈머리 하방(inferior metatarsal heads)

2) 뒤발꿈치뼈윤활주머니염

발꿈치뼈에 염증이 있으면 뒤꿈치부위의 윤활막이나 윤활주머니에 이상이 발생하여 뒤발꿈치뼈윤활주머니염(후종골활액낭염, retrocalcaneal bursitis)이 나타날 수 있다. 만일 타격을 받게 되면 발꿈치뼈 뒷면의 윤활주머니에는 통증과 종창이 생기는데, 이 윤활주머니염이 있으면 보행 중 뒤꿈치가 지면에 닿을 때 더욱 고통스럽다. 이러한 증상이 흔하게 발생되는 부위는 발꿈치뼈와 아킬레스힘줄 사이의 윤활주머니로, Rossi(1987)는 이것을 Haglund's syndrome이라고 보고했다.

윤활주머니염의 징후는 발목을 수동적으로 빌등쪽굽힘시켰을 때 아킬레스힘줄의 발꿈치뼈 정지부 심부에서 예리한 국소통증이 발현된다. 또한, 발을 피동적으로 발바닥쪽굽힘시켜 놓고 아킬레스힘줄 정지부의 심부를 눌렀을 때 압통점이 나타난다.

뒤발꿈치뼈윤활주머니염의 징후가 있을 때에는 다음의 서블럭세이션을 검사한다.

① 내방 발꿈치뼈(medial calcaneus)
② 상방 발꿈치뼈(superior calcaneus)
③ 첫째발허리뼈 하방과 내방 쐐기뼈(inferior first metatarsal and cuneiform)
④ 하방 발허리뼈머리(inferior metatarsal heads)

3) 발관절내반염좌

발관절의 내반염좌(inversion ankle sprain)는 먼쪽부위 정강뼈와 종아리뼈의 아치에 대하여 목말뼈는 전외방으로 발배뼈는 전상방으로 변위되는 경향을 보인다. 이 염좌는 대부분 내반과 발바닥쪽굽힘이 동반되면서 야기된다.

무의식중에 발을 헛디딜 경우 주로 발생되며, 발의 발등가쪽(배외측, dorso-lateral aspect)에 통증과 붓기가 나타나는데, 환자는 발목뼈굴(족근동, sinus tarsi)의 국소적 압통을 정확하게 지적하기도 한다.

부상을 입는 순간 앞목말종아리인대(전거비인대)가 심하게 늘어나면서 찢어질 수 있기 때문에 손상시의 동작을 재현해보면 앞목말종아리인대 주위에 통증이 나타나는 것을 확인할 수 있다.

　아주 심한 발바닥쪽굽힘과 내반상해는 종아리뼈먼쪽부위의 골절을 유발할 수 있다. 따라서 환자의 병력청취에 따른 발관절의 X-ray 검사가 필요할 때도 있다. 전방 및 후방 목말종아리인대의 손상을 진단하기 위하여 anterior-posterior drawer sign을 적용한다(그림 10-7a, 7b).

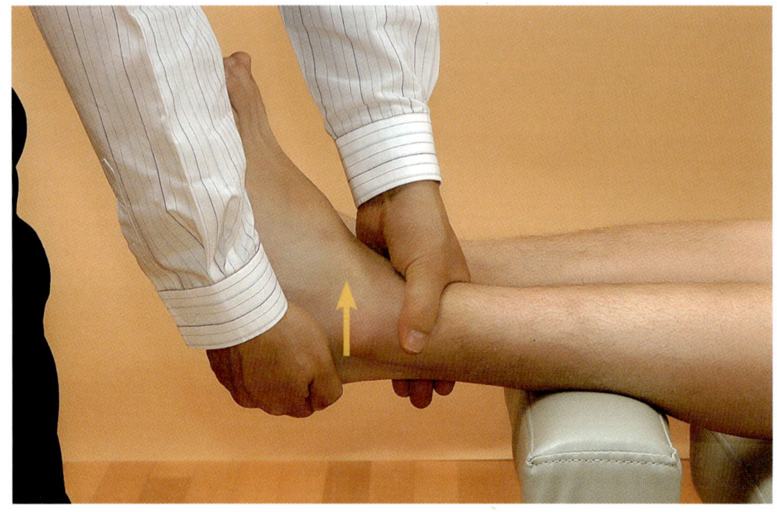

그림 10-7a. 정강목말관절의 전방견인검사

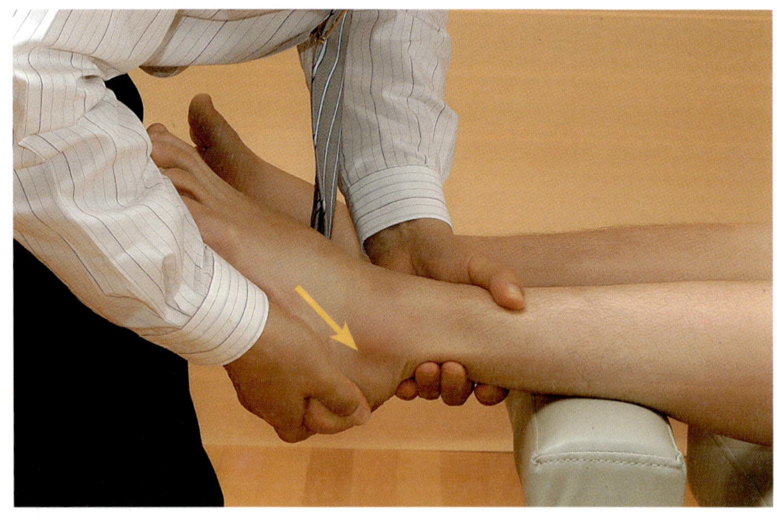

그림 10-7b. 정강목말관절의 후방견인검사

　이 검사는 그림처럼 발목을 한 손으로 견고하게 잡아 고정하고, 다른 손으로는 발꿈치를 감싸서 발꿈치뼈를 잡은 후에 전방으로 발을 당겨본다. 전방으로 1~2mm 이상 움직이면서 통증이 나타난다면 앞목말종아리인대(전거비인대)의 늘어짐이나 열상(tear)을 시사한다.

　　뒤목말종아리인대(후거비인대)를 진단하기 위하여 한손으로 아킬레스힘줄 부위를 견고하게 잡아 고정하고, 다른 손으로는 발바닥쪽에서 발꿈치뼈를 잡고 발목뼈(족근골, tarsal bone)을 후방으로 밀어본다 1~2mm 이상의 밀림이나 통증이 동반되면 뒤목말종아리인대(후거비인대)의 늘어짐이나 열상을 의미한다.

　　일반적으로 발관절내반염좌가 발생되었을 때에는 다음과 같은 서블럭세이션을 고려한다.

　　① 앞가쪽목말뼈(전방외측거골, anterior lateral talus)

　　② 앞위쪽발배뼈(전상방주상골, anterior superior tarsal navicular)

　　③ 안쪽발꿈치뼈(내방종골, medial calcaneus)

　　④ 위쪽발꿈치뼈(상방종골, superior calcaneus)

　　⑤ 뒤면쪽종아리뼈(후방원위비골, posterior distal fibula)

4) 아킬레스힘줄염

　　Pecina(1993)는 아킬레스힘줄의 염증성(achilles tendinitis) 좌상은 대부분 운동선수나 무용수 등에서 흔하게 발생한다고 설명하고 있다. 증상은 발꿈치뼈뒤쪽 힘줄의 닿는곳이나 가자미근과 장딴지근이 합류하는 부위에서 나타난다. 이 증상은 종아리근육이 과긴장되거나 구축되면서 힘줄을 심하게 끌어당기기 때문에 발생된다.

　　아킬레스힘줄염의 통증은 언덕이나 계단을 올라갈 때 더욱 심하게 나타나는데, 이것은 전술한 바와 같이 발과 발목의 발등쪽굽힘이 강하게 일어나면서 힘줄을 끌어당기는데 원인이 있다. 환자는 통증을 피하기 위해 보행시 발끝떼기 동작에서 유통성(antalgic) 보행을 하게 된다.

　　종아리 근육의 좌상을 예방하기 위하여 육상선수, 무용수, 스케이트선수, 스키선수들은 본 운동을 수행하기 전에 습관처럼 종아리 근육을 충분히 신장시킬 필요가 있다. 아킬레스힘줄염이나 종아리근육통증을 보이는 환자가 있다면 다음의 서블럭세이션을 검사한다.

　　① 위쪽발꿈치뼈(상방종골, superior calcaneus)

　　② 안족발꿈치뼈(내방종골, medial calcaneus)

　　지금까지 설명한 내용과는 다른 차원에서 발의 통증이나 발목의 변이를 유발하는 요인이 있을 수 있다. 숙련된 임상의는 발의 통증에 대하여 국소적인 검사와 함께 병발 가능성이 있는 무릎, 엉덩관절, 허리뼈, 골반대의 검사도 병행한다.

궁둥뼈신경통과 같은 여러 유형의 증후군은 신경지배를 받고 있는 다리근육에 압박을 주어 이상감각이나 통각·위축(atrophy) 등을 야기시킨다. 이러한 영향으로 발관절의 외반과 발등쪽굽힘의 운동저하가 발생하고 힘없이 발이 툭 떨어지는 하수족(foot drop) 증상이 나타나기도 한다.

Styf(1988)가 권장하는 정형외과적·신경학적 검사는 환자에게서 나타나는 발통증의 원인이 국소적인 문제인지 궁둥뼈신경통과 관련된 것인지를 구별하는 데 도움이 된다.

3. 발꿈치뼈내방변위의 진단과 어저스트먼트

1) 발꿈치뼈내방변위의 진단

발관절 내반염좌의 과거병력이 있거나, 신발뒤축이 불균형적으로 마모되는 것은 발꿈치뼈 내방(medial calcaneus)변위와 관련이 있다. 환자는 발바닥뒤쪽통증, 뒤발꿈치뼈윤활주머니염, 아킬레스힘줄염, 발바닥근막염의 증세를 보일 수 있다.

2) 발꿈치뼈내방변위의 어저스트먼트

P.P	복와위에서 환측의 무릎관절을 45도 정도 굴곡시킨다.
D.P	환자의 발바닥이 치료사의 복부에 위치하도록 하고 테이블 하단부에 선다.
C.H	양손으로 깍지를 끼운다.
S.C.P	발꿈치뼈
L.O.C	내측에서 외측으로

환자의 발을 치료사의 복부에 고정시키면서 환자의 발꿈치뼈를 내측에서 외측으로 스러스트한다(그림 10-8).

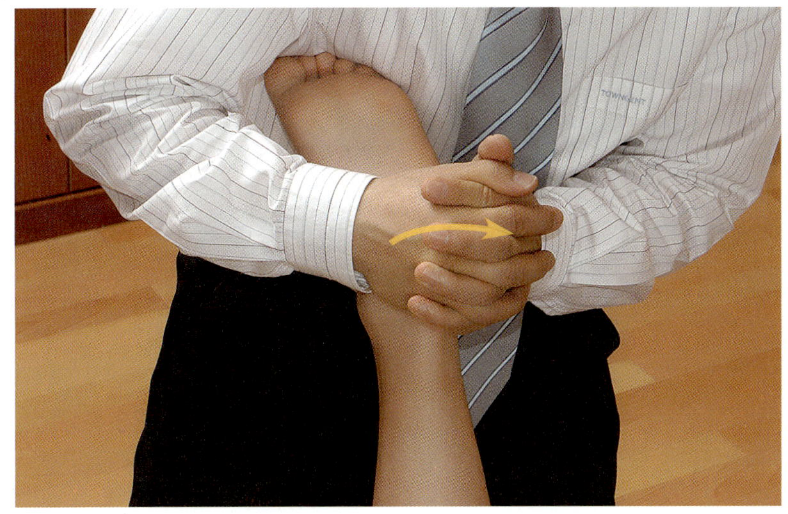

그림 10-8. 왼쪽 발꿈치뼈 내
방변위의 내방에서 외방
으로의 어저스트먼트

4. 발꿈치뼈상방변위의 진단과 어저스트먼트

1) 발꿈치뼈상방변위의 진단

급만성 발관절염좌는 대부분 발꿈치뼈상방(superior calcaneus)변위일 가능성이 있는데, 그 이유는 손상 순간에 발은 발바닥쪽굽힘(족저굴곡) 상태에 있기 때문이다. 환자는 발바닥쪽굽힘의 제한을 보이며 아킬레스힘줄염·종아리통증·뒤발꿈치뼈윤활주머니염 등과도 관련될 수 있다.

2) 발꿈치뼈상방변위의 어저스트먼트

P.P	복아위에서 한자의 정강목말관절이 테이블 모서리에 닿게 힌다.
D.P	환측에 서서 발을 향하여 낮은 자세를 취한다.
C.H	가쪽손
C.P	손목부위(No.11)
S.C.P	발꿈치뼈의 후상부
S.H	내측손으로 주동수의 손목 안정화
L.O.C	직하방

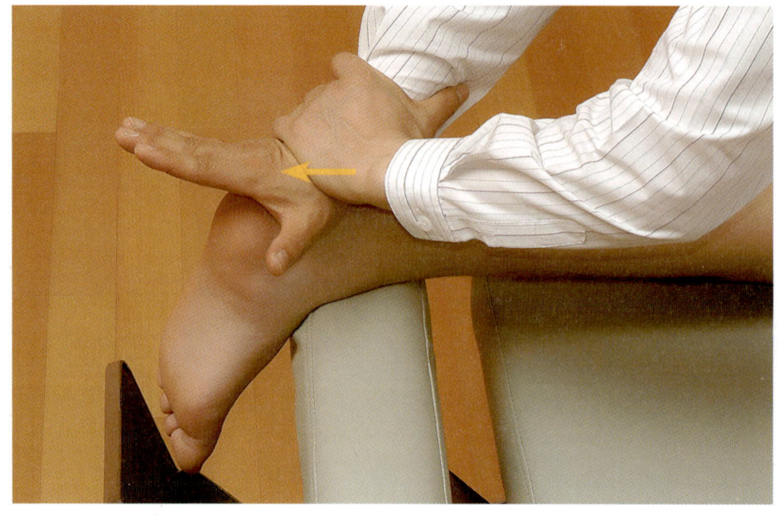

그림 10-9. 발꿈치뼈상방변
위의 하방으로의 어저스
트먼트

치료사는 양손의 힘으로 직하방으로 추력하여 목말뼈로부터 발꿈치뼈를 분리시킨다
(그림 10-9).

3) 발꿈치뼈상방변위의 임상고찰

어두운 곳을 걸어가다가 발을 헛디디거나 높은 곳에서 뛰어내릴 때 발꿈치뼈가 지면
에 먼저 닿게 되면 발꿈치뼈의 상방 서블럭세이션을 야기할 수 있다. 충격흡수기능이 없
는 조깅화를 신고 반복적인 조깅을 하는 경우에도 발생할 수 있다.

발꿈치뼈상방변위의 어저스트먼트가 제대로 되지 않거나 습관성 염좌를 보이는 환자
에게는 발관절이 안정될 때까지 치료 후에는 항상 발목에 테이핑을 해주고, 이를 지지할
수 있는 목이 긴 신발을 신게 하면 반복되는 상해예방과 손상부위의 회복을 촉진시킬
수 있다.

5. 발배뼈전상방변위의 어저스트먼트

1) 발배뼈전상방변위의 진단

대부분 발배뼈의 전상방변위는 앞목말종아리인대(전거비인대)의 손상을 입을 때, 즉 발

바닥쪽굽힘과 내반염좌시에 동반될 수 있다. 발등쪽의 목말뼈와 발배뼈간 관절부에서 국소적 통증이 있고, 발등쪽에서 발바닥쪽으로의 부가적인 움직임이 소실된다.

2) 발배뼈전상방변위의 어저스트먼트

P.P	앙와위에서 발바닥이 테이블 위에 편하게 놓이도록 무릎관절과 엉덩관절을 굴곡시킨다.
D.P	환자의 머리쪽을 향해 테이블의 하단부에 선다.
C.H	어느 손이든 관계 없다.
C.P	콩알뼈부위(두상골부, No.1)
S.C.P	발목뼈의 등쪽면(발배뼈, 입방뼈, 쐐기뼈)
S.H	주동수의 손목 안정화
L.O.C	후하방(발등쪽에서 발바닥쪽으로)

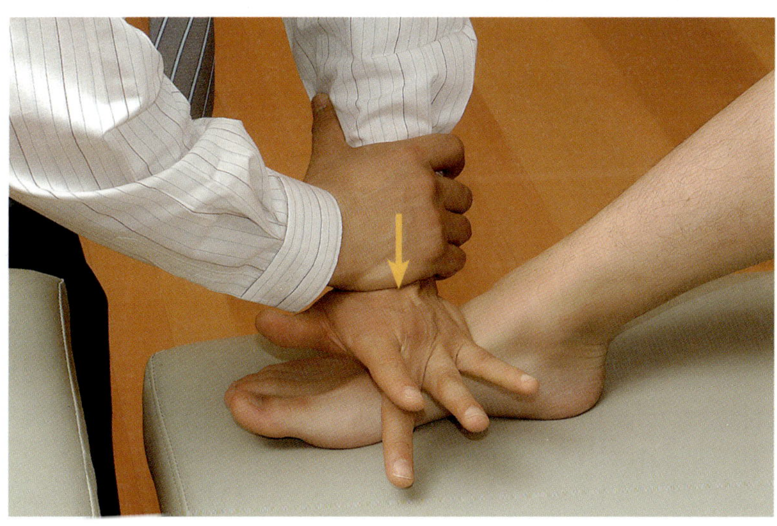

그림 10-10. 발배뼈전상방변위이 후하방으로의 어저스트먼트

발등쪽에서 발바닥쪽으로 빠른 추력을 가한다. 드롭 테이블을 사용하면 보다 효율적인 치료를 할 수 있다. 이 방법은 입방뼈와 쐐기뼈의 상방변위에도 동일하게 사용된다(그림 10-10).

3) 발배뼈전상방변위의 임상고찰

발배뼈 상부의 통증은 잘 맞지 않고 꽉 조이는 신발을 신는 경우에 발생할 수 있다. 자신의 발폭보다 좁은 신발은 모양새는 좋을 수 있어도 발건강에는 문제를 유발시키는 요인이 된다.

6. 목말뼈전내방·전외방변위의 진단과 어저스트먼트

1) 목말뼈전내방·전외방변위의 진단

발관절의 발바닥쪽굽힘을 동반한 내반염좌는 정강뼈에 대하여 목말뼈를 전방외측으로 이동하게 한다. 또한 외반염좌는 정강뼈에 대하여 목말뼈를 전방내측으로 이동하게 한다.

발관절은 대부분 내반염좌의 발생빈도가 높다. 이것은 가쪽복사의 전하방에서 촉진 가능한 발목뼈굴(족근동, sinus tarsi) 부위에 통증과 붓기로 나타난다. 만일 외반염좌가 발생하였다면 세모인대에서 촉진가능한 동통이 있다.

2) 목말뼈내방·전외방변위의 어저스트먼트

P.P	앙와위에서 다리를 펴고 발을 테이블에서 떨어뜨린다.
D.P	환자의 머리쪽을 향하여 테이블 하단부에 선다.
C.H	내반염좌 : 안쪽손 가운데손가락의 손가락사이를 접촉하여 관절 안쪽부위를 가쪽에서 안쪽으로 당긴다.
	외반염좌 : 가쪽손 가운데손가락의 손가락사이를 접촉하여 관절 안쪽부위를 안쪽에서 가쪽으로 당긴다.
S.C.P	목말뼈돔(거골돔, dome)
S.H	환측 말꿈치뼈의 후방면과 주동수를 함께 잡는다.
L.O.C	내방 염좌 : 가쪽에서 안쪽으로
	외방 염좌 : 안족에서 가쪽으로

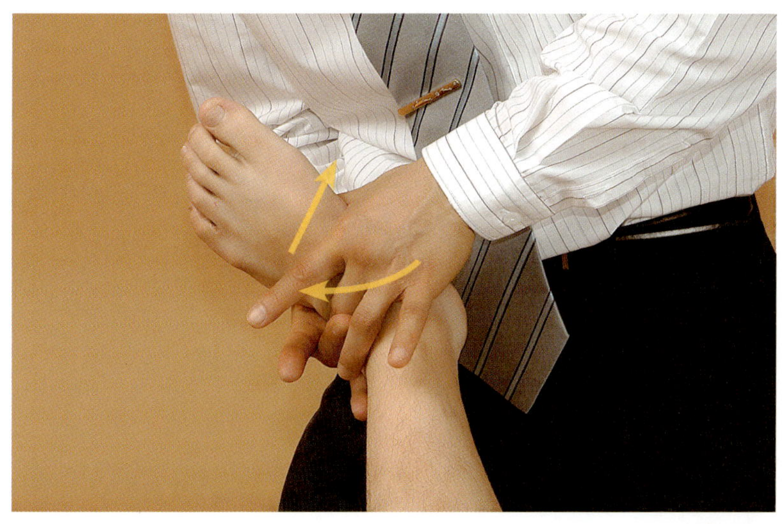

그림 10-11. 목말뼈전외방변위의 어저스트먼트(내반 염좌)

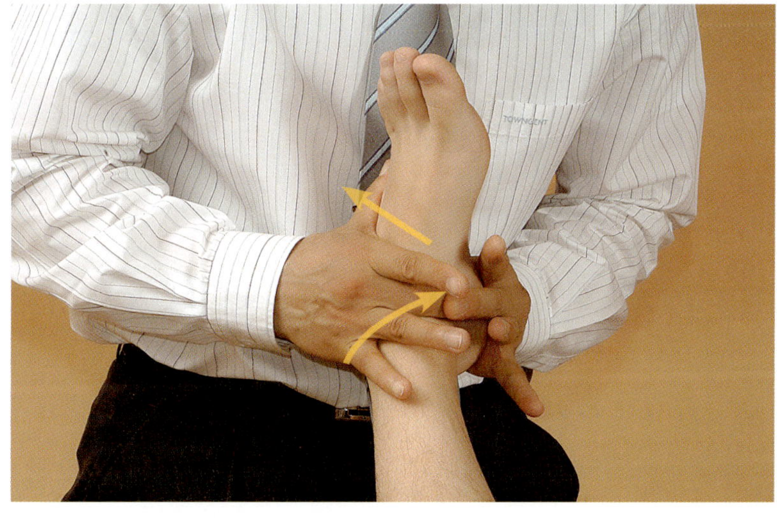

그림 10-12. 목말뼈전내방변위의 어저스트먼트(외반 염좌)

3) 목말뼈전내방·전외방변위의 어저스트먼트

장축 신연을 위하여 치료사의 양손을 들어올리고 체중을 뒤로 기댄다. 환자의 목말뼈 돔을 외측에서 내측으로, 또는 내측에서 외측으로 끌면서 스러스트를 가한다(그림 10-11, 10-12).

4) 목말뼈전내방·전외방변위의 임상고찰

정확한 어저스트먼트에 의해 발목관절(거퇴관절, talocrural joint)의 뼈가 본래의 해부학적 위치로 되돌아오면 발목염좌는 빠르게 회복된다.

Grana(1994)는 발목손상 후 통증·종창·출혈이 있을 때 목말뼈을 어저스트먼트하기 전후에 냉찜질을 하여 손상관절의 연부조직을 쉽게 치유하는 것과 교정 후에는 테이핑을 하여 회복을 촉진시키는 것을 설명했다. 다양한 스포츠 손상시 얼음의 사용이 권장된다.

7. 목말뼈전·후방변위의 진단과 어저스트먼트

1) 목말뼈전·후방변위의 진단

목말뼈전방(anterior talus)변위의 경우 발등쪽굽힘에 제한을 보이며, 목말뼈 전면에 통증이 나타난다. 또한 전방에서 후방으로의 가동성이 감소된다. 목말뼈후방(posterior talus)변위 발바닥쪽굽힘 제한과 발바닥쪽굽힘 시 발관절의 동통이 나타나며, 후방에서 전방으로의 가동성이 떨어진다.

2) 목말뼈전방변위의 어저스트먼트

P.P	앙와위에서 테이블 모서리 밖으로 환자의 뒤꿈치가 살짝 나오도록 한다.
D.P	환자의 머리쪽을 향하여 테이블끝에 선다.
C.H	외측 손의 web
S.C.P	목말뼈돔
S.H	주동수를 강화시킨다.
L.O.C	전방에서 후방으로

환자의 목말뼈에 전방에서 후방으로의 스러스트를 가한다(그림 10-13).

다른 방법은 드롭 테이블을 이용하여 아킬레스힘줄 부위에 수건을 말아서 고이고 동일한 접촉을 하여 추력할 수 있다.

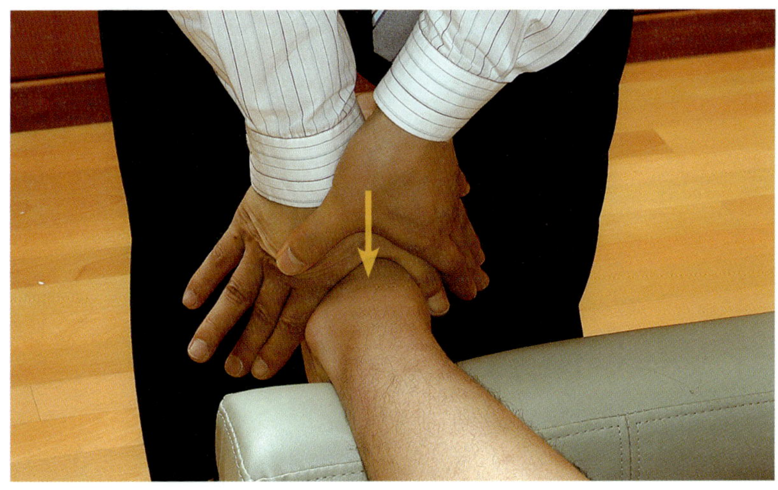

그림 10-13. 목말뼈전방변위의 후방으로의 어저스트먼트

3) 목말뼈후방변위의 어저스트먼트

P.P	복와위에서 테이블 모서리 위에 먼쪽정강종아리관절이 걸치게 한다.
D.P	테이블 하단부에 선다.
C.H	아래쪽 손
C.P	주동수의 web
S.C.P	목말뼈의 후면부
S.H	위쪽손으로 먼쪽정강뼈의 전면부를 지지
L.O.C	후방에서 전방으로

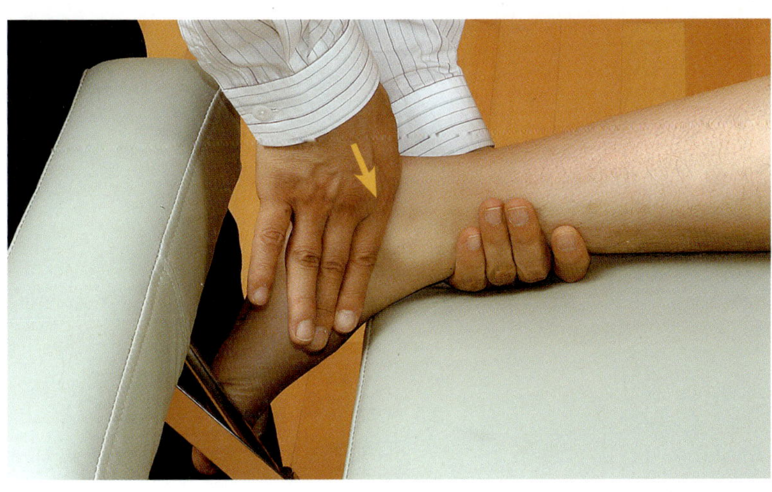

그림 10-14. 목말뼈후방변위의 전방으로의 어저스트먼트

이 교정은 드롭 테이블을 이용하면 보다 효율적이다. 보조수는 먼쪽정강뼈부위를 약간 들어올리는 듯하고 주동수는 반대로 목말뼈의 후면부를 약간 내리려는 최대 긴장점에서 후방에서 전방으로 추력한다(그림 10-14). 절대로 정강뼈와 종아리뼈의 복사(과, malleolus)를 접촉하지 않도록 주의한다.

8. 첫째발허리뼈와 첫째쐐기뼈변위의 진단과 어저스트먼트

1) 첫째발허리뼈와 첫째쐐기뼈변위의 진단

첫째발허리뼈(제1중족골)와 첫째쐐기뼈(제1설상골)의 병변은 보행시 발등과 발바닥 내측부위에 통증을 악화시켜 유통성 보행을 하게 된다. 특히, 보행시 발끝떼기에서 뚜렷하게 나타난다. 이러한 증상은 발바닥으로 퍼질 수 있어서 발바닥근막염(족저근막염)을 연상케 한다.

첫째발허리뼈의 치료시기를 놓치면 티눈이나 건막류(bunion)가 발생할 수 있다. 특히, 발의 과도한 회내를 야기하여 무릎관절과 엉덩관절에 보상적인 스트레스를 가하고, 무릎뼈 연골연화증이나 큰돌기윤활주머니염(대전자활액낭염)으로 전이될 수 있다.

2) 첫째발허리뼈와 첫째쐐기뼈변위의 어저스트먼트

P.P	앙와위에서 다리를 편다.
D.P	환측의 옆에서 발의 가쪽에 복부에 댄다.
C.H	아래쪽 손
C.P	주동수의 엄지
S.C.P	첫째발허리뼈 부위의 발바닥부위
S.H	위쪽손으로 발등과 발가락을 함께 잡는다.
L.O.C	발바닥에서 발등쪽으로

보조수는 발가락을 감싸 잡고 주동수를 향하여 밀고 주동수는 정확하게 반대의 힘을 준다. 최대 긴장점에서 발바닥에서 발등쪽으로 추력한다(그림 10-15). 보다 효율적인

치료를 위해 Activator gun을 사용할 수 있다.

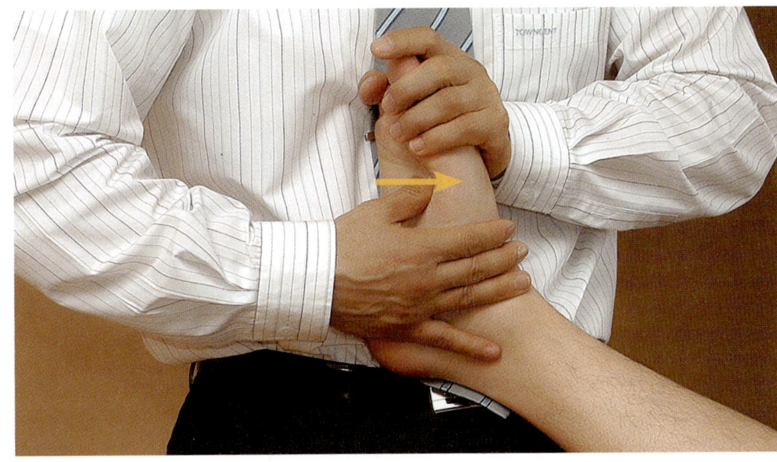

그림 10-15. 첫째발허리뼈
및 첫째쐐기뼈변위의 발
바닥에서 발등쪽으로의
어저스트먼트

9. 첫째쐐기뼈하내방변위의 진단과 어저스트먼트

1) 첫째쐐기뼈하내방변위의 진단

　쐐기뼈의 변위는 하방변위가 대부분을 차지한다. 만일 외상으로 인한 상방변위라면 앞에서 설명한 대로 교정할 수 있다. 아치의 압통과 발의 피로, 쐐기뼈의 발바닥에서 발등쪽으로의 부가적인 관절가동성 감소가 뒤따른다.

2) 첫째쐐기뼈하내방변위의 어저스트먼트

P.P	복와위에서 무릎관절을 45두 굴곡시킨다.
D.P	테이블 하단에 선다.
C.H	치료사의 안쪽 손으로 환자의 발등부위 둘레를 손가락으로 감싼다.
C.P	주동수의 엄지
S.C.P	첫째쐐기뼈의 발바닥면
S.H	외측손의 엄지로 접촉을 강화
L.O.C	상방외측(발바닥에서 발등쪽으로)

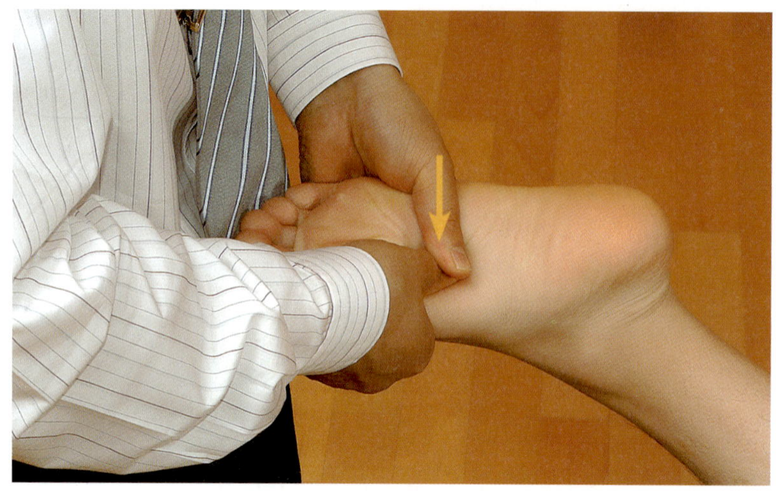

그림 10-16. 첫째쐐기뼈의
발바닥에서 발등쪽으로의
어저스트먼트

　치료사의 양손 엄지로 발바닥에서 발등쪽으로, 그리고 약간 외측으로 추력한다(그림 10-16). 이 때 환자의 발을 과도하게 발바닥쪽굽힘시키지 않도록 주의한다. 이 방법은 발배뼈, 둘째·셋째쐐기뼈, 입방뼈의 하방 서블럭세이션에도 동일하게 적용할 수 있다.

　엄지의 힘이 약하거나 외상의 경험이 있다면 Activator gun의 사용을 권장한다.

10. 입방뼈하방변위의 진단과 어저스트먼트

1) 입방뼈하방변위의 진단

　트레드밀에서 오래 동안 운동하는 사람과 장거리 육상선수에게서 흔하다. 입방뼈는 대부분 하방변위가 유발되며, 외측 종아리의 동통과 입방뼈의 발바닥에서 발등쪽으로의 움직임이 감소되어 있다.

2) 입방뼈하방변위의 어저스트먼트

P.P	복와위에서 환측 무릎관절을 90도 굴곡한다(예 : 왼발).
D.P	교정측의 내측을 향해 환자의 다리 사이에 위치하며 무릎을 굴곡하여 테이블 위에 올려놓는다.

C.H	위쪽 손
C.P	콩알뼈부위(두상골부, No.1)
S.C.P	입방뼈의 바닥면
S.H	아래쪽 손으로 발등을 받치고 주동수와 깍지를 낀다.
L.O.C	후방에서 전방(발바닥에서 발등으로)

양손을 깍지끼고 반시계방향의 호를 그리며, 후방에서 전방으로 주동수를 사용하여 추력한다(그림 10-17).

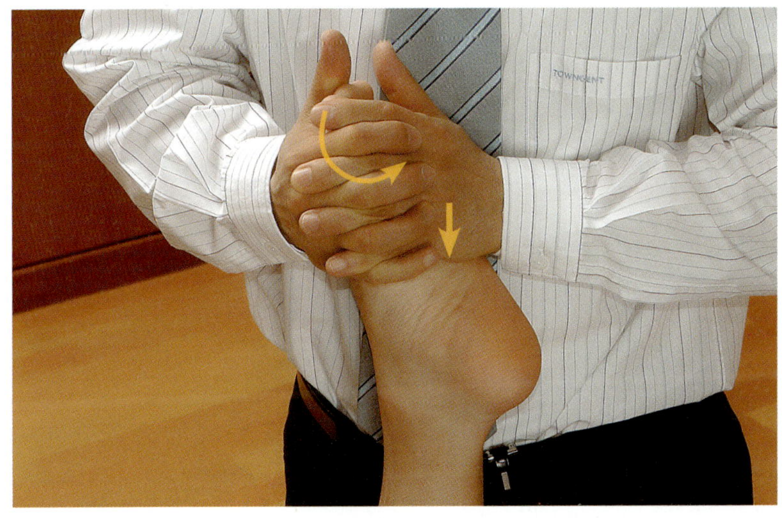

그림 10-17. 입방뼈하방변위의 발바닥에서 발등쪽으로의 어저스트먼트

11. 발배뼈하방변위의 진단과 어저스트먼트

1) 발배뼈하방변위의 진단

발바닥근막의 동통과 과도한 회내는 발배뼈의 하방변위와 관련이 있다. 환자는 발이 뜨거워진다는 호소를 한다. 이것은 아치의 소실에 원인이 있다.

2) 발배뼈하방변위의 어저스트먼트

P.P	복와위에서 환측 무릎관절을 90도 굴곡한다(예 : 우측 발).
D.P	환자의 교정측 발의 가쪽에 선다.
C.H	위쪽 손
C.P	콩알뼈부위(두상골부, No.1)
S.C.P	발배뼈의 발바닥면
S.H	아래쪽 손으로 발바닥를 받치고 주동수와 깍지를 낀다.
L.O.C	후방에서 전방(발바닥에서 발등쪽으로)

양손을 깍지끼고 반시계방향으로 호를 그리며, 후방에서 전방으로 주동수를 통하여 추력한다(그림 10-18).

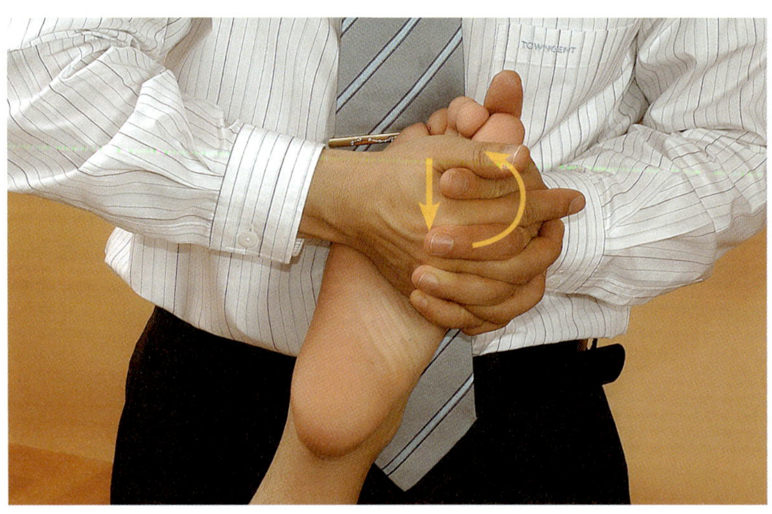

그림 10-18. 발배뼈하방변우의 발바닥에서 발등쪽으로의 어저스트먼트

12. 발배뼈 · 쐐기뼈 · 발허리뼈 신연의 진단과 어저스트먼트

1) 발배뼈 · 쐐기뼈 · 발허리뼈 신연의 진단

발허리뼈의 내반, 내측아치동통, 편평족 그리고 내측 발목뼈사이관절의 저가동성으로

인하여 보행시 통증이 증가되어 절름거리게 된다.

2) 발배뼈·쐐기뼈·발허리뼈 신연의 어저스트먼트

P.P	앙와위에서 엉덩관절과 무릎관절을 굴곡하여 옆으로 뉘어서(frog leg), 발의 안쪽이 상방으로 위치하도록 한다.
D.P	환측의 옆
C.H	양손
S.C.P	아래쪽 손 : 첫째발허리발가락관절의 안쪽면에 손목부위 접촉
	위쪽 손 : 발꿈치뼈 안쪽면에 손바닥 접촉
L.O.C	신연

안쪽쐐기뼈로부터 발배뼈를, 그리고 발허리뼈 근위부로부터 안쪽쐐기뼈을 효과적으로 열어주는 방식으로 양손은 서로 반대방향으로 추력한다(그림 10-19).

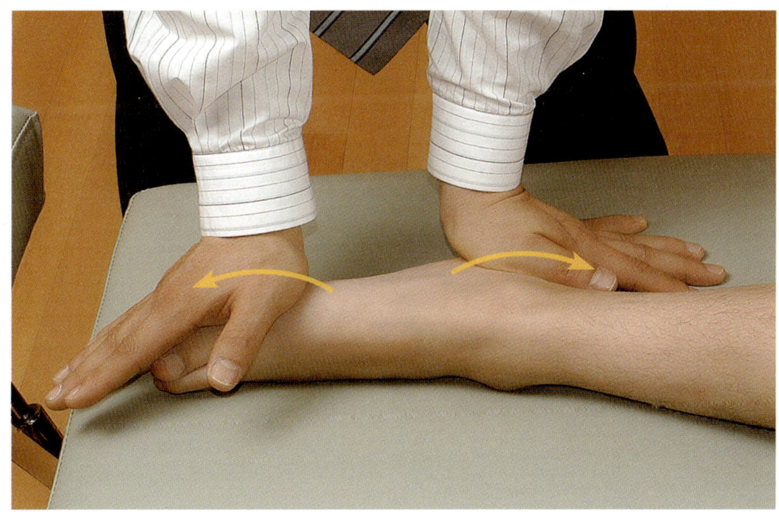

그림 10-19. 발배뼈 · 첫째쐐기뼈 · 발허리뼈 신연의 어저스트먼트

13. 가로활변위의 진단과 어저스트먼트

1) 가로활변위의 진단

가로활(횡궁, transverse arch)이 변위되면 발허리뼈 사이의 유착증과 가로활 중간부위(ball)에 통증이 있다. 보행의 마지막 단계인 발끝떼기(toe off)에서 통증이 증가된다.

2) 가로활변위의 어저스트먼트

P.P	앙와위에서 다리를 펴고 테이블 하단너머로 발을 위치
D.P	테이블 하단
C.H	양손의 검지
S.C.P	발허리뼈 바닥부위
S.H	양손의 엄지두덩으로 발등을 양분하여 접촉
L.O.C	후방에서 전방으로(발바닥→발등)

양손의 주동수는 발바닥면의 발허리뼈를 위로 올리려는 힘을 주고 양손의 보조수는 반대로 힘을 가하여 마치 사과를 쪼개는 방식으로 발을 발바닥쪽굽힘시키며 아치를 형성시키기 위한 짧은 스러스트를 가한다(그림 10-20).

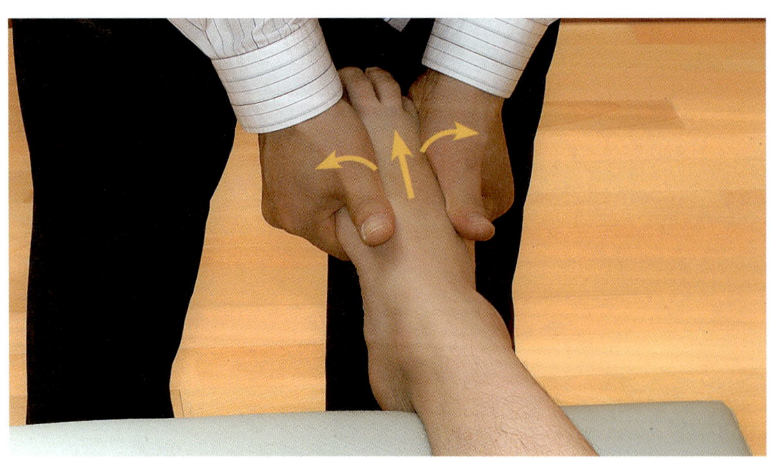

그림 10-20. 가로활변위의 발바닥쪽에서 발등쪽으로의 어저스트먼트

14. 엄지외반증의 진단과 어저스트먼트

1) 엄지외반증의 진단

유전적인 요인도 있으나 높은 굽의 꽉 조이는 신발을 오래동안 신을 때 발생하기 쉬우며, 평발이나 첫째발허리발가락관절의 하방변위와도 관련된다. 특히 체중압박이 첫째발허리발가락관절에 반복적으로 집중될 때 발생된다. 무용수의 대부분은 엄지외반증에 순응하며 생활하고 있다. 심한 통증이나 미용상의 이유로 수술을 한 환자들에게서 원인을 알 수 없는 통증이 지속되는 것을 볼 수 있다.

엄지외반증(hallux valgus)에는 발의 아치를 유지시켜주는 특수깔창이 내재된 신발을 착용하는 것이 도움이 된다.

2) 엄지외반증의 어저스트먼트

P.P	앙와위에서 다리를 펴고 테이블 하단너머로 발을 위치
D.P	환측에 선다.
C.H	위쪽 손
C.P	No.8
S.C.P	첫째발허리뼈 몸쪽부위의 안쪽
S.H	아래쪽 손으로 첫째발허리뼈의 먼쪽부위를 고정
L.O.C	안쪽에서 가쪽으로

보조수로 엄지발가락을 신연시키기 위하여 양측방으로 흔들며 당긴다.

팽팽한 긴장점에서 주동수는 안쪽에서 가쪽으로 아주 짧은 추력을 가한다(그림 10-11). 교정 후에는 테이핑을 한다.

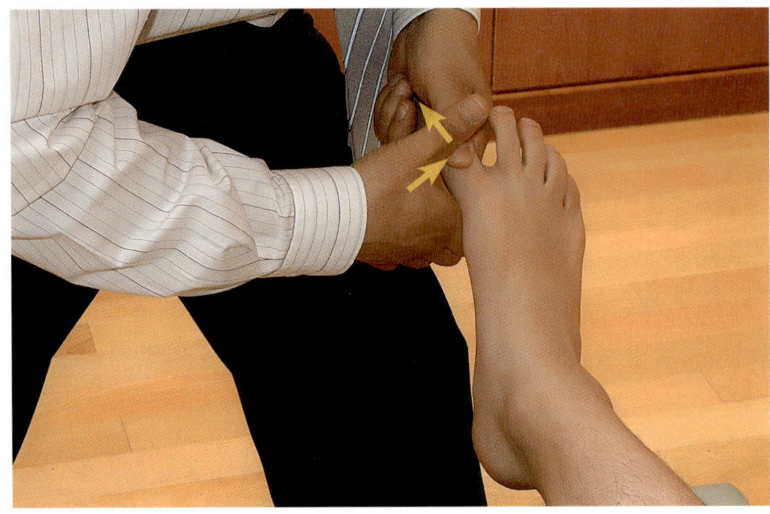

그림 10-21. 엄지외반증의
내방에서 외방으로의 어
저스트먼트

15. 발허리발가락관절과 발가락사이관절신연의 진단과 어저스트먼트

1) 발허리발가락관절과 발가락사이관절신연의 진단

발가락의 가동성이 저하되거나 통증이 있으며 발허리발가락관절과 발가락 사이의 움직임이 현저하게 떨어진다.

2) 발허리발가락관절과 발가락사이관절신연의 어저스트먼트

P.P	앙와위에서 환측의 발을 테이블 하단너머로 위치
D.P	테이블 하단부에 선다.
C.H	아래쪽 손
S.C.P	각각의 발가락뼈
S.H	위쪽손으로 발을 붙잡아 고정시킨다.
L.O.C	장축의 신연

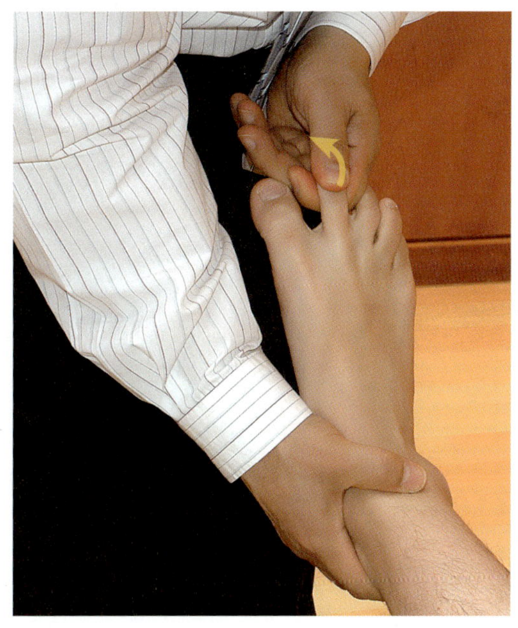

그림 10-22. 발허리발가락관
절신연의 어저스트먼트

　　엄지로 발가락뼈를 당기면서 발등에서 발바닥쪽으로 마치 낚시대를 챔질하듯 신연 스
러스트를 가한다(그림 10-22).

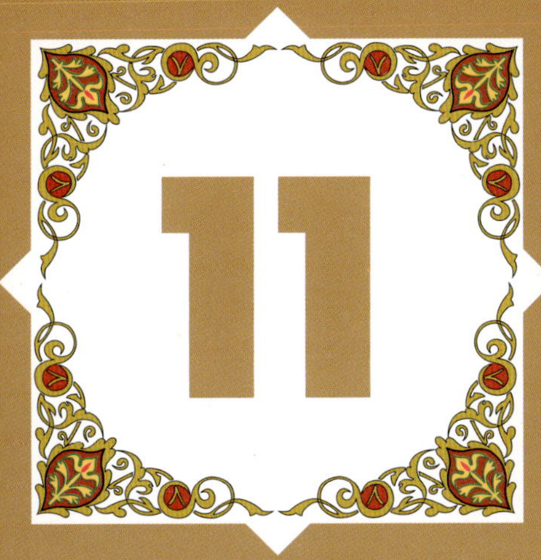

타글 리코일 테크닉

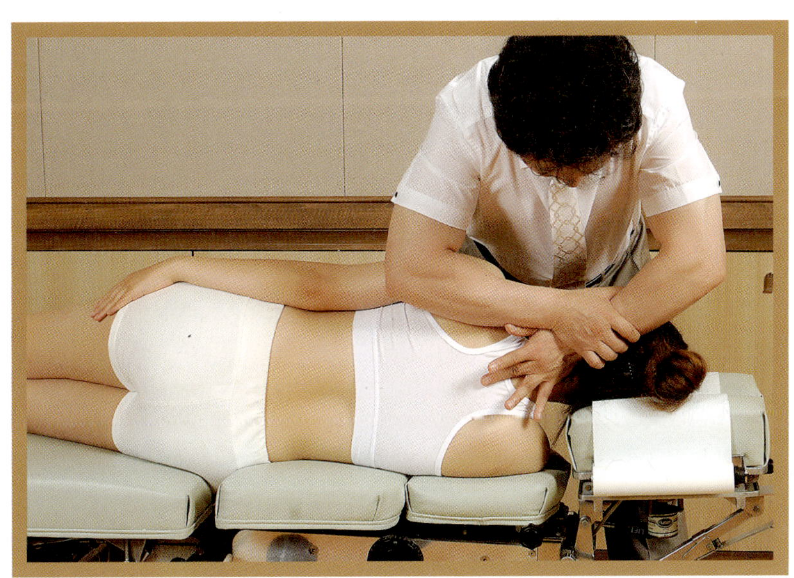

1. B. J. Palmer의 임상철학이 카이로프랙틱 의학에 미친 영향

유서 깊은 전통을 이어가는 Palmer대학은 지금도 상부목뼈를 가장 중요하게 인식하고 있으며 "상부목뼈만을 치료하는 의사가 진실로 고전적인 카이로프랙터이다"라고 설명하고 있다.

이러한 임상철학의 배경에는 Palmer대학의 두번째 학장이었고 카이로프랙틱계에 많은 공헌을 하였던 B. J. Palmer의 강한 카리스마가 존재하고 있다. 그러나 훌륭한 학자로서 만인의 존경을 받았던 B. J. Palmer의 의식세계는 너무나 독단적인 면이 있어 다른 학자들이 설명하는 학설은 전혀 수용하지 않고, 오직 자신의 학설만이 카이로프랙틱의 모든 것을 대변할 수 있다는 주장을 일관하였다.

이것은 결국 학자들과의 논쟁의 대상이 되었고, 마침내 더 이상의 견해차이를 좁히지 못한 학자들은 Palmer대학에서 분리되어 나와 오늘날의 내셔널칼리지, 라이프칼리지, 셔먼칼리지, LACC 등을 설립하게 된다. 이러한 역사를 재조명해볼 때, 그의 극단적이고 고집스런 아이디어는 오히려 강한 자극이 되어 카이로프랙틱의 발전에 긍정적으로 작용하였고 많은 학자들이 연구를 통해 다양한 학설을 탄생시키는 초석이 되었다고 생각된다.

현존하는 테크닉 모두 저마다 독특한 아이디어를 지니고 있다. 그 중 B. J. Palmer에 의해 창안된 타글 리코일 테크닉은 오늘날에도 카이로프랙틱의 한 부분을 장식할 수 있는 훌륭한 테크닉으로 평가받고 있다. 강한 개성만큼이나 우리를 매료시킬 수 있는 그의 학설을 요약해 보면 다음과 같다.

"움직이는 24개의 척추뼈와 골반에서 야기되는 서블럭세이션은 어디에서나 발생할 수 있지만, 그것은 마이너 서블럭세이션일 뿐이다. 오직 숨뇌(연수, medulla oblangata)부위에 긴장감을 조성하는 서블럭세이션이 진정한 서블럭세이션이며, 이것은 뇌기능을 저하시키고 인체의 항상성을 흔들어 놓아 병을 얻게 만든다. 따라서, C1과 C2의 서블럭세이션이 가장 중요하며, 그밖의 서블럭세이션은 의미가 없다."

상부목뼈의 중요성은 누구나 인지하고 있는 사실이다. 그러나, 학자들의 개인적 아이디어는 오직 상부목뼈만이 카이로프랙틱의 모든 것이라는 그의 독언에 정면으로 대응하게 된다. 즉 이러한 실험정신이 밑바탕이 되어 오늘날의 주옥과도 같은 다양한 테크닉들이 탄생된 것이다.

여러 테크닉이 내세우는 개념은 모두가 색깔이 있다. 예를 들어 로간칼리지를 설립한 Hugh B. Logan의 학설은 매우 흥미롭다. 엉치뼈는 척추의 중심에 위치하고 있으며, 많은 척추의 하중과 균형을 유지해주고 특히 중력으로부터 인체의 중심을 잡아주는 매우 중요한 관절로 평가하고 있다.

만일 엉치뼈의 서블럭세이션을 적절하게 치료하지 못한다면 다른 곳의 척추뼈도 생체역학적으로 정상적인 모습을 기대할 수 없게 되며, 이것은 디스크나 근육 등의 연부조직에도 순수한 신진대사가 이루어질 수 없게 되어 인체에 심각한 질환이 발생하게 된다는 학설이다. 이러한 이론적 배경을 근거로 하여 옆굽음증(측만증, scoliosis) 치료에 중요하게 적용되는 Logan Basic Technique이 탄생된 것이다.

필자의 개인적인 생각이지만, 가장 주관이 뚜렷한 학자로는 재고의 여지없이 Dr. Pettibon을 들 수 있다. 그는 정통적인 카이로프랙틱에 반기를 들고 자신의 견해를 펼친 학자이다. 어저스트먼트의 원칙에도 있지만 우리는 항상 open wedge에서 추력해야 하는 것으로 교육을 받아왔다. 그 반대인 closed wedge에서 추력한다면 커브를 더욱 악화시키고, 증상의 역효과를 초래한다는 이유에서이다.

하지만 그는 이러한 룰(rule)과는 대조적인 학설을 발표한다. 그가 질문하는 것은 왜 교정을 한 뒤에도 척추뼈는 서블럭세이션 상태로 되돌아가는가이다. 우리가 쉽게 할 수 있는 대답은 교정 후에도 척추뼈와 관련된 연부조직들은 새로운 환경에 쉽게 적응하지 못하여 몇 번이고 반복되는 어저스트먼트를 적용했을 때 그 상황에 익숙하게 되면서 제 위치를 찾아간다는 것이다.

그는 이러한 대답에 공감하지 않는다. 그에 따르면, 척추에는 24개의 뼈와 골반이 있지만 척추뼈 하나하나가 움직여서 우리 몸이 움직여지는 것이 아니고, 척추는 unit(집단)에 따라 움직이며 unit은 기시와 정지에 의해 발생하게 되므로 unit의 치료를 통하여 global(척추전체)의 근본적인 치료를 할 수 있다고 설명한다. 다시 말해, segment(척추분절)의 치료는 의미가 없다는 것이다. 왜냐하면 중력에 의해 다시 서블럭세이션이 발생하기 때문에 unit을 정상화하여 중력에 순응할 척추 전체의 정상적인 움직임을 조성하는 데에 목표를 두는 것이다. 이런 학설을 배경으로 한 Pettibon 테크닉은 카이로프랙틱의 정통적 통념을 깬 만곡이 아닌 협곡쪽에서의 어저스트먼트를 수행하는 방법이다.

지켜야 할 법칙에 문제가 있으니 법칙을 바꾸어 새로운 시각으로 공부해야 된다는 고집스럽고 외골수적인 그의 학설은 아직도 대학에서 정식과목으로 채택받지는 못했지만, 임상에서의 놀라운 결실들이 그를 인정할 수 있는 계기가 되어 지금은 사회교육기관 등에서 많은 관심과 호응 속에 교육하고 있으며, Pettibon 테크닉을 공부하기 위한 추종자들도 증가하고 있다.

B. J. Palmer의 타글 리코일 테크닉에 강한 개성이 있듯이, 모든 테크닉은 각각 특색이 있다. 우리는 모든 테크닉의 개념을 존중해야 할 필요가 있다. 그것은 환자의 질환에 따라 어느 테크닉을 선별하여 임상에 적용 할 것인가에 대한 선택의 폭을 넓혀주기 때문이다.

카이로프랙틱 학자들이 추구하는 공동 목표는 건강을 위한 해법을 찾는 데 있다. 그렇기 때문에 많은 테크닉이 개발되었고, 개선될 수 있다. 우리는 앞으로도 제2의 B. J. Palmer를 생각하면서 새롭게 진보된 소중한 테크닉의 탄생을 위하여 끊임 없이 연구에 정진해야 할 것이다.

2. 진단의 주체

디버시파이드 테크닉(diversified technique)에서는 C1을 C2 선상에서 진단한다. 이것은 가장 근접한 추골관계이기에 이해할 수 있는 일이다. 그러나, 모든 서블럭세이션의 치료목적은 서블럭세이션으로 유발된 척수의 긴장감(꼬여짐)을 원상태로 복원시키는 데 있다.

따라서 C1~C2의 진단은 척추뼈를 기준으로 하는 것이 아니고 척수의 중심이 되는 큰뒤통수구멍(대후두공, foramen magnum)을 중심으로 분석해야 한다는 설명이다. 즉 리스팅은 Gonstead와 같지만, 분석빙법에서는 다른 형식을 갖는다.

1) 고리뼈 서블럭세이션의 형태

목뼈 중에서 유일하게 고리뼈(환추, C1)는 후방으로의 변위가 없다. 그것은 치아돌기(치돌기, odontoid process)가 후방 밀림을 저지하고 있는 해부학적 구조로 확인 할 수 있다. 따라서 고리뼈의 모든 서블럭세이션은 전방변위를 포함하므로 리스팅의 최초 문자는 'A'로 표기한다. 그리고, 그 뒤를 이어서 고리뼈의 전상방·전하방 변위 여부를 'AS'와 'AI'로 나타내며, 측방변위의 방향을 우측이면 'R'로, 좌측이면 'L'로서 표기한다.

마지막으로 측방변위측을 기준하여 동측의 가로돌기(횡돌기)가 후방회전했다면 'P'로, 전방회전했다면 'A'로 기록할 수 있다. 예를 들어, 'ASRP'라는 리스팅을 정리해 보면 ① 전방, ② 상방, ③ 우측방, ④ 우측가로돌기 후방회전의 순으로 나열할 수 있다. 고리뼈의 리스팅과 어저스트먼트를 위한 torque(염전)에 대하여 표 11-1에 정리하였다.

여기에서 시사하는 것은 환추의 전상방·전하방변위는 torque로서 치료하고, 측방변위는 환자의 placement(측방변위가 위쪽으로 위치)로 치료하며, 회전변위는 Doctor's position으로 치료하는 것이다.

표 11-1. 고리뼈의 리스팅과 염전

작 용		근 육	
Listing		Torque	
AS-R	AI-R	C.W (시계방향)로 Torque해야 될 listing	
AS-L	AI-L	ASR	AIL
ASRP	AIRP	ASRA	AILA
ASLP	AILP	ASRP	AILP
ASRA	AIRA	C.C.W(반시계방향)로 Torque해야 될 listing	
ASLA	AILA	ASL	AIR
		ASLA	AIRA
		ASLP	AIRP

2) 측방변위의 해법

디버시파이드 테크닉은 측방으로 밀려나간 척추뼈의 제자리 찾기에 한계를 보이는 단점이 있다. 그 원인은 회전을 주축으로 하여 교정하는 것이기 때문이다.

ASLA라는 리스팅에서 제일 중요한 것은 'L'이라는 측방변위이다. 때때로 C2의 어저스트먼트시에 경쾌한 관절음과 함께 치료가 잘된 것 같은 느낌이 들었음에도 불구하고, 교정 후의 평가에서 여전히 심하게 변위되어 있는 사례를 경험했다면, 이것은 C2의 과도한 측방변위를 뜻한다.

C1~C2의 척수의 굵기는 약 12mm이다. 만약 측방변위가 3mm 발생하게 된다면 척수에 24.8%의 스트레스를 주게 된다. 또한 이 상태에서 목의 움직임이 계속되면 생체역

학상 생리적인 변화가 유발되는데, 물리학적 계산법으로는 약 42%의 뒤틀리는 영향을 줄 수 있다. 이러한 변위의 치료에 필요한 것은 측방으로 밀려나온 척추뼈의 제자리 찾기이다. 타글 리코일은 궁극적으로 rotation을 주지 않아 척추동맥의 손상을 방지하며, 여기에서 요구되는 필요조건을 충족시켜 줄 수 있는 유일한 테크닉이다.

3. Palmer 방식의 X-ray 분석

1) Lateral View

목뼈외측상의 X-ray 촬영시 일반적인 방법은 C1~C7까지 목뼈의 모든 분절이 사진에서 나와야 된다.

그러므로, 포커스를 C3~C4 위치에 맞추고 있지만 Toggle Recoil에서는 Palmer방식에 따라 C1의 외측면에 포커스를 맞추어서 촬영한다. 이것은 상부목뼈의 분석에 중점을 두었기 때문이다. 따라서 이 경우 C7은 사실상 잘 보이지 않는다.

외측상은 고리뼈와 뒤통수뼈의 관계 중 전상방 혹은 전하방의 서블럭세이션을 분석하며, 목뼈의 앞굽이정도와 뒤통수뼈의 PS, AS의 감별에도 사용된다(그림 11-1).

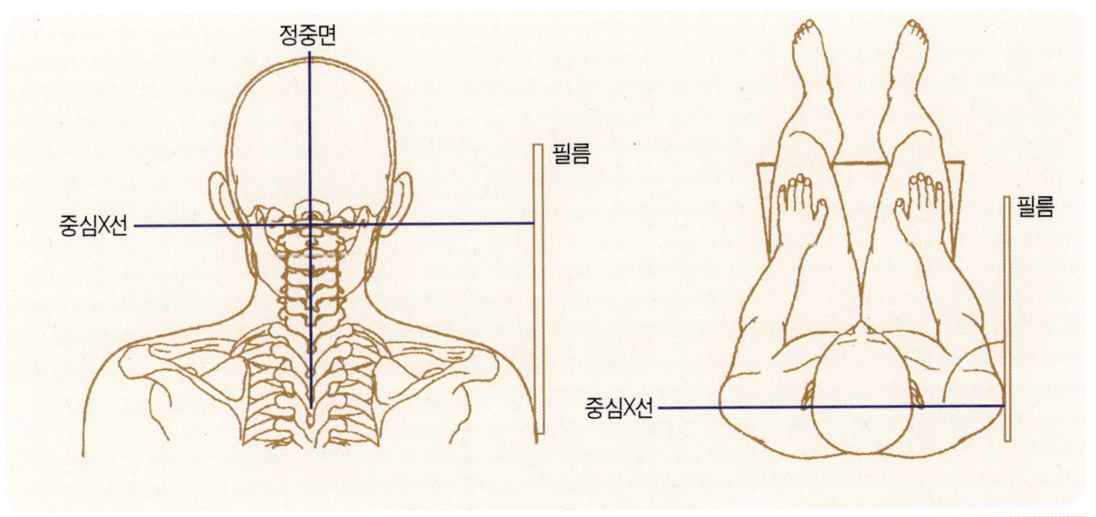

그림 11-1. 목뼈 측방향 촬영도

(1) Lateral View 의 분석순서

① Occipital Condyle Line(OCL)

뒤통수뼈 뒤통수관절돌기(후두과)의 전면부와 후면부에 점을 찍고 양쪽점을 연결하는 선을 긋는다. 이 선을 OCL로 부른다.

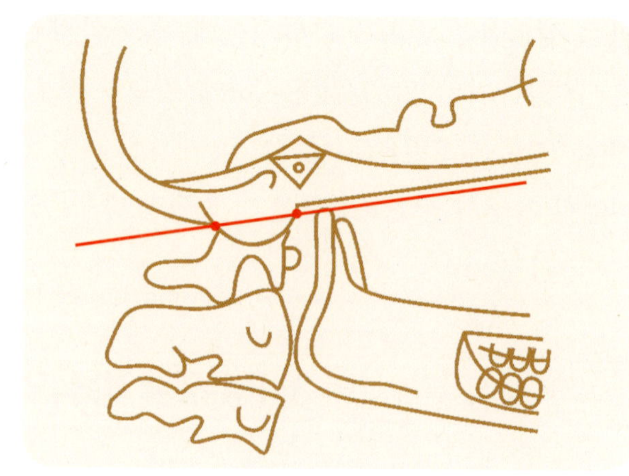

그림 11-2a. OCL

② A-P Longitudinal Skull Line (A-P LSL)

머리뼈의 바닥을 이루는 선을 바깥귀길의 하방을 지나도록 하여 연결한 선이 LSL이다. 보통 OCL이나 LSL 중에서 한 가지를 선택하여 사용할 수도 있다.

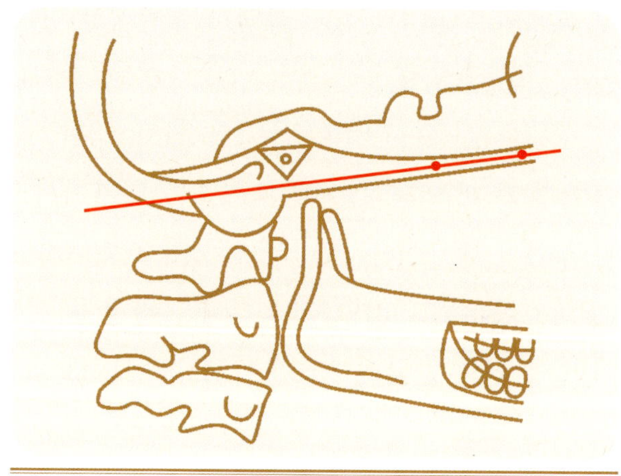

그림 11-2b. LSL

③ Atlas Plane Line(APL)

고리뼈 앞고리(전궁)의 앞결절 중심과 뒤고리(후궁)의 뒤결절 중심에 점을 찍고 양점을 연결하는 선을 긋는다.

그림 11-2d는 Occipital Condyle Line 과 Atlas Plane Line을 작성한 상태이다.

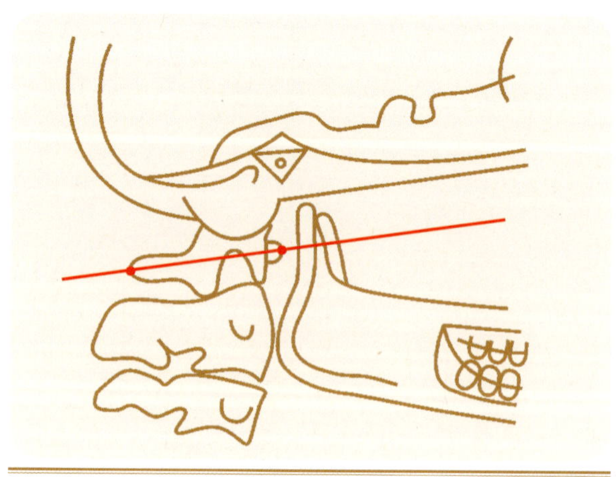

그림 11-2c. APL

④ Listing Line (LL)

OCL이나 LSL은 ALP와 나란히 활주한다. 이 두선 중에서 어느 선을 기준해도 관계가 없다.

Listing Line은 위의 선과 평형을 이루어야 하며 고리뼈뒤고리의 뒤결절 중심부를 지나도록 선을 연결한다(그림 11-2e, 11-2f).

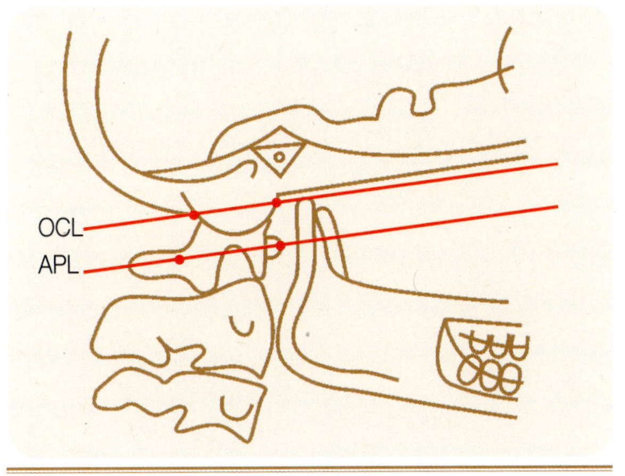

그림 11-2d. OCL · APL

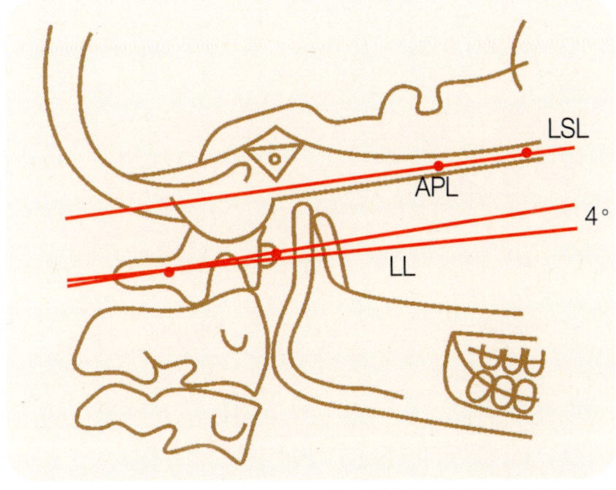

그림 11-2e. AS_0

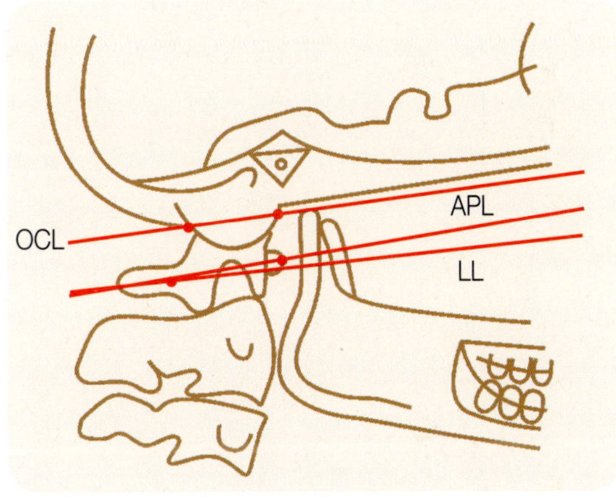

그림 11-2f. AS_0

(2) 해　석

그림 11-2e, 2f에서 볼 수 있듯이 고리뼈와 큰뒤통수구멍과의 관계에서 정상적인 구조를 보이는 경우 APL은 LL의 상부에 있으며 각도는 4도를 이룬다. 이 모습을 AS0라 하며 고리뼈와 뒤통수뼈의 가장 이상적인 모습을 말한다. APL이 정상적인 각도 (4도, AS0)에서 하방에 위치한다면 AI로, 정상적 각도에서 상방에 위치하면 AS로 판독한다.

그림 11-3a에서는 APL 이 LL에서 8도 상방 위치에 있으므로 AS4(4도초과)로 볼 수 있다.

그림 11-3b에서는 APL 이 LL보다 4도 위에 있을때가 정상인데 오히려 LL에서 4도 하방으로 지나고 있다. AI8(8도 저하)로 볼 수 있다.

그림 11-3c에서는 APL이 LL에서 14도 상방위치에 있으므로 AS10(10도 초과)로 볼

수 있다.

그림 11-3d에서는 APL이 LL에서 4도 위에 있을 때가 정상인데 오히려 LL에서 14도 하방으로 지나고 있다. AI18 (18도 저하)로 볼 수 있다.

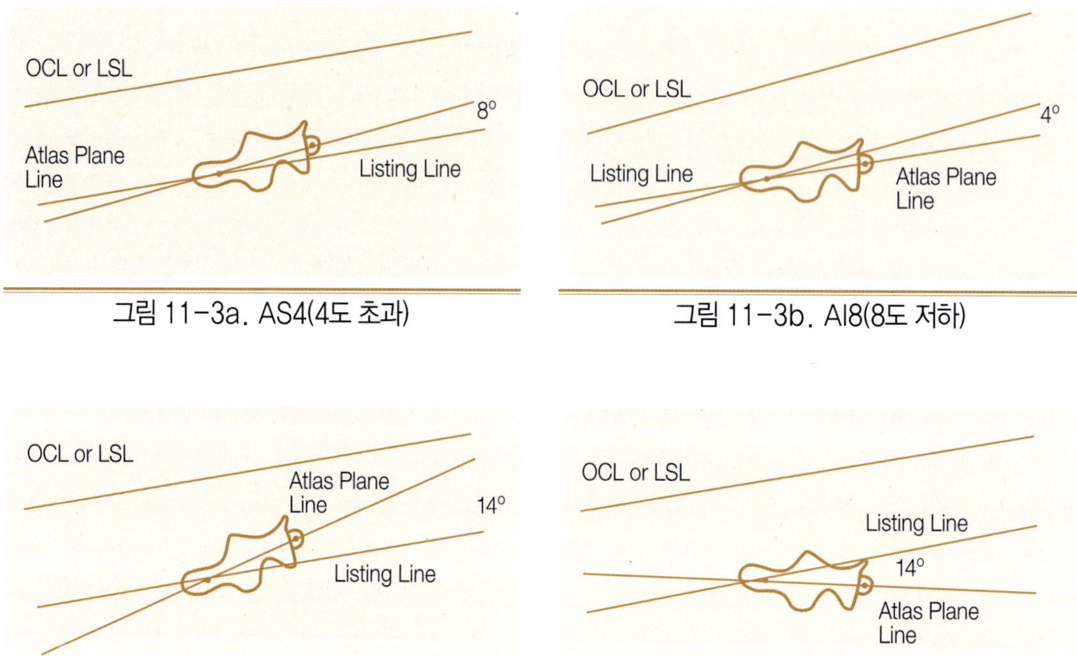

<table>
<tr><td>그림 11-3a. AS4(4도 초과)</td><td>그림 11-3b. AI8(8도 저하)</td></tr>
<tr><td>그림 11-3c. AS10(10도 초과)</td><td>그림 11-3d. AI18(18도 저하)</td></tr>
</table>

2) Nasium View

척수의 골은 중심부에서 고리뼈의 측방변위를 정밀하게 분석하기 위하여 촬영한다. 콧등을 중심으로 하여 45도 각도로 촬영한다(그림 11-4). 사진의 선명도가 떨어질 수 있으므로 머리의 폭을 미리 계산하여 방사선의 양을 조절할 필요가 있다.

이러한 촬영은 우리나라에서는 거의 없는 실정이다. 그러나, 임상적으로 매우 중요한 정보를 제공하기 때문에 앞으로는 적극 권장되어야 한다.

(1) Nasium View의 분석순서

① Ocular Orbit Line (OOL)

양쪽의 눈확(안구)에 있는 4~6개의 점들 중에서 2쌍 이상의 평행을 이루는 라이크 포

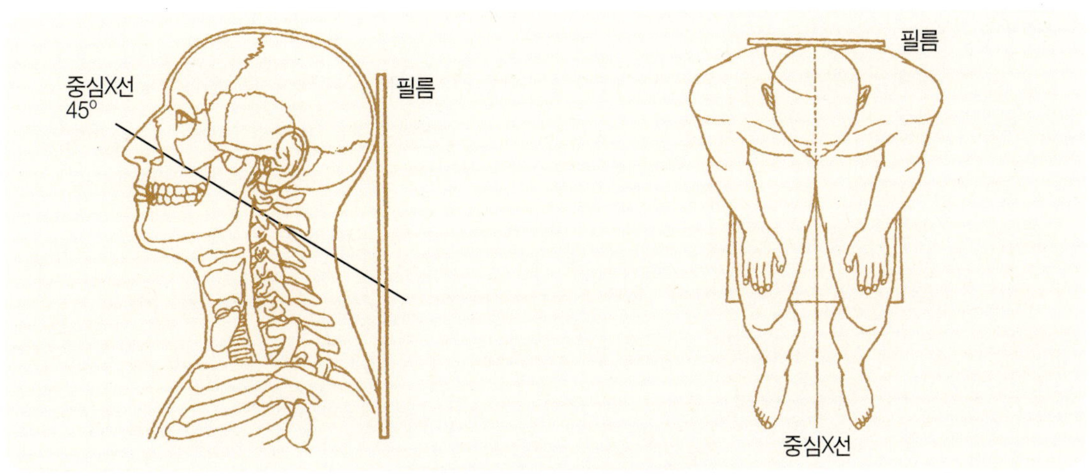

그림 11-4. 목뼈의 전후방향 촬영도

인트를 찾아 그중 대칭에 가까운 한 선을 선택하여 연결한다. OOL은 머리뼈의 수평상태를 나타내는 것이다(그림 11-5a).

② Superior Basic Line (SBL)

OOL과 평행하는 선이다. 상부에 위치한 뒤통수뼈 뒤통수관절돌기(후두과)의 내하방을 지나고 있으며 큰뒤통수구멍의 양측 경계선을 의미한다(그림 11-5a).

③ Inferior Basic Line (IBL)

고리뼈 가쪽덩이(외측괴, lateral mass)의 외하방에 점을 찍고 양쪽을 연결한 선으로 고리뼈의 모습을 나타낸다(그림 11-5b).

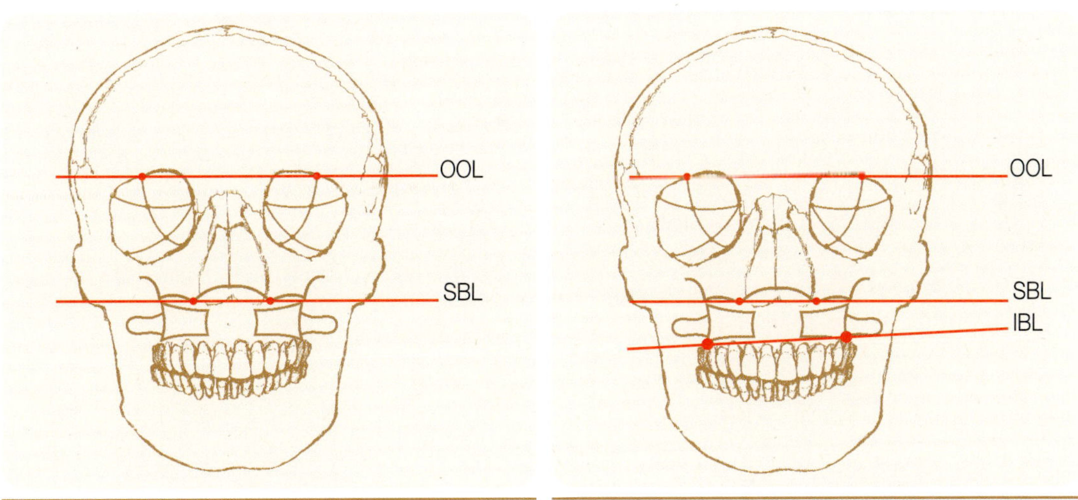

그림 11-5a. OOL · SBL　　　　　그림 11-5b. IBL

④ Vertical Median Line (VML)

이 선은 목뼈의 척수가 위치해야 하는 중심이다. 먼저 뒤통수관절돌기(후두과)의 양측 내하방점에 컴퍼스를 접촉하여 우측점에서는 반시계방향으로, 좌측점에서는 시계방향으로 원을 그린다(그림 11-5c). 상부와 하부에서 교차되는 양점을 연결하는 수직선을 뒤통수관절돌기 사이에 작게 긋는다.

그리고, 양측 뒤통수관절돌기의 내하방점을 연결하는 수평선을 먼저 연결했던 수직선 위에 작게 그어서 십자가 (+)의 모습을 만든다(그림 11-5d). 끝으로 OOL과 직각을 이루면서 (+)를 지나는 수직선(VML)을 그린다(그림 11-5e).

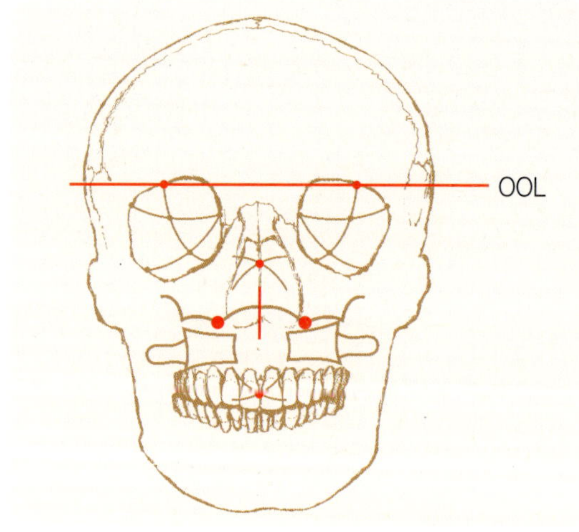

그림 11-5c. 컴퍼스 접촉점

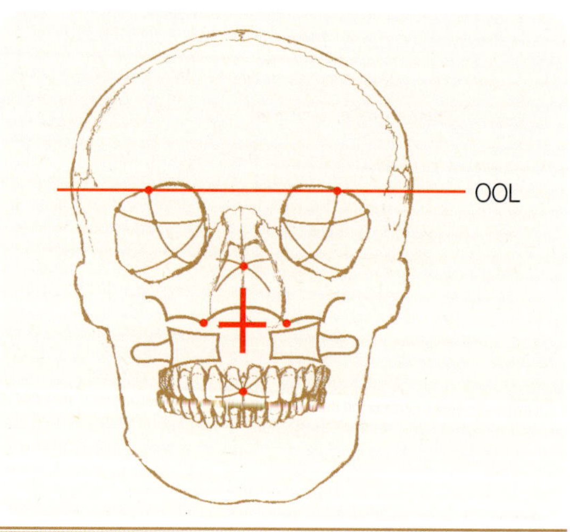

그림 11-5d. (+) sign

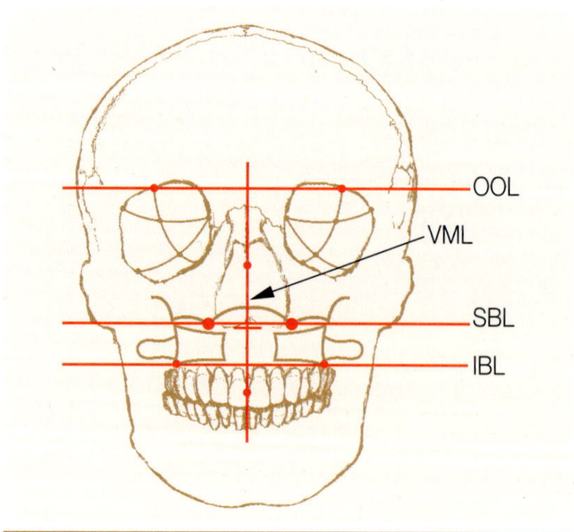

그림 11-5e. VML, 정상배열

(2) 해 석

위의 4개의 선을 완성한 후 IBL과 VML이 만나는 점에서부터 오른쪽과 왼쪽의 하방가쪽덩이(외측괴)까지의 거리를 측정한다. 양쪽의 거리가 VML으로부터 동일할 때 척수는 가장 중심에 위치하고 있는 것을 뜻한다. 그러므로 수치가 많은 쪽으로 고리뼈는 측방변위된 것이다(그림 11-5f).

Gonstead 분석법에서는 SBL과 IBL을 기준하여 측방변위를 분석한다. 그러나 이 경우 측방변위를 정확하

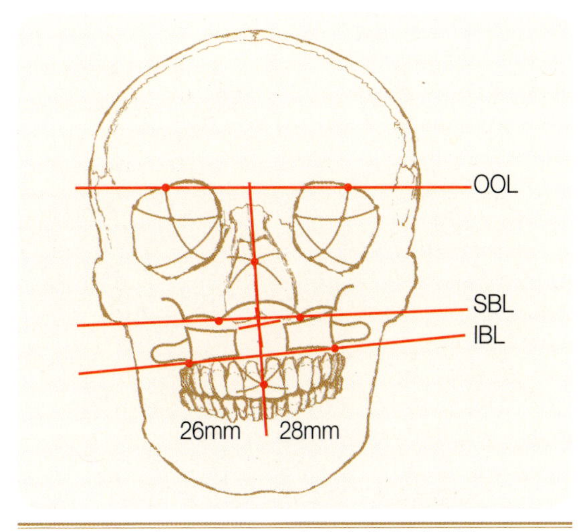

그림 11-5f. 고리뼈의 우측방변위

게 분석할 수 있는 확률은 70%로 보고 있다. 왜냐하면 선천적으로 기형적인 모습이 있을 수 있기 때문이다. 바로 이러한 이유로 촉진이 필요했던 것이다. Gonstead 분석에서는 고리뼈선과 중쇠뼈(축추) 척추뼈고리선(추궁선)이 멀어져 있는 쪽을 측방변위로 간주한다. 그러나 그림의 Nasium View에서는 오히려 간격이 좁아져 있다. 만일 두 선이 퍼져 있다면 측정을 잘못한 것이다. 고리뼈의 측방변위는 순수하게 측방으로만 밀리는 것이 아니고, 측방으로 올라감과 동시에 밀리게 되는 것을 기억해야 한다.

Nasium View는 OOL의 포인트를 잘못 선정할 수 있는 약점이 있지만, 고리뼈의 서블럭세이션에 의해 척수의 틀어짐을 가장 정확하게 분석해낼 수 있는 특색이 있다.

3) Base Posterior View

lateral view, 그리고 nasium view와 함께 base posterior view는 고리뼈의 모습을 가장 뚜렷하게 나타내고 있다. 필름을 머리위에서 비스듬이 기울이고 목뿔뼈를 향하여 촬영한다.

이 사진은 고리뼈의 회전변위를 분석한다(그림 11-6).

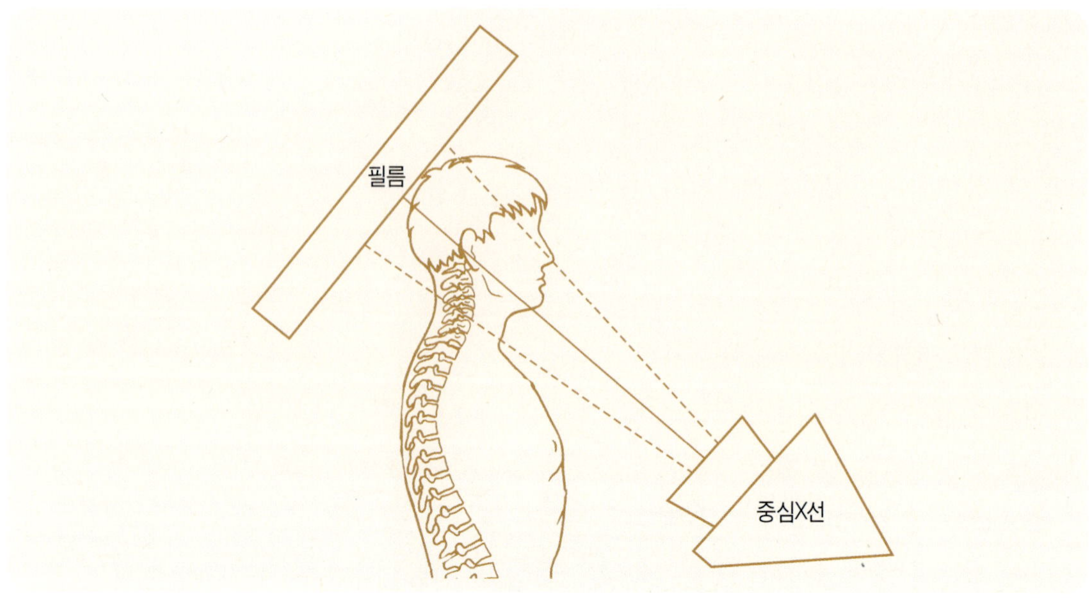

그림 11-6. 목뼈의 전후방향 촬영도

① Atlas Plane Line (APL)

고리뼈의 양 가로돌기구멍 중간에 점을 찍고 두 점을 연결하는 선을 긋는다(그림 11-6a).

② Perpendicular Skull Line (PSL)

이 선은 머리뼈를 왼쪽과 오른쪽으로 양분하는 선이며 콧속 격막(nasal septum)의 중심점에서 하방으로 내려와 (+)sign에 수직으로 연결되는 선이다.

뒤통수뼈 바닥부위(후두골 기저부, occipital basilar process)의 가장 오목한 곳을 정하여 양측 중심에 점을 찍고 두점을 연결할 수 있는 작은 선을 수평으로 긋는다(그림 11-6 b).

다음에는 뒤통수뼈 바닥부위 양측점에 컴파스를 접촉하여 곡선을 그린다. 아래와 위 부위에서 교차되는 점을 찍고 2점을 연결하는 작은 수직선을 내려 (+) sign을 만든다(그림 11-6c).

표시해 놓은 곳은 X-ray상에서 하얗게 나타나는 nasal septum이다. 바로 이곳에서 (+)sign을 수직으로 통과하는 선을 긋는다. PSL과 APL이 만나는 점에서 정확하게 90도가 이루어진다면 고리뼈는 회전변위가 없는 정상적 위치에 있음을 시사한다(그림 11-6d). 측정한 각도에서 90도 이상을 보이는 쪽은 고리뼈의 후방회전 변위(posterior rotation)를 지적하며, 90도 이하가 되는 쪽은 상대적인 전방회전변위(anterior rotation)를

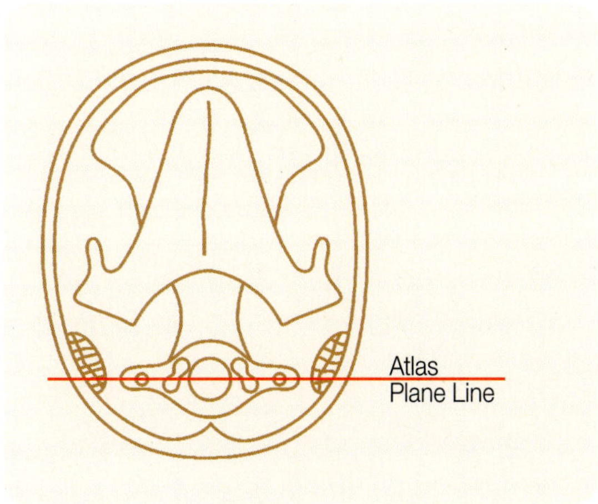

그림 11-6a. APL

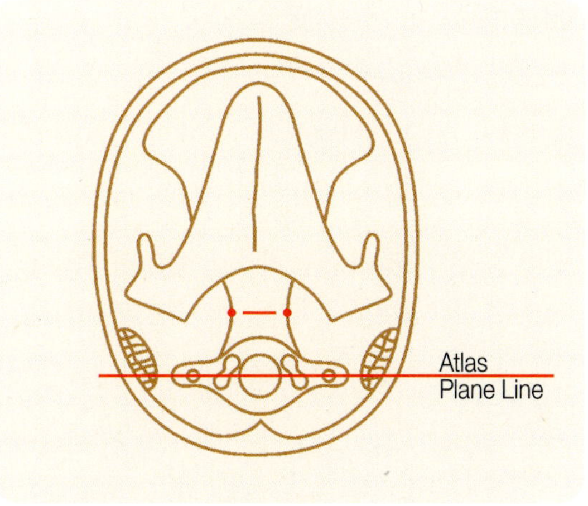

그림 11-6b. 뒤통수뼈 바닥부위의 중심점

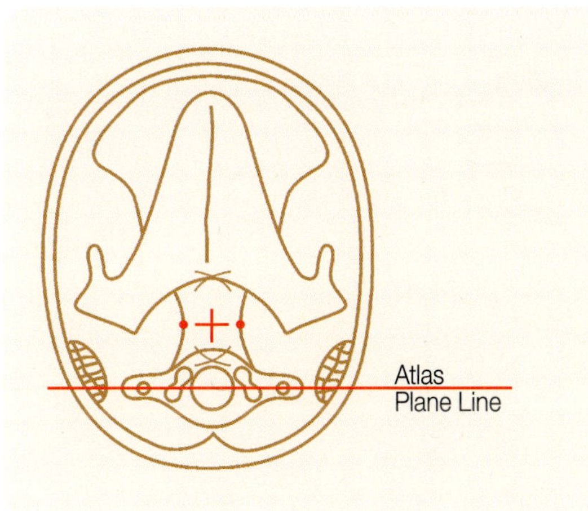

그림 11-6c. (+) sign

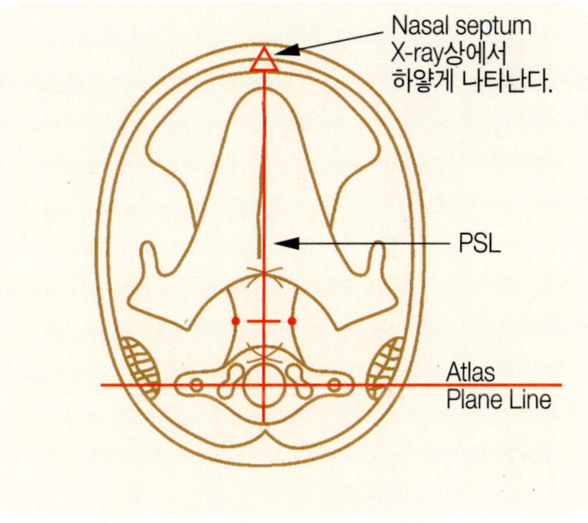

그림 11-6d. PSL

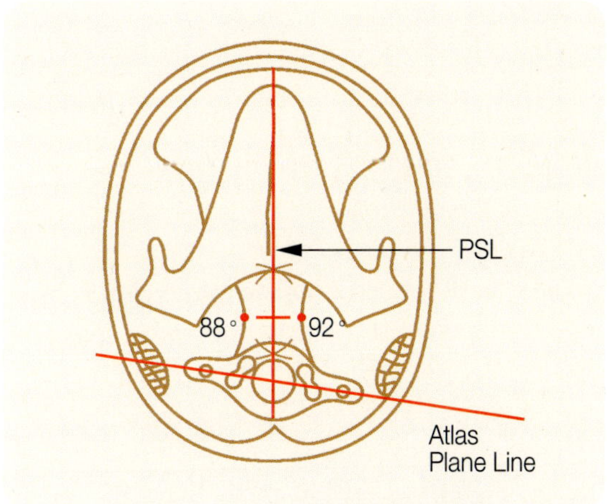

그림 11-6e. 고리뼈의 회전변위

시사한다.

그림 11-6e는 우측의 경우 92도로서 후방회전변위가 있고 좌측은 88도로서 전방회전변위가 있음을 뜻한다.

4) A-P Atlas/Axis Open Mouth View

입을 크게 벌리고 얼굴 전체가 나오도록 촬영한다. 보통 입을 다물고 촬영을 하면 C3부터 사진에 나타난다. 이 사진은 중쇠뼈(축추, axis)의 전체적 변위의 모습을 지적한다. 또한 고리뼈(환추, atlas)의 측방변위와 회전변위의 모습도 관찰할 수 있지만 앞에서 설명한 사진들에 비해 정확성이 떨어진다.

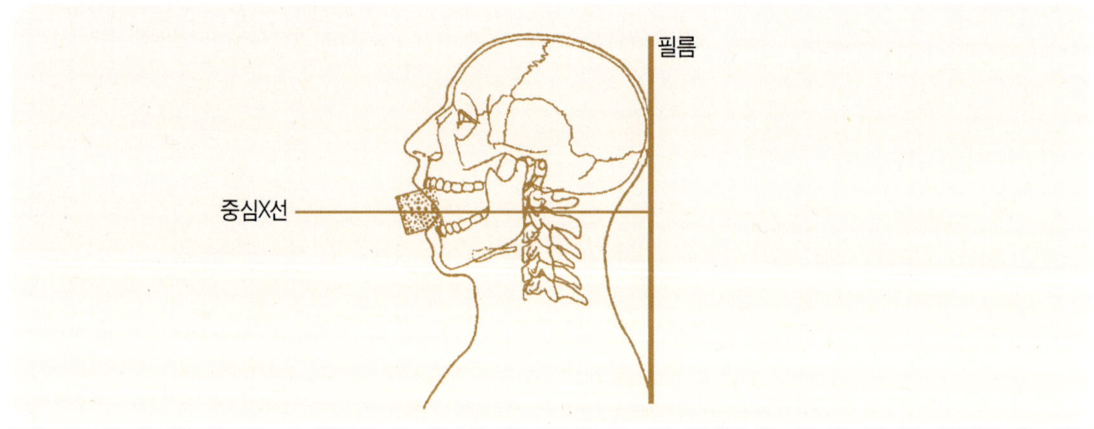

그림 11-7. 목뼈(고리뼈, 중쇠뼈) 개구위에서 전후방향 촬영도

(1) A-P Atlas/Axis Open Mouth View의 분석 순서

① Ocular Orbit Line(OOL)

앞의 Nasium view에서 하던 방법과 동일하게 선을 긋는다(그림 11-7a).

② Superior Basic Line(SBL)

양 목정맥구멍돌기(경정맥돌기, jugular process)에 점을 찍고 서로 연결한다(그림 11-7a).

③ Vertical Median zLine(VML)

OOL과 직각을 이루며 만들어질 (+)의 점을 지나는 선으로서 큰뒤통수구멍(대후두공, foramen magnum)의 중심이 되어야 할 곳을 지적한다. 고리뼈 가쪽덩이(외측괴, lateral mass)의 외하방에 점을 찍고 양쪽을 연결하는 선을 긋는다(그림 11-7b).

③에 이어서 뒤통수관절융기의 양측 내하방지점에 컴퍼스를 접촉하여 곡선을 그린다. 아래와 위의 부위에서 교차되는 점을 찍고 두점을 연결하는 수직선을 뒤통수관절융기 사이에서 작게 긋고 난후 양측 뒤통수관절융기의 내하방 점을 연결하는 수평선을 먼저 연결했던 수직선 위에 그어서 (+) sign을 만든다(그림 11-7c).

OOL 선과 90도 수직이 되며 (+) sign을 지나는 선을 긋는다(그림 11-7d). 여기에서 중요하게 인식해야 될 점은 VML을 기준하여 축추의 서블럭세이션을 분석하는 것이다.

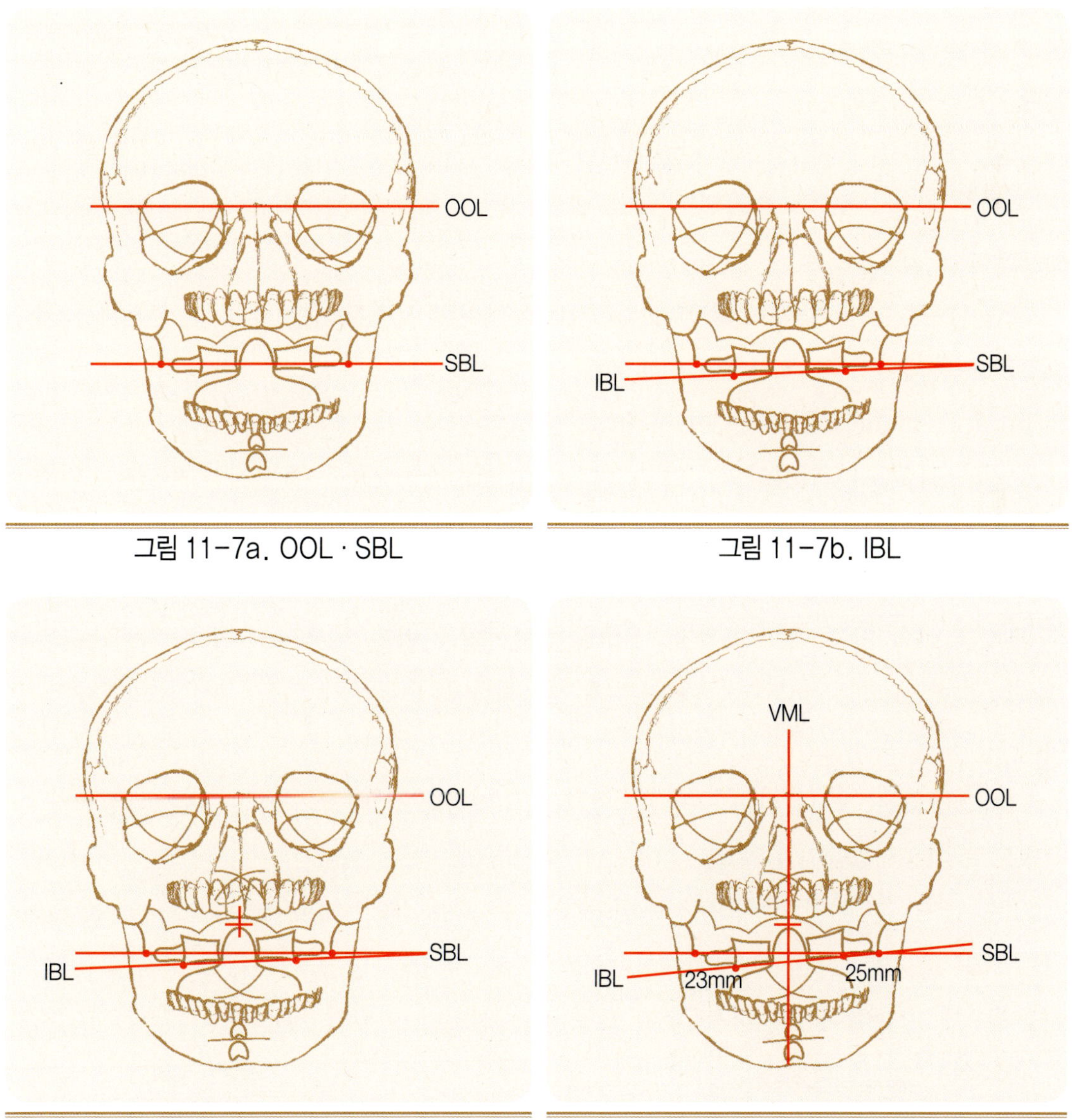

<table>
<tr><td>그림 11-7a. OOL · SBL</td><td>그림 11-7b. IBL</td></tr>
<tr><td>그림 11-7c. (+) sign</td><td>그림 11-7d. VML</td></tr>
</table>

(2) 해 석

정상적인 중쇠뼈(axis)의 배열은 그림 11-8과 같이 큰뒤통수구멍(대후두공)을 중심으로 한 VML에서 치아돌기와 가시돌기는 수직선상에 위치한다.

그림 11-9에서 치아돌기는 중심선에 있으나 가시돌기는 좌회전되어 body가 비뚤어져 있다(spinous process left-body pivot). 이러한 경우에는 회전변위되어 있는 좌측을 상방으로 한 측와위에서 치료사는 가시돌기에 컨택하여 어저스트먼트한다.

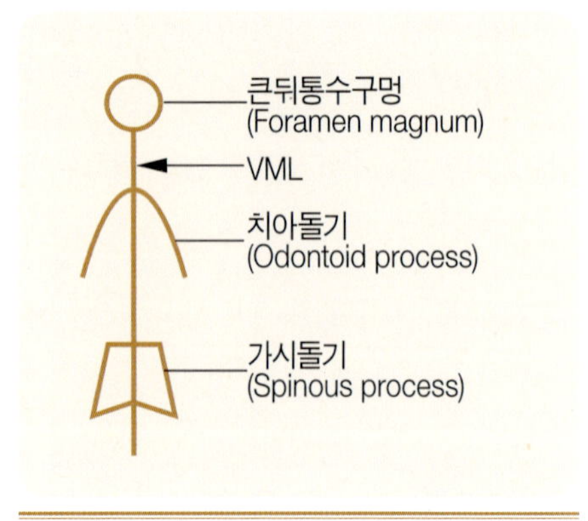

그림 11-8. 정상적인 중쇠뼈의 배열

그림 11-10은 위의 경우와 정반대이다(spinous process right-body pivot). 이 경우 환자는 우측을 상방으로 한 측와위로 눕고 치료사는 우측의 가시돌기에 컨택하여 어저스트먼트한다.

그림 11-11은 가시돌기의 회전이 없고 body가 비뚤어지지 않았지만, 분절전체가 죄측방으로 이동되어 있다(entire segment left). 이 경우 좌측을 상방으로 한 측와위에서 좌측의 lamina-pedicle에 컨택하여 어저스트먼트한다.

그림 11-12는 위의 상태와 정반대이다(entire segment right). 촉진에서 느낄 수 있었던 중쇠뼈의 일측성 밀림은 바로 이러한 경우이다. 회전을 모태로 하여 교정하는 디버시파이드 테크닉은 이 상황에서 해결할 수 있는 방법이 없다. 이 장에서 설명되는 목뼈의 모든 문제는 마치 징을 대고 망치로 가격하는 형식의 기법을 사용하고 있다. 다시 말해 뼈를 기준하여 교정하는 것이 아닌 척수의 기능제한을 회복하기 위한 교정을 의미하는 것이다.

그림 11-13은 가시돌기는 우회전되었고 척추뼈몸통이 비뚤어졌으며, 분절 전체가 우측방으로 이동되었다(spinous process right-body pivot entire segment right).

그림 11-14는 위의 상태와 정반대이다(spinous process left-body pivot entire segment left). 그림 11-13, 11-14 모두 가시돌기와 척추뼈고리판을 함께 컨택해야 하지만 좀더 가시돌기쪽에 편중하여 컨택하는 것이 요구된다. 언제나 변위가 있는 쪽이 상방으로 위치한 측와위를 설정한다.

분석의 기준은 항상 치아돌기를 중심으로 하여 가시돌기가 회전된 것을 기록하고 추

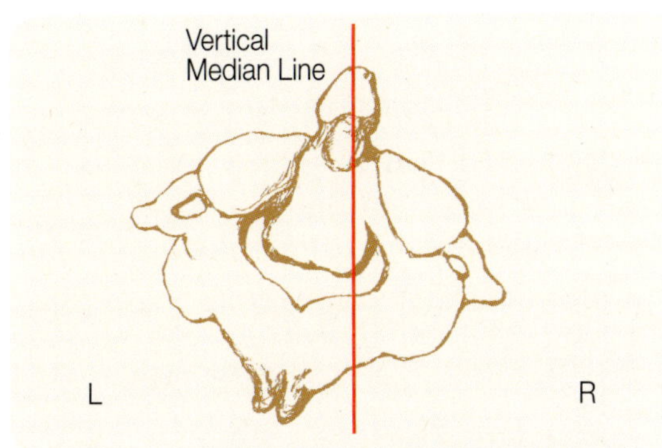

그림 11-9. SCP : 좌측 spinous process

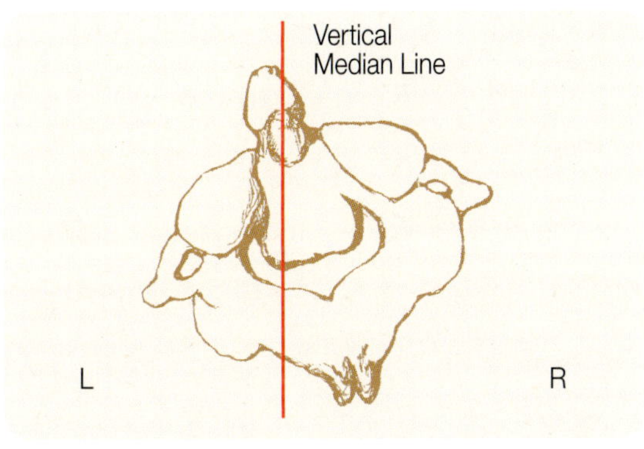

그림 11-10. SCP : 우측 spinous process

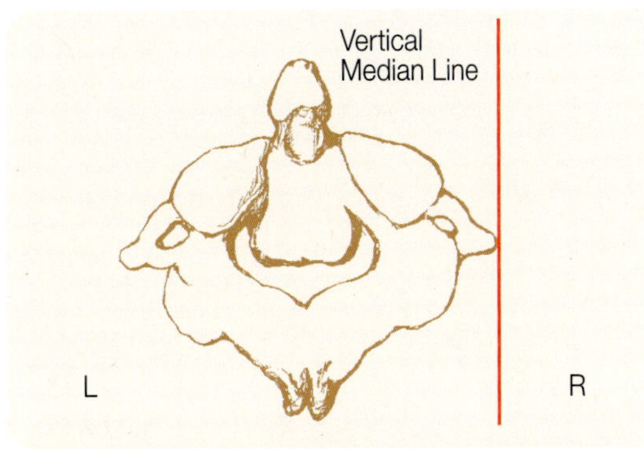

그림 11-11. SCP : 좌측 lamina pedicle

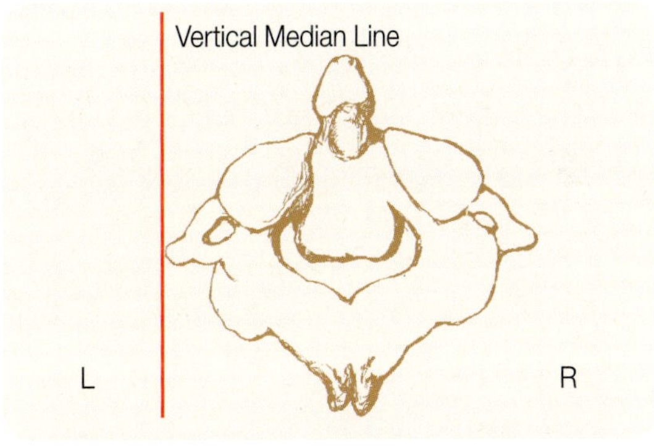

그림 11-12. SCP : 우측 lamina pedicle

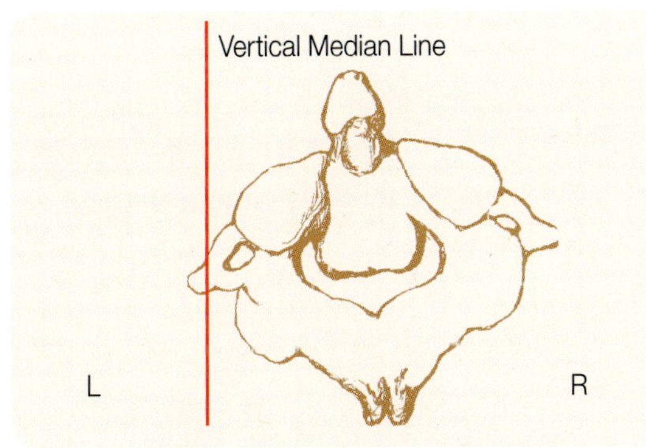

그림 11-13. SCP : major

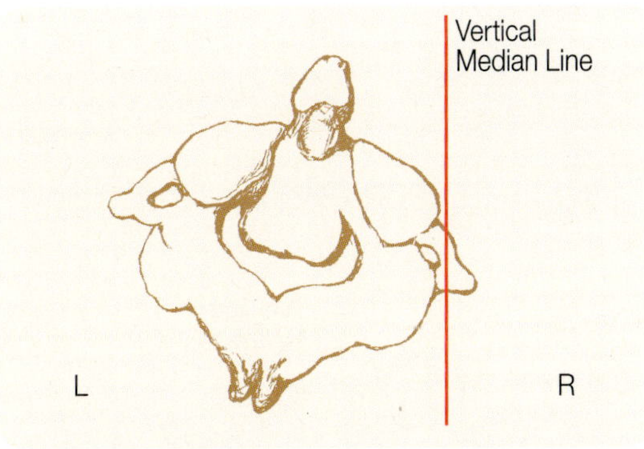

그림 11-14. SCP : major

체가 밀려나간 쪽을 감별한다. 따라서, 그림 11-15는 가시돌기가 수직선상에 위치한 것이 아니고 치아돌기를 기준했을 때 우회전된 것이다. 척추뼈몸통은 비뚤어졌고, body는 좌측방으로 이동되었다(spinous process right-body pivot entire segment Left).

그림 11-16은 위의 상태와 정반대이다(spinous process left-body pivot entire segmeut right). 그림 11-15, 11-16 모두 lamina-pedicle에 컨택하여 어저스트먼트한다.

그림 11-17에서 가시돌기는 우회전되어 척추뼈몸통이 비뚤어진 상태에서 body는 좌측방으로 이동되었다(spinous process right-body pivot entire segment left). 이러한 경우 2단계의 어저스트먼트가 요구된다. 즉 가시돌기의 변위와 척추뼈의 변위가 서로 반대방향에 위치하고 있기 때문이다. 이때 어느 쪽이 더욱 우세한 변위인가를 감별하여 major 부위를 먼저 어저스트먼트하고 난 후 minor 부위를 어저스트먼트한다.

그림 11-18은 위의 상태와 정반대이다(spinous process left-body pivot entire segment right). 역시 2단계의 교정이 요구된다. 예를 들어 그림 11-18의 분석에서 body가 우측으로 기울어진 것이 가시돌기가 좌회전된 것보다 우세하다면 1단계에서는 우측의 lamina-pedicle을 먼저 어저스트먼트한 후 2단계에서 다시 좌측의 가시돌기를 중립위치로 되돌리려는 어저스트먼트가 이루어진다.

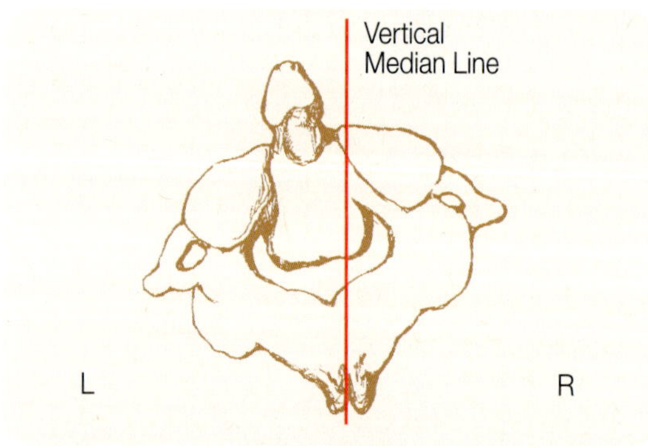

그림 11-15. SCP : 좌측 lamina pedicle

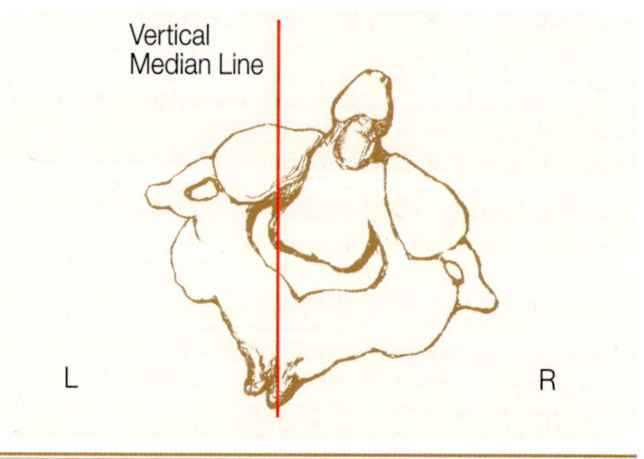

그림 11-16. SCP : 우측 lamina pedicle

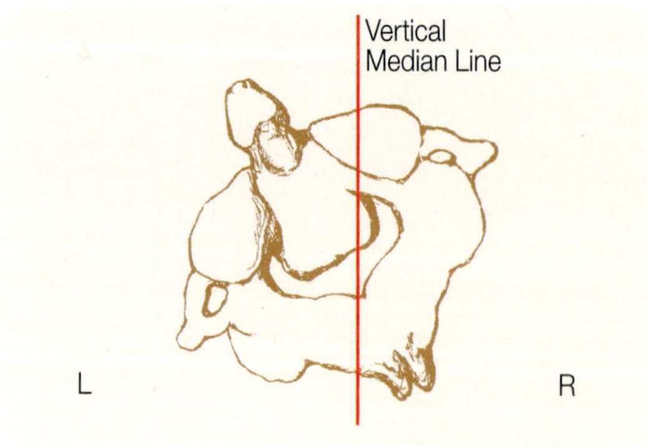

그림 11-17. 2단계 어저스트먼트가 필요

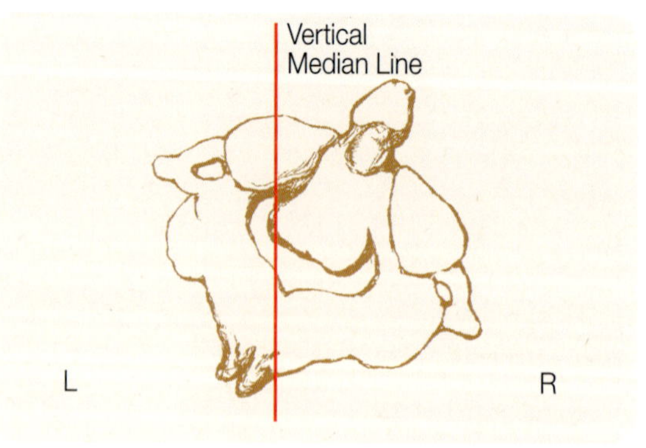

그림 11-18. 2단계 어저스트먼트가 필요

4. 고리뼈의 어저스트먼트

1) 환자의 자세

환자를 측방변위가 있는 쪽이 위를 향하도록 하여 테이블에 측와위로 눕힌다. 예를 들면 ASR, ASRA, ASRP 등의 경우 오른쪽이 위를 향하고 ASL, ASLA, ASLP 등은 왼쪽이 위를 향하게 한다.

환자의 안전을 위하여 착용하고 있는 안경, 귀걸이, 보청기 등은 미리 빼도록 한다. 목뼈의 높이는 척추와 수평을 이룰수 있도록 헤드피스를 조정하고 아래쪽 어깨는 칼날처럼 반듯하게 서 있게 한다. 특히 꼭지돌기(유양돌기, mastoid process)의 끝부위가 목뼈드롭의 끝면 아래에 위치 할수 있도록 설정한다. 이것은 환측의 가로돌기 측면에 징을 대고 망치로 가격했을때 고리뼈가 아래로 빠져나갈 공간을 만들어 주는 것으로 이해할 수 있다.

아래쪽 손은 위쪽 겨드랑이에 끼우고 위쪽 팔은 신전하여 넙다리뼈머리위에 손을 올려 놓으며 양 다리는 똑같이 굴곡한다. 환자의 이러한 자세는 귀, 어깨, 그리고 엉덩관절이 Y축을 기준으로 했을 때 같은 선상에 있는 것을 의미한다(그림 11-19).

2) 치료사의 자세

아틀라스(고리뼈)의 리스팅에 따라 환자를 테이블에 눕히고 환자의 안전을 위하여 치료

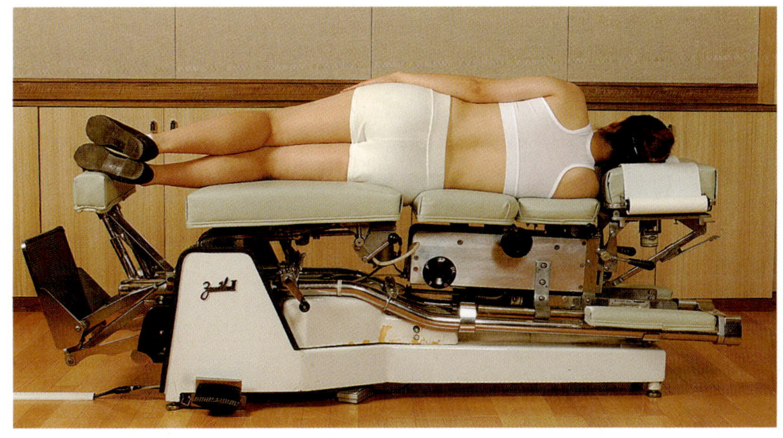

그림 11-19. 환자의 자세

사는 시계 또는 윗주머니에 있는 연필 등을 뺀다. 교정에 앞서 치료사가 자신의 햄스트링을 이완시켜 놓는 것은 바른 교정을 위한 좋은 습관이 될 수 있다.

치료사는 환자의 앞 부분에 위치하고 엉덩관절과 무릎관절을 굴곡시켜 상체를 숙인다. 양발의 간격은 어깨폭이며 이 상태에서 허리뼈앞굽이정도를 유지하기 위하여 엉덩이를 후방으로 약간 빼도록 한다. 이러한 조합은 치료사의 몸무게가 양쪽 발가락에 실리게 되는 안정된 자세를 유지할 수 있게 한다(그림 11-20a, 20b).

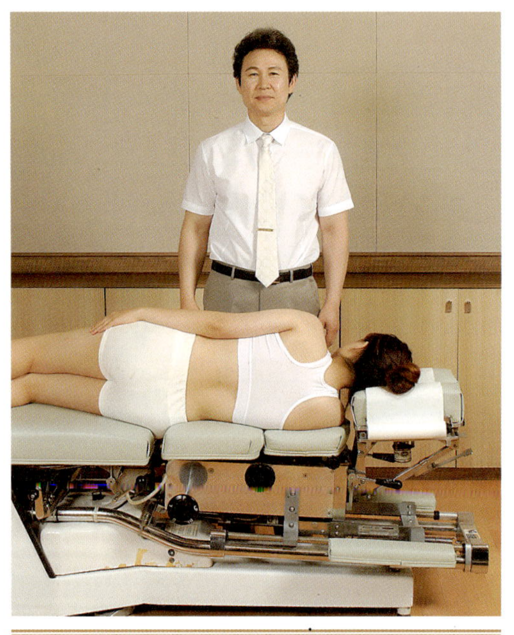

그림 11-20a. 치료사의 정면상

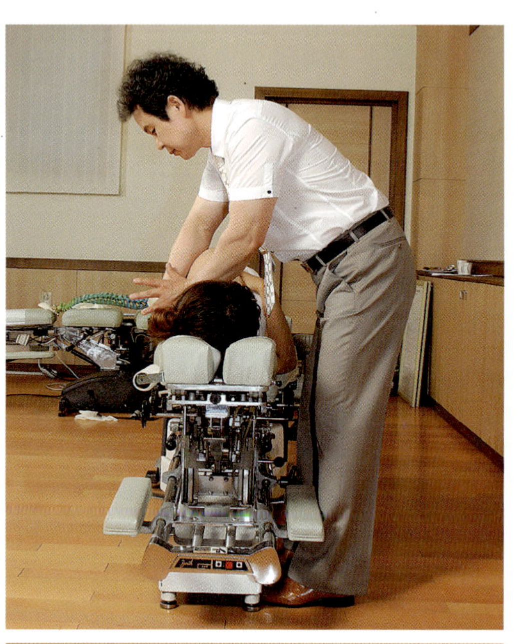

그림 11-20b. 치료사의 측면상

3) 어저스트먼트 방법

Table	C(목뼈부위)
P.P	측와위(환측이 위)
D.P	환자의 앞
C.H	위쪽 손
C.P	콩알뼈부위(No.1)
S.C.P	C1의 가로돌기 측면
S.H	아래쪽 손

T.P	S-I(상방에서 하방으로)
S.S.P	주동수의 손목 안정화
L.O.C	listing과 torque를 참조

　위의 자세에서 치료사는 양쪽 팔꿈치의 각도를 동일하게 맞추도록 한다. 그러기 위해서는 주동수측의 어깨는 내리고 보조수측의 어깨는 올려서 조정하면 된다. 보조수로서 상방에서 하방으로 티슈 풀하고, 그 위에 주동수의 콩알뼈부위를 접촉하여 리스팅에 따라 추력한다.

예

P(후방변위)
E.O.P에 넥타이선이 위치한다. 보조수의 팔꿈치는 환자의 상부어깨 후면에 위치하도록 한다 (그림 11-21).

A(전방변위)
외이도의 전방 1인치 부위(면도선)에 넥타이선이 위치한다. 보조수의 팔꿈치는 환자의 상부어깨 전면에 위치한다(그림 11-22).

ASL(측방변위)
바깥귀길(외이도) 중심부에 넥타이 선이 있고 보조수의 팔꿈치는 환자의 상부어깨 중심에 있다(그림 11-23). 만일, 환자의 가로돌기 측면이 숨겨져 있어 도저히 만져지지 않을 때는 밑으로 조금 더 내려가서 고리뼈의 뒤고리에 컨택한다. 이때에는 넥타이선의 기준점이 1인치 정도 후면부로 바뀌게 되는데, 이는 모든 리스팅에 동일하게 적용한다.

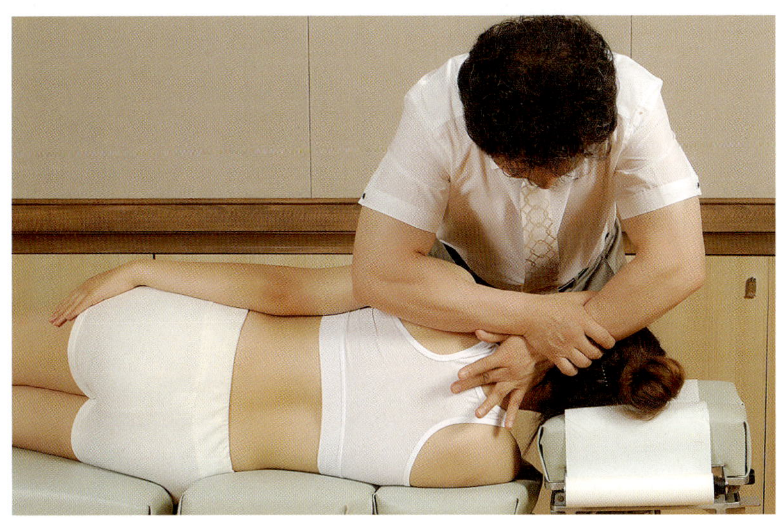

그림 11-21. 후방변위시 치료사의 자세

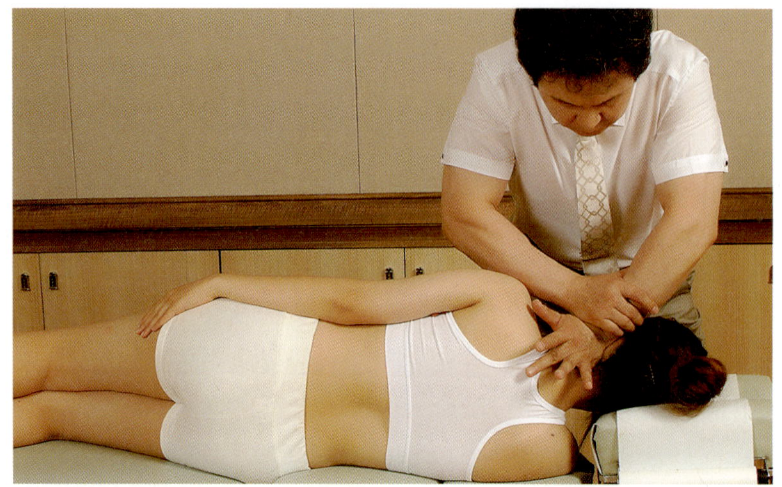

그림 11-22. 전방변위 시 치
료사의 자세

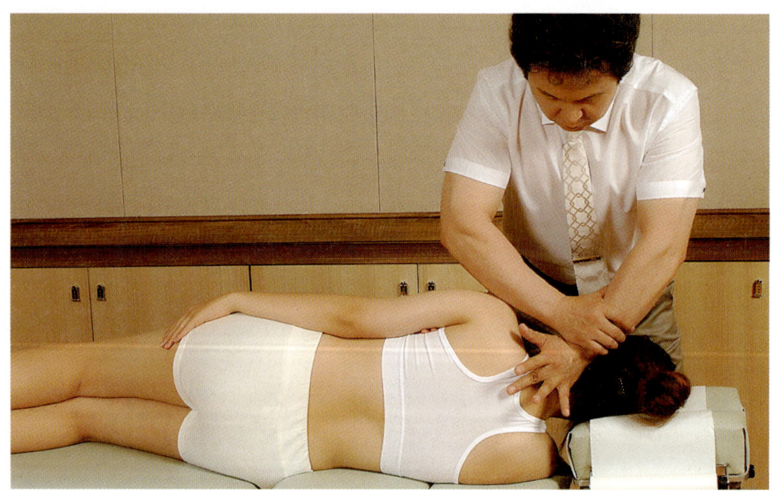

그림 11-23. 측방변위 시 치
료사의 자세

추력에 필요한 근육은 큰가슴근과 위팔세갈래근이며 큰가슴근은 교정의 깊이를, 위팔
세갈래근은 교정의 속도를 조절한다. 이 두 근육은 추력을 가하기 직전의 순간까지 이완
상태를 유지해야 한다. 이것은 타글 리코일 테크닉에서 요구하는 빠른 스피드를 구사하
기 위한 필수적인 조건이다.

아틀라스(고리뼈)의 전·후방변위를 교정하기 위하여 치료사의 위치선정은 중요하다.
바른 교정을 위하여 넥타이선이 기준점으로 사용될 수 있다.

4) 임상고찰

추력의 과정 중에 발생하는 비트는 힘(torque)이 바이브레이션(vibration)을 만들어 주면

innate가 원하는 방향으로 정확하게 제자리를 찾아간다는 메카니즘을 통하여 타글 리코일의 어저스트먼트는 이루어진다.

측방변위의 유무를 가장 정확하게 평가할 수 있는 nasium view는 중요한 정보를 제공한다. 그러나 nasium view를 촬영하는 방사선과 의사는 우리나라에서는 극소수에 불과하기 때문에 문제가 된다. 따라서 이러한 촬영은 앞으로 적극 권장되어야 한다.

만일 nasium view가 준비되지 않았다면 Gonstead 방식의 X-ray 분석이나 촉진을 통하여 측방변위를 감별할 수 있다. C2 선상에서 C1의 laterality(측방변위)는 이미 상방으로 올라와 고착된 상태의 가로돌기를 지적한다. 이 가로돌기는 하방으로의 가동성이 없으므로 이것을 근거하여 타글 리코일을 적용할 수 있다.

5. 중쇠뼈의 어저스트먼트

본래 중쇠뼈(축추, C2)의 타글 리코일 어저스트먼트는 고리뼈의 어저스트먼트에서처럼 환자를 위치시키고 치료사는 환자의 앞에서 몸통을 가로질러 허리를 굴곡시킨 불안정한 자세에서 수행되었으나, 치료사의 허리손상과 치료의 효율성이 떨어져 지금은 대부분 환자의 뒤편에서 손쉽게 치료하고 있다. 특히 중쇠뼈의 후하방 변위가 유난히 심할 때는 더욱 효과적이다. 이 책에서는 개선된 치료방식에 대하여 설명하기로 한다.

P.P	측와위에서 측방변위쪽이 상방으로 위치한다.
D.P	환자의 뒤에서 낮은 펜싱자세
C.H	아래쪽 손
C.P	주동수의 knife edge
S.C.P	가시돌기 또는 척추뼈고리판(major 부위)
S.H	위쪽 손으로 주동수의 손목을 안정화
L.O.C	후방에서 전방 그리고 하방에서 상방으로(그림 11-24)
Torque	서블럭세이션에 따라

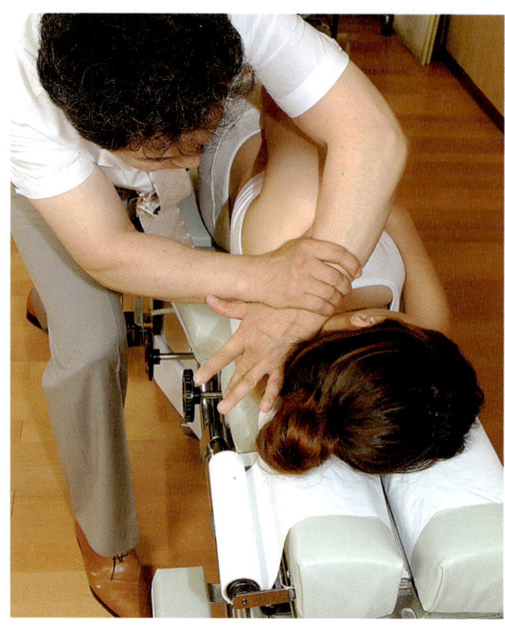

그림 11-24. 중쇠뼈 어저스트먼트 시 치료사의 자세

중쇠뼈의 변위는 후방과 하방의 모습이기 때문에 면관절의 각도를 따라 항상 I to S 와 P to A의 추력방식을 갖는다. 또한 major 변위가 가시돌기(SP)일 때는 가시돌기에, 척추뼈몸통(추체, body)일 경우에는 lamina-pedicle에 컨택해야 한다. 다만 2단계의 교

표 11-1. 중쇠뼈의 서블럭세이션 유형에 따른 SCP와 LOC

SP RT BP-ESR (spinous right, body pivot, entire segment right)
LOC : I-S, P-A, R-L, CW
SCP : major

ESR
LOC : I-S, P-A, R-L, CW
SCP : lamina-pedicle

SP RT BP
LOC : I-S, P-A, R-L, CW
SCP : right lateral margin of SP

SP LT BP-ESL
LOC : I-S, P-A, L-R, CCW

SCP : major

ESL
LOC : I-S, P-A, L-R, CCW
SCP : lamina-pedicle

SP LT BP
LOC : I-S, P-A, L-R, CCW
SCP : left lateral margin of SP

정이 요구되는 변위는 가로돌기는 우회전되었는데, 척추뼈몸통은 좌측방으로 전위된 SP·RT·BP·ESL 상태나 가시돌기는 좌회전되었는데, 척추뼈몸통은 우측방으로 전위된 SP·LT·BP·ESR 상태로서 가시돌기의 변위와 척추뼈몸통의 변위가 서로 상반되는 방향에 발생되는 경우(on X-ray analysis)에는 어느 쪽이 우세한 변위인가에 따라 major 부위를 먼저 교정한 후 minor 부위를 교정한다. 그러나 항상 minor 부위의 교정이 필요한 것은 아니다.

　중쇠뼈의 서블럭세이션 유형에 따른 SCP와 LOC, 그리고 torque를 표 11-1에 요약하였다.

참고문헌

김동집 외(1988). 가정의학대사전. 서울 : 금성출판사.

박찬후(2002). Chiropractic과 스포츠마사지가 천장관절 Subluxation의 교정에 미치는 효과, 석사학위논문, 목원대학교 대학원.

신문균 외(1993). 관절생리학, 서울 : 현문사.

신홍철 외(1999). 기능해부학, 서울 : 현문사.

이주강(1998). Text Book of Clinical Chiropractic. 서울 : 도서출판 푸른의학.

이주강(1998). 두개·천골치료법. 서울 : 대한추나학회 출판사.

Adebajo A. O. & Hazelman, B. L.(1993). Incidence, nature and economic effects of soft tissue injury. In McLatchie, G. R., Lennox C. M. E., Eds : *The Soft Tissues : Trauma and Sports Injuries*, London, Butterworth−Heinemann.

Ames, R. A.(1985). Posture in the assessment,diagnosis and treatment of chronic low back pain, *J. Aust. Chiropr. Assoc., 15*:21.

Armourpc, Scott, J. H. S.(1981). Equalization of leg length, *J. Bone Joint Surg. Br. 63*:587.

Aprill, C., Bogduk N.(1992). The prevalence of cevical zygapophyseal joint pain : a first approximation, *Spine 17*:744.

Baylis, W. J. & Rzonca, E. C.(1988). Functional and structural limb length discrepancies : evaluation and treatment, *Clin Podiatr. Med. Sur.*, Philadelphia, WB Saunders.

Bolz, S. & Davies, G. J.(1982). Leg length differences and correlation with total leg strength. *J. Orthop. Sports Phys. Ther. 3(3)*:105−107.

Cook, S. D., Brinker, M. R., & Mahlon, P.(1990). Running shoes : their relation to running injuries, *Sports Med., 10*:1.

Cox, J. M.(1979). Low back pain : recent statistis and data in its mechanism, diagnosis and treatment from chiropractic manipulation. *ACA J. Chiropractic, 13*:s125−s138

Dwyer, A., Aprill C., Bogduk N.(1990). Cervical zygapophyseal joint pain patterns I : A study in normal volunteers, *Spine 15*:453.

Friberg, O.(1982). Leg Leugth asymmetry in stress fracture : a clinical and radiological study. *J. Sports Med. 22*:485−488.

Friberg, O.(1983). Clinical symptoms and biomechanics of lumbar spine and hip Joint in Leg Length inequality, *Spine, 8*:643,

Friberg, O.(1984). Biomechanical significance of the correct length of lower limb prosthetics : a clinical and radiological study. *Prosthet Orthot Int, 8*:124-129.

Fryman, V. H.(1966). Relation of disturbamces of craniosacral mechanisms to symptomatology of the new born : study of 1.1250 infants. *J. AoA. 6t*:1059-75.

Gelb, H.(1976). *Clinical Management of Head, Neck and TMJ Pain and Dysfunction.* Philadelphia : WB Saunders,

Giles, L. G. F. & Taylor, J. R.(1984). The effect of postual scoliosis On lumbar apophyseal joints. *Scand. J. Rheumatol., 13*:209-220.

Grana, W. A.(1994). Acute ankle injuries In Renstrom P., Ed : *The Encyclopedia of Sports Medicine Vol.V:Clinical Practice of Sports Injury Prevention and Care,* London Blackwell.

Hagberrg, M.(1994). Neck and shoulder disorders. In Resenstock L.k Cullen, M. R., eds : *Textbook of clinical occupational and environmental medicine,* Philadelphia, WB Saunders.

Hearon, K. G.(1990). *What you should Know About Extremity Adjusting*:self published, pp.60-64

Holmes, A. R.(1977). An applied kinesiologist's look at the Cox technic and Chiromanis table. Proceedings of Summer Meeting, ICAK, Detroit.

Jones, L. H.(1981). *Strain and Counterstrain,* Newark, ohio, American Academy of Osteopathy.

Karlsson, J. & Faxen, E.(1994). Chronic ankle injuries. In Renstrom P., Ed : *The Encyclopedia of sports Medicine Vol.V:Clinical Practice of Sports Injury Prevention and Care,* London Blakwell.

Kleim, K. K. & Buckley, J. C.(1968). Asymmetries of growth in the pelvis and legs of growing children : summation of a three year study 1965-1969. *Am. Corrective Ther. J. 22(2)*:53-55.

Kleim, K. K.(1982). Developmental asymmetries of the weightbearing skeletom and its impulication in knee stress and knee injury : a comtinuing report, *Athletic Training, 18*:207-208.

Leach, R. E.(1987). Lateral and Medial epicondylitis of the elbow. *Clin. Sports Med., 6*:259

Magee, D. J.(1987). *Orthopedic Physical Assessment,* Philadelphia, WB Saunders.

Mannello, D. M.(1992). Leg Lenght Inequality, *J. Manipulative Physiol. Ther. 15*:576.

Maquet P. G. J.(1984). *Biomechanics of the Knee.* New York, Springer Verlag.

Mccaw, S. T.(1992). Leg Length inequality implication for running prevention, *Sports Med.,14*:422.

Miller, H.(1972). *Head Pain. J. AoA. 72*:135−43.

Neumann, D.A.(1989). Biomechanical analysis of selected principles of hip joint protection, *Arth. Care Res. 2*:146.

Orava, S.(1994). Lower leg injuries, In Renstrom P, Eds : *The Encyclopedia of Sports Medicine Vol.V: Clinical Practice of Sports Injury Prevention and Care*, London, Blackwell.

Pascarelli, E., Quilter, D.(1994). *Repetitive Strain Injury : A Computer User's Guide*. New York.

Pecina, M. M. & Bojanic, I.(1993). *Overuse Injuries of the Musculoskeletal System*, Boca Raton, C. R. C. Press.

Polkinghorn, B. S.(1995). Chiropractic treatment of frozen shoulder syndrome cadhesive capsulitis using mechanical force manually assisted short lever adjusting procedures, *J. Manipulative Physiol. Ther., 18*:105.

Pritchett, J. W.(1980). High cost of high school football injuries, *Am. J. Sports Med., 8*:197,

Rathbon, J. B., Macnab, I.(1970). The microvascular pattern of the rotator cuff, *J Bone Joint Surg, 52*:540.

Schuit, T., Mcpoil, T. G., & Mulesa P.(1989). Incidence of sacroiliac. *Med Assoc. 79*:380.

Sicuranza, B. J., Richards, J., & Tisdall, L. H.(1970). The short leg syndrome in obstetrics and gynecology, *Am. J. Obstet Gynecol. 107*:217.

Styf, J.(1988). Diagnosis of exercise induced pain in the anterior aspect of the lower leg, *Am. J. Sports Med., 16*:165.

Subotnick, S. I.(1976). The short leg syndrome. *J. Am. Podiatric Assoc., 66(9)*:720−723.

Subotnick, S. I.(1981). Limb length discrepancies of the lower extremity, *J. Orthop. Sports Phys. Ther., 3*:11.

Triano, J. J.(1992). The biomechanics of the chiropractic adjustment, *J. Manipulative Physiol. Ther. 15*:71.

Whittle, M. W.(1993). *Gait analysis In The Soft Tissue : Trauma and Sports Injuries*, London, Butterworth Heinemann.

Winter, R. B. & Pinto, W. C.(1986). Pelvic obliquity : its causes and its treatment, *Spine, 11*:225.

저 | 자 | 소 | 개

박 찬 후

김천대학교 스포츠재활학과 교수·학과장
한국건강운동협회 회장 역임

카이로프랙틱 임상테크닉 [전정판]

초판발행/2011년 11월 10일
초판2쇄/2019년 3월 5일
발행인/민유정
발행처/대경북스
ISBN/978-89-5676-356-9

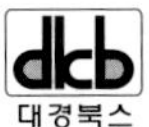
등록번호 제 1-1003호
서울시 강동구 천중로 42길 45 2F · 전화: 02) 485-1988, 485-2586~87 · 팩스: 02) 485-1488
e-mail: dkbooks@chol.com · http://www.dkbooks.co.kr